应激与皮肤疾病
——从基础到临床

Stress and Skin Disorders
Basic and Clinical Aspects

[意] 凯特琳·弗朗卡（Katlein França）

[美] 穆罕默德·贾费洛尼（Mohammad Jafferany）　著

张海萍　谢志强　主译

清华大学出版社
北 京

北京市版权局著作权合同登记号 图字：01-2021-2925

First published in English under the title

Stress and Skin Disorders: Basic and Clinical Aspects

edited by Katlein França and Mohammad Jafferany

Copyright © Springer International Publishing Switzerland, 2017

This edition has been translated and published under licence from Springer Nature Switzerland AG.

图书在版编目（CIP）数据

应激与皮肤疾病：从基础到临床 / （意）凯特琳·弗朗卡，（美）穆罕默德·贾费洛尼著；张海萍，谢志强主译 . —北京：清华大学出版社，2021.5

书名原文：Stress and Skin Disorders —Basic and Clinical Aspects

ISBN 978-7-302-57819-2

Ⅰ．①应… Ⅱ．①凯… ②穆… ③张… ④谢… Ⅲ．①神经性皮肤病 – 诊疗 Ⅳ．① R758.3

中国版本图书馆 CIP 数据核字（2021）第 086938 号

责任编辑：孙　宇
封面设计：吴　晋
责任校对：李建庄
责任印制：杨　艳

出版发行：清华大学出版社
　　　　　网　　址：http：//www.tup.com.cn，http：//www.wqbook.com
　　　　　地　　址：北京清华大学学研大厦 A 座　　　　　邮　　编：100084
　　　　　社总机：010-62770175　　　　　邮　　购：010-62786544
　　　　　投稿与读者服务：010-62776969，c-service@tup.tsinghua.edu.cn
　　　　　质量反馈：010-62772015，zhiliang@tup.tsinghua.edu.cn
印 装 者：三河市国英印务有限公司
经　　销：全国新华书店
开　　本：185mm×260mm　　　印　　张：14.25　　　字　　数：287 千字
版　　次：2021 年 6 月第 1 版　　　印　　次：2021 年 6 月第 1 次印刷
定　　价：88.00 元

产品编号：090062-01

译者名单

主　审　吴爱勤　张建中

主　译　张海萍　谢志强

译　者　（按姓氏笔划排序）

丁姗姗　北京中医药大学

王思晴　北京中医药大学

王晓旭　首都医科大学附属北京中医医院

王寅凯　北京中医药大学

田亚萍　吉林大学第一医院

邢　媛　河北医科大学第一医院

朱　里　华中科技大学同济医学院附属协和医院

任荣鑫　北京医院

许庆芳　中山大学附属第三医院

杜　娟　复旦大学附属华山医院

李艳佳　河北医科大学第一医院

李娟娟　未名心晴（北京）教育科技有限责任公司

肖士菊　首都医科大学附属北京中医医院

张　娟　昆明医科大学第一附属医院

张广中　首都医科大学附属北京中医医院

张艺丹　北京复兴医院

张伟森　北京中医药大学

张宇婷　首都医科大学宣武医院

周田田　北京潞河医院

庞晓文　解放军空军特色医学中心

柏冰雪　哈尔滨医科大学附属第二医院

侯　宇　首都医科大学宣武医院

侯艺涵　北京中医药大学

侯耀阳　北京中医药大学

施　为　中南大学湘雅医院

徐　斌　江苏常州第一人民医院

黄　妍　首都医科大学附属北京中医医院

董天祥　昆明医科大学第一附属医院

程少为　清华大学附属垂杨柳医院

穆　欣　西安交通大学第一附属医院

中文序一

随着社会的发展和科学的进步，生物医学模式发生了质的变化，与心身相关的健康理念和生物—心理—社会医学模式已广为大众所接受，我国心身医学得到了快速发展。但是，心身皮肤病学在我国尚属起步阶段，有较大的社会需求和学科发展空间。近年来，这一学科已经被越来越多的临床医生认同，越来越多的综合性医院皮肤科相继开展了应激与皮肤疾病的诊疗。然而，与这一新兴整合学科发展极不匹配的是我国至今尚无应激与皮肤疾病的亚专科和规范化的理论与实践指南。因此，国际上先进的经验和理论是我国心身皮肤病学发展不可或缺的宝贵资源。

令人欣喜的是，由意大利皮肤科 Katlein França 博士与美国精神科 Mohammad Jafferany 医生联合编著的《Stress and Skin Disorders：Basic and Clinical Aspects》，在首都医科大学宣武医院皮肤科张海萍教授等皮肤病学专家们的共同努力下，终于翻译出版。《应激与皮肤疾病——从基础到临床》一书不但科学性和实用性强，而且知识面广、概念新，特别关注应激相关皮肤病的心理社会压力和精神心理卫生问题，所述内容在常见的皮肤病学、精神病学、心理学和心身医学专著中很少涉及。本书从应激相关皮肤病的心理—神经—免疫学、精神心理—脑神经—免疫—皮肤病心身轴的理论到皮肤病的临床心身评估；从皮肤病患者常见焦虑、抑郁和强迫症的识别与心身干预到临床常见心身皮肤病的评估、筛查、诊断和心身治疗；从应激相关皮肤病的压力管理技能、心理咨询和治疗到精神药物治疗，同时还阐述了应激在躯体变形障碍中的作用、应激相关毛发疾病的心身问题，内容详尽。本书语言精炼、图文并茂、通俗易懂，便于读者阅读和临床应用。本书不但适合作为临床医学专业人员的工具书，更能作为广大的心身医学、心理卫生工作者和皮肤科医师的重要参考书。

本书的出版除了将对临床医护人员有直接的帮助外，对于心身皮肤病防治和心理健康相关知识的普及也有着积极的推动作用，能使更多人了解并理性地应对应激和健康焦虑带来的困扰。我深信本书的面世将对我国的医护人员心理咨询治疗及咨询师、社会工作者，尤其是心身医学工作者与皮肤科领域的同行产生重要的指导意义和参考价值，也为在大众中传播和普及应激、心身健康，心身疾病心身同治的正确理念贡献重要的力量。

本书的翻译工作由经过严格训练、临床经验丰富的皮肤科专家，德国明斯特大学访问学者张海萍教授领衔完成。她常年投身于心身皮肤病临床工作中，无疑是完成本书翻译的最佳人选。其专业的翻译团队——一群接受过专业训练并活跃在临床一线的中青年专家，进行了精准的理解和到位的翻译，在保证专业性的前提下，让本书极具可读性，实在难能可贵。

本书的出版无疑将为中国皮肤病科临床医生和心理卫生工作者提供较为系统的应激与皮肤病和心身医学知识及切实可用的临床应用指导，有利于皮肤科心身医学临床实践的规范化和知识的普及，必将促进心身皮肤病患者的心身健康，推动皮肤科心身医学在我国的发展。本书的问世将填补我国应激相关皮肤病领域的空白，所以我强烈推荐这本书，期待每一位皮肤科临床医师都能受益。

是为序。

吴爱勤

中华心身医学分会主任委员

2020 年 10 月

中文序二

几乎所有皮肤病都会对患者的心理活动、情绪产生影响，可引起患者的紧张、焦虑、抑郁等心理反应，还有一部分患者是由于精神或心理问题而导致皮肤病，从而求救于皮肤科医生。心身皮肤病学是一门交叉学科，是皮肤科学的重要组成部分，它整合了精神病学、心理学、神经病学和皮肤病学的相关内容，研究精神因素、神经系统和皮肤之间的相互作用，同时也涉及心身皮肤病的诊断和治疗。研究显示，不少皮肤病患者伴有隐匿的精神异常，包括强迫、妄想和抑郁等。皮肤病可以对心理产生重大影响，同时心理变化也可以通过神经内分泌系统对皮肤病产生影响，两者紧密联系，相互影响。遗憾的是，在我国，对心身疾病的重视程度还不够，很多患者对自身的精神状况也缺乏自觉，医生有时候也不能及时地觉察患者的精神问题，不能及时有效地帮助患者，而是仅帮助他们治疗皮肤病，结果疗效往往不尽如人意。如果皮肤科医生能够掌握心身皮肤病的知识，将有助于医生从更广的维度考察皮肤病病因和影响皮肤病转归的因素，及时给患者以正确有效的治疗。

《应激与皮肤疾病——从基础至临床》是一部心身皮肤病著作，这部书反映了作者对应激状态与各种皮肤病之间联系的深刻理解及提出的诊疗对策，通过分析应激与各种皮肤病如白癜风、瘙痒、瘢痕、毛发疾病等之间的关系，在从心理因素的角度分析病因的同时，也为诊断和治疗拓展了一个新的方面。给我印象最深刻的是特应性皮炎一章，作者提出对患者进行行为矫正，消除习惯性搔抓动作等这些简单的心身皮肤病的治疗方法，并且观察到了明显的疗效，简单而实用，值得学习和借鉴。相信此书一定会极大地促进我国皮肤科医生对心身皮肤病的重视，促进我国心身皮肤病诊疗水平的提高。

我向全国皮肤科同道推荐此书！

张建中

2020 年 9 月 21 日

译者序

　　精神因素与皮肤病的发生、发展和预后的关系十分密切。但是，对于其机制，国内书籍及相关文献一直没有详尽的阐述。其实，应激作为心理反应和生理反应的触发因素，对人体的心身健康影响巨大。近年来，对于应激及其通路和所引发的后果的研究越来越深入，心身医学的理论与临床实践更是取得了重要的进展。在这样的背景下，跨学科的心身皮肤病学这样一个整合了精神病学、心理学、神经病学和皮肤病学的学科，在大量基础研究的证据支持下，研究人员逐步完善了皮肤病的神经—免疫—内分泌理论，并证实"皮脑轴"的存在，从应激反应的角度深入解析了心身皮肤病的病因及转归。尽管这是 20 世纪才建立起来的一门年轻学科，但是关于神经系统和皮肤疾病之间关联的历史记录可以追溯到数千年前的文献中。近年来的临床研究数据更为提高患者的生活质量，改善心身皮肤病患者的治疗提供了强有力的证据。

　　与此同时，皮肤科的许多患者都具有隐匿的精神异常，包括强迫、妄想和抑郁等。精神障碍既是其后出现的皮肤疾病的原因，也是很多皮肤病的后果。遗憾的是，在我国，由于对精神疾病患者仍然存在某些误解和歧视，很多患者对自身的精神状况缺乏客观的觉察，他们更愿意到皮肤科寻求医生的帮助。在这种社会背景下，皮肤科医生如果能够掌握相关的精神心理病理学知识，将会有助于正确识别患者的病因，并能够在恰当的时机给予患者正确的治疗。

　　本书原著者均为欧美从事心身皮肤病学临床工作的医生，针对应激这个因素对于皮肤病的发生、演变及转归方面的作用进行了详尽的阐述，同时，对于皮肤科常见的精神障碍问题，也给出了较为全面的治疗建议。对于皮肤科、精神科及全科医生有非常贴近临床的启发。我们希望通过本书在一定程度上推动我国心身性皮肤学的发展。

　　本书是中华医学会心身医学分会心身皮肤病协作学组成立后的第一部团队协作的成果，翻译者均为在相关领域工作的具有丰富临床经验和研究积累的皮肤科精英。同时，为了确保专业性，每一位译者身边的神经科、精神科及心理专业的同行在本书的翻译过程中，都给予了无私的和非常专业的支持与建议。特别感谢中华医学会心身医学分会主任委员吴爱勤教授，在审阅过程中对于应激理论及心理学、精神科学专业知识上的指导与修正。由衷地感谢北京师范大学心理学系王建平教授、西北师范大学心理学院朱雅雯博士、未名心晴（北京）教育科技有限责任公司李娟娟硕士及所有参与本书翻译、审校的同仁，感谢你们热心、细致地进行审阅和在翻译过程中给予的建议，你们的认真、努力让人钦佩。

本书适合皮肤科医生、精神科医生及心理从业人员查阅，不仅有助于读者了解皮肤病患者的心理特点和相关皮肤病的特征，还可以帮助医学院校学生、住院医师学习更好地理解应激理论。

由于译者水平有限，有些专业名词尚缺乏规范、统一的中文术语，某些内容翻译仍存在不尽如人意之处，真诚地希望各位专家、学者提出宝贵的意见。

张海萍

2020 年 10 月

前　言

　　人们早就认识到应激与皮肤疾病之间的联系。应激可以加重多种炎症性皮肤病，包括银屑病、特应性皮炎、痤疮和酒渣鼻。限于难以设置恰当的对照并控制多种混杂因素，这个公认的看法虽然尚未得到绝对的科学验证，但是已经被多项临床研究证实。大量的来自动物模型的证据表明，多种形式的应激会加重炎症性皮病，导致肥大细胞脱颗粒，移植的免疫原性恶性肿瘤快速生长。此外，在同时接受紫外线照射的两组小鼠模型中，暴露于慢性应激组较无应激组小鼠皮肤肿瘤出现得更早。动物模型中确凿的证据表明，应激会延迟伤口愈合并抑制皮肤屏障的修复。

　　除了应激对炎症性皮肤病的影响外，罹患皮肤病本身及由于疾病引起的人际关系问题也可以导致心理应激。另外，大家都已了解，诸如寄生虫妄想这类已知的皮肤病属于原发性精神障碍。

　　大脑是心灵之所，持续和系统性应激源通过神经系统发挥作用。因此，阐明神经系统影响皮肤和免疫系统的机制非常重要。已经有很多关于神经激素的调节机制及周围神经系统对皮肤免疫和炎症的影响的研究。现已证实，周围神经与皮肤中的多种免疫细胞和引流淋巴结之间存在着解剖学联系。此外，真皮等处的血管与感觉神经、交感神经相连，血管内皮细胞具有炎症和免疫功能。最近的研究表明，多种神经末梢释放因子（包括神经肽和经典的神经递质）对表皮的朗格汉斯细胞、真皮的树突状细胞、肥大细胞和内皮细胞等具有调节作用。研究心身性皮肤病这一领域具有非常重要的意义，不仅可以阐明应激和神经系统调节免疫和炎症性皮肤病的途径，更在于很可能会发现适合治疗的靶标。该领域的研究人员希望更深入地了解应激和神经系统调节皮肤免疫和炎性反应的途径，这将为预防和治疗皮肤病带来新的方法，从而使我们的患者受益。

　　正是在这种情况下，本领域的两位专家 Katlein França 和 Mohammed Jafferany 撰写的这本书就显得非常及时和重要。本书各章讨论了大脑与皮肤的联系，影响皮肤病的应激和心理状态的心理神经免疫学。本书的其他部分对应激与许多炎症性皮肤病、某些非炎症性皮肤病及对头发和指甲的影响进行了全面的阐述。重要的是，其中一章涉及应激和瘙痒的联系，而瘙痒正是许多皮肤病的主要症状。

本书将会引起那些一直感兴趣于应激对皮肤的作用这一领域的临床医生和研究者的极大兴趣，对于皮肤科医生、精神科医生和其他处理应激相关性皮肤病患者的临床医生来说，本书意义重大。这些极富价值的资源背后，是 França 医生和 Jafferany 医生出色的工作。

New York, NY, USARichard D. Granstein, MD

张宇婷 译 张海萍 审校

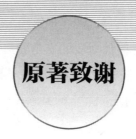

原著致谢

如果我看到了更远，那是因为我站在巨人的肩膀上。

——Isaac Newton

衷心感谢本书的所有作者及你们在编写各个章节过程中的辛勤付出。没有你们的帮助和奉献，本书不可能完成。同时，北美心身皮肤医学会（Association for Psychoneurocutaneous Medicine of North America, APMNA）、欧洲皮肤病和精神病学协会（European Society of Dermatology and Psychiatry, ESDaP）、巴西皮肤病学协会心身皮肤病学组 (Psychodermatology Group of the Brazilian Society of Dermatology)、日本心身医学协会 (Japanese Society of Psychosomatic Medicine) 和英国心身皮肤病学组 (UK Psychodermatology group) 的工作也给我们带来了很多的启示。这些组织、协会和小组都极大地启发了我们去编辑一本关于心身皮肤病学基础这一重要主题的书籍。感谢我们的家人，在本书编写期间中给予我们的耐心和支持。那些遭受心身皮肤病困扰的我们的患者，也启发并给予了我们一个更加整体的新的诊治的视角。感谢Springer 出版社提供将本书呈现给读者的机会，很高兴与他们一起进行这个令人鼓舞的项目。

Katlein França, MD, PhD

Mohammad Jafferany, MD

张宇婷　译　张海萍　审校

我将本书献给我的父母 Reginald 和 Aparecida França，感谢他们在我的专业和个人成长中给予的鼓励和指导。我将这本书献给我挚爱的家人，能有你们我非常幸运。我将这本书献给我的患者、教授、导师和朋友们，感谢你们的启发和支持。

——Katlein França

　　我把此书献给 Bryan H. King 教授，我在华盛顿大学西雅图儿童医院进修培训期间对心身皮肤病学非常感兴趣，感谢他对我的支持和鼓励。我也将此书献给我的家人，因为他们对我的包容又一次接受了挑战，写作减少了我本该与他们相处的时间，他们一直是我继续探索我所热爱的心身皮肤病学的灵感和动力。

——Mohammad Jafferany

目　录

第1章　应激与心身性皮肤病的心理神经免疫学　1

第2章　皮肤病中应激作用的评估　10

第3章　焦虑，抑郁与强迫：理解皮肤病患者常见的精神障碍　16

第4章　皮肤老化与应激　33

第5章　环境心身皮肤病学：应激、环境和皮肤　39

第6章　瘙痒与应激　45

第7章　瘢痕与应激　64

第8章　应激对皮肤搔抓的作用　73

第9章　应激在人工皮炎中的作用　83

第10章　皮肤心身肿瘤学与应激　89

第11章　应激在躯体变形障碍中的作用　96

第12章　应激与特应性皮炎　101

第13章　白癜风　107

第14章　多汗症和应激　115

第15章　痤疮和玫瑰痤疮　125

第16章 | 应激相关性毛发疾病 130

第17章 | 脂溢性皮炎 140

第18章 | 应激在荨麻疹综合征中的作用 145

第19章 | 应激和伤口愈合 157

第20章 | 疱疹和应激 174

第21章 | 银屑病 189

第22章 | "压力性"皮肤病患者的压力管理技术 196

名词缩写 | 208

第1章

应激与心身性皮肤病的心理神经免疫学

Ruqiya Shama Tareen and Kinza N. Tareen

引言

应激，或更准确地说，心理应激的定义有很多种，一个较为简单的定义则阐述了它的本质："一种由于不利或苛刻的条件而产生的心理紧张或压力的状态。"应激源或应激事件可以破坏或者威胁机体的内稳态。应激事件既可以是正性事件，如工作晋升、结婚、生子这样的事情；也可以是负性事件，如离婚、财务危机或亲人离世这样的事情，或者只是正常稳态时机体内部或外部的变化，如运动、人际关系困难、感觉疼痛或者生病。一个人面对什么样的应激并不重要，最重要的是我们的身体和内心是如何反应，以及我们该如何去应对应激。所有的生命有机体都拥有应对应激的能力，不管它们身处物种进化的哪一个阶段。人类拥有广泛而复杂的系统和子系统，它们协同工作，帮助我们应对任何来自情感或生理上的应激。然而，人类应对心理应激的能力取决于多种变量。应激时的年龄，特别是在生命早期的心理应激对心理和躯体健康有着非常显著的影响。应激源的本质及其对处于应激的个体的意义也很重要，因为并非每个应激源对每个人都有相同的影响。一个人可能会从容地接受升职，并应对升职初期的挑战和随之而来的一些困难，但另一个人可能变得不知所措，需要艰难地克服同样的挑战，并可能影响其身体健康。应激源的长期存在足以摧毁个体对压力反应的适应能力。在不正常家庭中长大的孩子会更早地承受应激，更频繁地暴露于某种应激下，不断挑战神经 – 内分泌 – 免疫系统来应对应激，导致应激反应系统持续激活，最终崩溃。

在现代医学的早期，患者和医生们就指出慢性应激在皮肤病发病中的作用。但直到近几十年，我们才获得了可以证实此种关联的科学依据[1]。已经逐渐了解了应激与皮肤病在不同器官、系统中所表达的复杂关系，但皮肤病和精神病的关系依然模糊不清。皮肤与神经 – 内分泌 – 免疫系统有密切、直接的联系，在面对内部或外部应激时，皮肤在维持人体内稳态方面发挥着重要作用（图 1-1）。

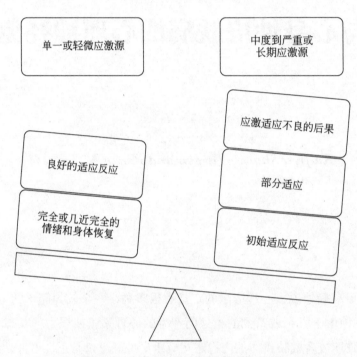

图 1-1　应激在神经免疫应答中的作用

心理神经免疫学

　　心理神经免疫学是一个相对较新的学科，这一学科研究同步激活的行为、神经、内分泌和免疫系统彼此之间复杂的相互作用，以及最终得以成功防御包括社会心理应激在内的，来自躯体内部和外部的各种应激和挑战的机制。这既是一种有趣的现象，也解释了免疫系统是身体受到内部或外界威胁，心理应激时多系统反应的一部分。多系统的相互作用引发并协调了机体的防御反应，有助于我们理解应激的复杂性和机体对应激的适应及严重或持续的应激导致的不平衡损伤身心健康的机制（图 1-2）。

　　面对极其严重的高水平的应激，中枢和外周神经系统、内分泌和免疫系统之间复杂的多维通路有时也会不堪重负或者被破坏，其结果的表现形式就是生病，当然也包括皮肤病。这三个系统对应激进行独立反应的同时也相互作用，以协调应激反应。通

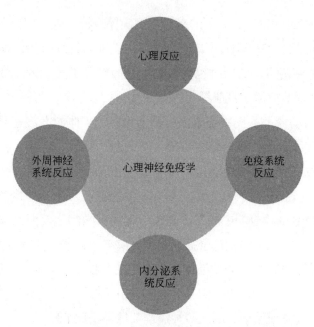

图 1-2　对应激源的心理神经免疫反应的示意图

过利用一系列的神经肽、神经递质和神经激素，神经、免疫和内分泌系统相互作用，使机体做好准备，适应由应激引发的变化。应激可以在不同程度上影响个体，可以影响机体的每个细胞和器官。皮肤是人体最外层、最大和由最多神经支配的器官，因而最容易显示应激的程度。应激在许多皮肤病的发病机制和表现中起着重要作用，心理应激是很多皮肤病发生或者复发的原因。皮肤和大脑有共同的胚胎学起源，均来自单层的外胚层生发细胞。在神经管和外胚层表层的交界处出现的一种特殊的多能细胞群——神经嵴细胞，在神经生长因子等神经营养因子的影响下，可以分化为表皮、交感神经、外周感觉神经元和黑素细胞等不同类型的细胞，吸引或趋化特定的细胞，确保外周感觉神经细胞、神经节的生长和扩展，让不同器官和皮肤内的神经元系统之间以正确的方向互相连结[3-4]。

　　只有当我们了解机体在宏观和微观层面上对应激作出反应的机制，才可能真正理解应激和皮肤病之间的复杂关系。

神经系统对应激的反应

　　中枢神经系统（central nervous system, CNS）可以调节应激引起的免疫反应，主要通过以下三种机制：激活下丘脑 – 垂体 – 肾上腺轴（hypothalamic-pituitary-adrenal axis, HPA），激活自主神经系统（autonomic nervous system, ANS）及在局部调控小胶质细胞的水平。ANS 和 HPA 轴以双管齐下的激活方式确保对特定应激刺激产生迅速而持久的反应。两个系统同步工作，双向调节免疫反应的强度和持续时间，以确保应激反应处于平衡[5]。这两个通路启动的同时也会导致生物活性分子的产生，可以直接与免疫细胞相互作用，进而调节应激免疫应答[5]。

ANS 激活可启动肾上腺皮质释放去甲肾上腺素。人体的大部分器官由去甲肾上腺素能的节后神经纤维支配，淋巴结也不例外。脾脏、胸腺、骨髓、黏膜淋巴腺和淋巴结等一级、二级淋巴器官被肽能神经纤维释放去甲肾上腺素激活。交感神经在不同组织中的分布模式大致相似。与 B 细胞区相比，T 细胞区的神经纤维密度更大。这些神经纤维相当于神经免疫效应的中继站，支配活化的巨噬细胞等淋巴样细胞发挥免疫效应。已知任何对这一途径的干扰都会损害免疫反应[5]。交感神经的功能是调节先天（固有）免疫反应，使之可以根据刺激强度产生特定的免疫反应，而非持续超出机体所需。去甲肾上腺素能神经支配的淋巴样细胞区域富含生长抑素、P 物质、神经肽 Y、降钙素基因相关肽、阿片肽和血管活性肠肽等神经调节性神经肽[5-6]。

淋巴样细胞释放的去甲肾上腺素可以激活多种受体（如 β 肾上腺素能受体），以特定方式影响应激反应的方向，从而可以针对不同的应激精细调节免疫反应。去甲肾上腺素可以从多个层面调节免疫反应，包括影响胸腺细胞的有丝分裂、某些淋巴结中淋巴细胞的增殖、细胞抗原的表达及抗体反应的调节，阻止补体活化并抑制巨噬细胞介导的某些癌细胞或感染细胞的溶解。淋巴组织有儿茶酚胺及各种神经肽的特异性受体。儿茶酚胺和神经纤维释放的其他神经递质可以激活这些受体，通过细胞内信号影响某些细胞系的增殖及抗体和细胞毒素的产生，从而调节免疫反应，导致血管舒张和白细胞黏附，进一步调节局部针对应激的炎症反应[6]。

中枢神经系统介导的应激反应的第三个途径是通过小胶质细胞来完成的，小胶质细胞是遍布大脑和脊髓的静止未活化的巨噬细胞。在应激刺激下，这些静止的小胶质细胞被激活，表达主要组织相容性复合物（major histocompatibility complex, MHC）分子、补体受体、CD4 等细胞表面标志物。小胶质细胞形态进一步变化，成为活跃的吞噬细胞。与外周巨噬细胞相比，这些小胶质细胞 / 巨噬细胞的吞噬能力较弱。然而，当过度激活时，它们会释放诸如血小板活化因子、活性氧分子和一氧化氮等促炎因子，导致神经元的损伤[6]。

内分泌系统对应激的反应

内分泌系统在应对急性或慢性应激反应时对维持机体内稳态起着至关重要的作用。应激与不同器官、系统疾病发生的关系已广为人知。HPA 是一个多层次的内分泌系统，在保护机体免受外界刺激方面发挥着重要作用。始于下丘脑的应激反应导致垂体和肾上腺同步激活或者抑制，这些都是机体对各种应激产生反应和适应的至关重要的器官。HPA 轴可以引发并影响多种皮肤疾病。当 HPA 轴不再能够维持基本的和与应激相关的内稳态时，可以导致疾病的发生，特别是皮肤疾病的发生[7]。

垂体前叶的应激反应是由精氨酸加压素（arginine vasopressin, AVP）和其他九肽介导的。促肾上腺皮质激素释放激素（corticotropin releasing hormone, CRH）和 AVP 分泌的脉冲几乎同步，会进一步诱导促肾上腺皮质激素（adrenocorticotropin hormone, ACTH）的产生[7]。应激刺激下丘脑释放 CRH，启动 HPA 轴激素的级联释放反应。CRH 受体广泛分布于各种神经回路，如边缘系统及大脑和脊髓的交感系统。一旦这些受体受到刺激，就会导致一系列的连锁反应，包括诸如食欲、觉醒、性和活动水平等生理及行为的变化。

CRH 以昼夜为周期刺激 ACTH 的分泌，分泌的高峰时段在早上 6:00 到 8:00 之间，分泌的低谷在午夜。ACTH 的这种日间脉冲式分泌模式主要与白天应激水平更高有关。ACTH 可以与肾上腺皮质球状带、束状带和网状带三层都存在的黑皮素受体 2（melanocortin receptor 2, MC2）结合发挥作用，刺激腺苷酸环化酶并产生环磷酸腺酸，后者可以激活类固醇合成下游通路所需要的酶[7]。糖皮质激素的合成主要发生在肾上腺皮质束状带，负责启动负反馈调节通路，在下丘脑前部、下丘脑和垂体水平上对应激反应施加制动。

这种应激反应的自我调节环路，可以防止因长期处于分解代谢和免疫抑制等适应状态导致的不良后果[7]。当应激是慢性或者持续性存在时，则不发生自我调节负反馈，CRH 持续高水平分泌，HPA 轴始终处于激活状态，进而导致了一系列行为紊乱，如抑郁或焦虑障碍、进食障碍及许多系统的问题，包括中心性肥胖、甲亢、糖尿病、代谢综合征、骨质疏松、动脉粥样硬化、免疫抑制和易感性增加。

除 HPA 轴外，其他的神经内分泌机制在应激反应中也发挥重要作用。白细胞就是应激反应的第一道防线，它有多种特异的神经内分泌受体，可以接受包括生长激素（growth hormone, GH）、β-内啡肽、甲状腺激素、黄体生成素释放激素和生长抑素等的直接作用。生长激素缺乏可导致抗体合成减少、自然杀伤细胞和 T 淋巴细胞的活性减弱。另外，催乳素可以抑制细胞和抗体对某些感染的反应[5-6]。位于丘脑前部区域的病变导致神经内分泌通路中断时，可导致脾和胸腺细胞反应抑制、抗体合成减少、自然杀伤细胞反应减弱[5]。

皮肤对应激的反应

皮肤富含神经支配并具有广泛的神经免疫内分泌网络，会因应激而受损，无法对一些如季节变化等可预测的或如社会心理应激等不可预测的应激源做出反应。皮肤与内分泌系统联系密切，在面对内外应激时，皮肤会参与维持体内平衡并发挥至关重要的作用。已经阐明的多个器官系统中，应激与疾病之间有错综复杂的因果关系，但与皮肤疾病的关系仍不明朗。

任何类型的应激都会导致所谓的非稳态超负荷，引起从炎症到免疫抑制的程度不同的功能失调[8]。皮肤肥大细胞对于维持非稳态平衡至关重要，被称为皮肤应激反应的"中继线"[8]。皮肤肥大细胞可以被诸如促肾上腺皮质激素释放激素、促肾上腺皮质激素、神经生长因子（NGF）、P物质（SP）和干细胞因子等应激介质激活，而糖皮质激素和儿茶酚胺则可抑制皮肤肥大细胞的活性[8]。应激引发的皮肤改变的几个典型的皮肤病包括特应性皮炎、银屑病、毛发疾病、荨麻疹、血管水肿和皮肤感染[8]。

皮肤肥大细胞的表面有特殊的神经肽受体，使其成为心理–免疫–神经–内分泌轴的核心。肥大细胞也会产生各种促炎物质，导致皮肤内局部炎症，触发瘙痒–搔抓的恶性循环。任何可以引起心理应激的压力性事件都会导致特应性皮炎的复发，还会加剧瘙痒–搔抓循环，这也是许多皮肤病的核心病理机制[9]。皮肤病性瘙痒令患者有病耻感，产生焦虑和情绪问题，并可能导致严重的精神障碍。选择性5-羟色胺再摄取抑制剂（selective serotonin reuptake inhibitors, SSRIs）和相关药物治疗有效[9]。

应激体质和皮肤病

公元前400—500年，希波克拉底、柏拉图和埃斯库拉派就提出了心身医学的概念，他们认为身和心是相互联结的，当彼此错综复杂的关系受到干扰时就会以疾病的形式表现出来[10-11]。其实，对于皮肤–大脑联结的理论，这并不是第一次阐释，更早的描述甚至可以追溯到圣经和古代的文献。尽管在早期就有了概念，但直到20世纪30—40年代，关于应激、心理负担、精神疾病及其在皮肤病中表现的定义才较为详尽、清晰地出现，也就是现在被称为心身性皮肤病学的学科[10]。目前被广为接受的由Koo和Lebwohl[12]提出的心身性皮肤病分类如下：

心理生理性疾病：心理应激在皮肤病的发病中具有明确的作用，包括银屑病、斑秃、特应性皮炎、寻常痤疮等[12]。

原发性精神障碍：表现为皮肤症状的精神障碍，如人工皮炎、寄生虫妄想、拔毛癖、神经症性表皮剥脱等[12]。

继发性精神障碍：由于皮肤病的毁形导致出现精神疾病，如囊肿性痤疮、白癜风、斑秃、鱼鳞病等导致耻辱和心理压力的皮肤病[12]。

在本书中，我们将聚焦几个明确因应激或心理困扰导致的，或者造成疾病迁延不愈的常见的皮肤病。

特应性皮炎是理解心理神经免疫学在皮肤病的发病与迁延中作用的典型疾病模型。应激与特应性皮炎之间的双向关系值得观察。心理压力可以影响人生中的所有阶段，尤其是发生于婴儿时期的应激，由于个体尚处在其生存需要完全依赖他人的阶段，应激可以造成毁灭性的后果。这一阶段，婴儿仍在试图以最基本的方式了解外界，他（她）的神经、激素和免疫系统仍在进化，应激会对人的心理造成和身体一样无法消除的创伤。

特应性皮炎发生于儿童早期，发病前的生活应激与发病关系密切。早期生活经历中的被忽视、虐待或者遗弃这类严重的应激，或者仅是主要照料者（在大多数情况下是母亲）不适当或不一致的照顾，对于完全依赖母亲来满足他们在这个世界上生存的基本需要的婴儿来说，都极具压力。在日常充满爱意的照护中，母亲的喜爱、亲情和关怀经由皮肤接触，传递的安全感、确信感，是新生儿最早获得和最重要的沟通方式[13]。抚触对于新生儿非常重要，动物实验和对早产儿的行为学研究都表明，触觉交流对神经细胞的生长和成熟起着不可低估的作用[13-14]。

生命最初数日、数月，甚至数年的心理应激都会导致排斥感、遗弃感和无助感的产生和持续，导致神经免疫系统过度敏感，使婴儿容易产生免疫反应失调。在经典的豚鼠模型中已经证实，重复的应激可以促进瘙痒和搔抓循环的主要介质——组胺的释放[15]。

应激时交感神经系统释放的儿茶酚胺可增加组胺、前列腺素和白三烯的产生，启动搔抓循环，从而引发慢性瘙痒[15-16]。有证据表明，特应性皮炎患者存在应激性神经免疫反应，研究发现，心理应激后患者 CD8 淋巴细胞增加，并可在最初的应激事件发生后 1 小时仍然保持高水平，提示对应激事件的自主反应增强可能是特应性皮炎的病理学特征[15-16]。皮肤肥大细胞表面存在多种神经肽受体，有助于在特应性皮炎的心理 – 免疫 – 神经 – 内分泌的交互反应中发挥核心作用。同时，皮肤肥大细胞可产生多种促炎物质，导致皮肤炎症，募集并延续经典的瘙痒 – 搔抓循环。心理创伤事件发生时，加重的瘙痒 – 抓挠循环会导致特应性皮炎复发[15-17]。

儿童 HPA 轴持续过度激活时，儿茶酚胺和糖皮质激素的合成增加，促进辅助性 T 淋巴细胞，特别是 Th2 细胞过量产生。Th1/Th2 比例的改变导致 Th2 型细胞因子上调，其中包括 IL-4、IL-10 和 IL-13[16-17]。应激也会刺激细胞因子和蛋白酶的产生[18]，传出神经纤维释放多种神经肽，如 P 物质（substance P, SP）、神经生长因子和降钙素基因相关肽[16-18]。

持续存在的瘙痒 – 搔抓创伤破坏表皮屏障，进一步加重湿疹病变，并使搔抓循环再次延续。湿疹病变持续的瘙痒及他人可见的皮肤损害带来的病耻感，可导致特应性皮炎患者出现明显的焦虑和情绪障碍。处方这些患者精神类药物，如选择性 5-羟色胺再摄取抑制剂，可以有效地改善心理状态，从而提高患者的生活质量[9]。

结论

　　皮肤是人体最大、最重要的器官，也是与外界环境接触的最直接的第一界面。皮肤好似盾牌，保护我们免受环境毒素、污染物、感染和其他有害物质的攻击。心理应激会导致免疫系统失调，降低皮肤防御系统的反应，从而引起新的病原体的接种或是休眠病原体的重新激活。几十年来，我们用分离的方式研究了各个独立的器官系统，虽然我们理解不同系统之间的相互作用，但却往往忽略了维持这些系统之间和谐的最重要因素——心理。心理神经免疫学告诉我们，心理应激对个体的存在非常有害，鉴于对健康状态极为重要的作用，关注患者的心理健康是对其照护的基本要素。

侯　宇　译　张海萍　审校

原著参考文献

[1] The concise corsini encyclopedia of psychology and behavioral science. http://www.credoreference.com.libproxy. library.wmich.edu/entry/wileypsych/psychoneuroimmunology.Accessed on 26 Feb 2016.

[2] Motohashi M, Aoki H, Chiba K. Multipotent cell fate of neural crest-like cells derived from embryonic stem cells. Stem Cells. 2007;25(2):402–10.

[3] Le Douarin NM, Calloni GW, Dupin E. The stem cells of the neural crest. Cell Cycle. 2008;7(8):1013–9.

[4] Le Douarin NM. Cell line segregation during peripheral nervous system ontogeny. Science. 1986;231:1515–22.

[5] Ader R, Cohen N, Felten D. Psychoneuroimmunology: interactions between the nervous system and the immune system. Lancet. 1995;345:99–103.

[6] Watson SCL, Nance DM. nervous system–immune system interactions. In: Michael Conn P, editor. Chapter 30 in neuroscience in medicine. 3rd ed. Totowa: Humana Press; 2008.

[7] Kyrou I, Tsigos C. Hypothalamic-pituitary-adrenal axis. In: Linos D, Heerden J, editors. Adrenal glands. Berlin/ Heidelberg: Springer; 2005. p. 19–32.

[8] Paus R, Theoharides TC, Arck PC. Neuroimmunoendocrine circuitry of the 'brain-skin connection'. TRENDS Immunol. 2008;27(1):32–9.

[9] Suárez AL, Feramisco JD, Koo J, Steinhoff M. Psychoneuroimmunology if psychological stress and atopic dermatitis: pathophysiologic and therapeutic updates. Acta Derm Venereol.2012;92:7–15.

[10] Rodríguez-Cerdeira C, Pera-Grasa JT, Molares A. Psychodermatology: past, present and future. Open Dermatol J. 2011;5:21–7.

[11] Koblennzer PJ. A brief history of psychosomatic dermatology. Psychodermatology. Dermatol Clin. 1996;14(3):395–7.

[12] Koo J, Lebwohl A. Psychodermatology: the mind and skin connection. Am Fam Physician. 2001;64:1873–8.

[13] Walser A. Bodies in skin: a philosophical and theological approach to genetic skin diseases. J Relig Health. 2010;49:96–104.

[14] Schneider G. Psychosomatic aspects and psychiatric conditions. In: Misery L, Ständer S, editors. Pruritus. Berlin:

Springer; 2010. p. 211–5.

[15] Gieler U, Ehlers A, Hohler T, Burkard G. The psychosocial status of patients with endogenous eczema: a study using cluster analysis for the correlation of psychological factors with somatic findings. Hautarzt. 1990;41:416–23.

[16] Arndt J, Smith N, Tausk F. Stress and atopic dermatitis. Curr Allergy Asthma Rep. 2008; 8:312–7.

[17] Faulstich ME, Williamson DA, Duchmann EG, Conerly SL, Brantley PJ. Psychophysiological analysis of atopic dermatitis. J Psychosom Res. 1985;29:415–7.

[18] Seiffert K, Hilbert E, Schaechinger H. Psychophysiological reactivity under mental stress in atopic dermatitis. Dermatology. 2005;210:286–93.

第2章

皮肤病中应激作用的评估

Madhulika A. Gupta and Aditya K. Gupta

应激的定义

在心身性皮肤病学中，应激特指可影响机体内稳态的各种刺激，如与损容性皮肤病有关的病耻感、至亲离世等重大生活事件、地震或战争一类的创伤性生活经历均可击垮患者的应对能力。基于对内稳态的刺激因素的特点、机体对应激源的意识或潜意识层面的认知及对自身应对能力的感知程度这三个方面，应激反应也各具特点[1]。应激和皮肤疾病之间的影响因素有很多，其中与临床有关的包括：患者的成长阶段（如青少年患者可能对某种皮肤问题反应过度，有时甚至超过疾病本身的严重程度）、共病躯体疾病（如代谢综合征）及精神疾病（如抑郁、创伤后应激障碍等）。

应激与临床皮肤病学

在大约 1/3 的皮肤病中，社会心理应激和精神因素起到了非常重要的作用[2]。临床文献显示，作为应激反应性皮肤病的易感、诱发或延续的因素，应激在三个方面与皮肤病相关（表 2-1）[3]：①皮肤病对生活质量的影响可以产生应激。损容性皮肤病患者出现心理共病和应激最常见的因素是人际关系敏感、对自身感到羞耻及明显的社交疏离[4]。皮肤病与健康相关的生活质量的评价工具有很多[5]，皮肤病生活质量指数（dermatology life quality index, DLQI）[6] 是一个经过充分验证、简单方便、针对皮肤病患者生活质量的常用的评价工具，已被广泛应用于临床与研究领域[7]。皮肤病相关性应激可以增加疾病合并症的发病率，有时还会导致银屑病等应激性皮肤病的临床症状加重[2]。②应激可使银屑病、特应性皮炎、痤疮、慢性特发性荨麻疹等应激反应性皮肤病病情进展或加重。③皮肤病实际上是某些以应激为核心的精神障碍（如强迫症及相关障碍、解离障碍、创伤后应激障碍等）的皮肤表现，如抠皮症、拔毛癖、人工皮炎等。临床中常见到 3 种应激类型（表 2-1）[3]：①源自皮肤病对生活质量的影响，造成日常不便引发的应激；②源自重大的外部生活事件的应激，如至亲离世或婚姻问题；③源自重大的灾难性或如性虐待等创伤性生活事件，个体根本无力应对。临床医生需要具备明确分辨应激来源的能力，并对每一种情况给予不同的处理方法（图 2-1）[3]。

表 2-1   社会心理应激源和应激反应性皮肤病

社会心理应激源	易感因素	诱发因素	维持因素
皮肤病相关性应激：如皮肤病在患者生活质量方面所产生的应激与造成的日常不便；青少年儿童可能因此遭遇霸凌；是损容性皮肤病的重要因素		应激反应性皮肤病的发生或加重更集中于损容性皮肤病，如痤疮、银屑病、特应性皮炎	慢性，特别是损容性皮肤病带给患者的应激和日常不便可能是疾病持续存在的因素
重大生活应激事件：如失业、婚姻危机、丧偶		多种应激反应性皮肤病出现或加重	未解决的应激源可以导致皮肤病的长期存在
创伤性生活事件：远远超过患者应对能力的事件，如曾经历过严重的情感忽视、性虐待或战争创伤等。事件发生后多年仍可影响患者，患者也可能在某一人物或事件的触发下再次回忆起巨大的创伤。可能与自主神经系统的功能紊乱有关	自主神经失调和过度觉醒加重使应激反应性皮肤病和自我诱导的皮肤病容易	多种应激反应性皮肤病，特别是如荨麻疹等与自主神经高反应相关的皮肤病出现或加重。可能诱发人工性皮肤病。也可能引起其他应激反应性皮肤病，如银屑病	许多应激反应性皮肤病，尤其是与自主神经高反应性疾病相关者常持续发病。是慢性特发性荨麻疹和慢性人工性皮肤病中的因素，如剥脱性痤疮、人工皮炎

节选自 Gupta and Gupta[3]，已获得发行者及作者许可。

临床见到的应激类型可能是应激反应性皮肤疾病的易感、诱发和维持因素。

理论基础

应激与皮肤的免疫功能

皮肤，不论是睡眠还是觉醒状态，都是介于机体与外部环境之间代谢活跃的免疫器官；在整个生命周期中，从神经生物学、心理学、社会学多角度来看，皮肤都属于

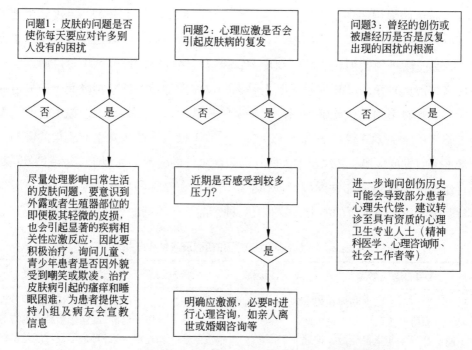

图 2-1　皮肤病患者社会心理应激源的初始评估与管理方法

节选自 Gupta and Gupta [3]，已获得发行者及作者许可。

交流器官 [8]。由于位置特殊，皮肤定期暴露于潜在的生理和社会心理层面失调的刺激之下，在维持机体内稳态的过程中，始终起到非常重要的作用 [9]。表皮的关键作用是确保渗透屏障的动态平衡，急性心理应激妨碍人体皮肤屏障功能的恢复，导致特应性皮炎、银屑病和接触性皮炎等疾病的病情加重 [10]。必须认识到应激与免疫功能之间复杂的关系，免疫保护的增强（例如免疫接种效能增加及伤口愈合过程）可伴随急性（通常持续数分钟至数小时）心理应激的出现，引起银屑病和特应性皮炎等免疫相关性皮肤病加重 [11]。睡眠中断、睡眠剥夺及昼夜节律紊乱（如轮班工作）都与应激的增加有关，促炎状态导致许多皮肤疾病加重 [12]。

皮肤是一种交流器官

皮肤在整个生命周期中不断变化

在整个生命周期中皮肤都是重要的交流器官，皮肤的这项功能，也正是皮肤病和社会心理应激之间联系的基础。众所周知，出生后新生儿与母亲皮肤之间的直接接触特别有益于新生儿自主神经调节功能 [13] 及其成长后的社会化 [14]，而这两者与良好的压力管理能力直接相关。如果照护者不愿给予婴儿充分的接触或拥抱，对患儿的社会心理发育可能产生不良影响。在以后的生活中，身体"受情绪控制"的区域，如发生于生殖器或暴露在外的皮肤，尤其是面部[15]的损容性皮肤病，病耻感及社会疏离感会引起患者显著的应激反应[16]。皮肤的整体外观会对身体意象产生影响，尤其是对同伴的否认和霸凌等社会排斥行为特别敏感的青少年和年轻人，即使仅是非常微小的瑕疵也意义重大[16]。皮肤，尤其是面部皮肤，最容易暴露一个人的实际年龄。有观点认为，实际年龄本身并非标志着老年时代的开始，越来越普遍的情况是一个人可以在没有任何老化征兆的情况下已经开始衰老[17]。过去的几十年，老龄被赋予了越来越多的负面含义，很多时候正常的内在衰老被视为医学和社会学问题，并需要由健康管理专家进行干预，衰老的外表也成了严重痛苦的来源[17]。对皮肤身体意象的不满及由此产生的人际关系敏感和社会疏离感与自杀风险的增加相关[4]。

文化和种族因素

皮肤病会影响患者的生活质量，并由此产生疾病相关性应激，患者本身的文化和种族背景很可能在其中起到非常重要的影响，临床医生对此必须有足够的认识。角质层屏障对应激反应性皮肤病有重要作用，不同的文化中对其生理文化的看法也存在差异性观点。有数据显示，不论是欧洲高加索人的后裔，还是皮肤颜色更深的文化族群，都偏好更浅的肤色[16,18]。医学术语"ethinic skin"用于描述皮肤颜色，也就是传统的Fitzpatrick 分类的 Ⅲ - Ⅳ型皮肤[19]，并没有特指哪一类血统、种族或文化。临床医生需要理解，许多文化中普遍追求白皙或更浅的皮肤颜色，是因为浅肤色与更好地就业、美容及婚姻机会有关[20-21]。因此，如果一个人的皮肤不够"白"，可以成为他（她）的社会病耻感及应激的来源，导致有可能采用皮肤漂白等对皮肤极为有害的方法让自己"变白"。这类处置还会增加皮肤病的发生几率[16]。临床医生应意识到上述情况的存在，并尽力缓解这些根深蒂固的源于肤色的观念所带来的持续性压力[16,20]。

生物心理社会路径

建议在评估应激的作用时，使用生物－心理－社会的方法以兼顾患者的社会、心理／精神病学及其皮肤病以外的医疗健康状况（表 2-2）。应当依据患者的生长发育阶段及文化背景对其进行评估。损容性皮肤病会对青少年患者产生更大的压力，患者自身感觉到的压力可能远远高于皮肤病变的严重程度。由于可增强"非稳态负荷"及疾病相关应激，建议筛查患者是否存在如代谢综合征等躯体疾病或者存在物质滥用等精神障碍（如躯体变形障碍、重性抑郁障碍、创伤后应激障碍）[22]。值得注意的是，睡眠与昼夜节律紊乱在应激相关性皮肤病的复发中起到重要的中介作用[12]；同时也会加重包括代谢综合征和重性抑郁等在内的其他共患疾病。

表 2-2　常见调节应激与皮肤病的临床因素

1. 人口特征

年龄——患者的生长发育阶段，如青少年损容性皮肤病患者对疾病造成的外观变化的关注程度往往大于疾病本身的严重程度

文化和种族——如在许多文化中较浅肤色者都会感受到社会中的优势，为个性化因素

性别——男性与女性受累比例相当，较早的文献报道提示对女性生活质量具有更大的影响

社会经济因素——无家可归者更易患皮肤病；营养合理

2. 一般情况

睡眠——睡眠限制或者睡眠 / 昼夜节律紊乱（如轮班工作）加重促炎症状态及自主神经紊乱，导致许多皮肤病的炎症反应增强，瘙痒阈值降低

体重指数——肥胖是多种皮肤病的高风险因素，其中也包括银屑病等应激反应性皮肤病

生殖器部位及其他"受情感控制"区域的皮损——这些区域的皮损与更大的压力和对生活质量产生等更大的影响有关；患者可能因为感觉羞耻而不愿意主动提及这些部位的皮损

皮肤病的其他症状——询问患者"最困扰你的皮肤情况是什么？"最困扰患者的症状，可能并非是那些从皮肤科医生角度看来最严重的症状，因而往往容易被忽视

皮肤与皮肤的接触——对于婴儿或儿童患者，要询问他们的父母 / 照护者，是否因为担心被孩子的皮肤病传染而不愿与之发生皮肤接触或进行拥抱。要向患者父母 / 照护者讲解皮肤接触的重要性及抚触在养育中的作用

3. 精神因素

自杀风险——痤疮、银屑病等疾病对患者社会心理的影响与自杀风险升高相关

物质滥用——吸烟、饮酒和其他物质滥用障碍

合并精神疾病——存在于 1/3 的皮肤病患者中，影响患者对应激的感知及处理能力——可以合并重性抑郁障碍、强迫及相关障碍、社交焦虑障碍、创伤后应激障碍、躯体变形障碍和解离障碍

4. 合并躯体疾病

肥胖——肥胖与代谢综合征逐渐被认为是炎症性皮肤病的影响因素，包括银屑病和特应性皮炎

其他共患病——根据患者原发的皮肤病，评估患者是否患有其他可以促进皮肤病应激反应的共患病

邢　媛　译　李艳佳　审校

原著参考文献

[1] Goldstein DS, Kopin IJ. Evolution of concepts of stress. Stress. 2007;10(2):109–20.

[2] Gupta MA, Levenson JL. Dermatology. In: Levenson JL, editor. The American Psychiatric Publishing Textbook of psychosomatic medicine: psychiatric care of the medically ill. 2nd ed.Washington, DC: American Psychiatric Association; 2011. p. 667–90.

[3] Gupta MA, Gupta AK. A practical approach to the assessment of psychosocial and psychiatric comorbidity in the dermatology patient. Clin Dermatol. 2013;31(1):57–61.

[4] Gupta MA, Gupta AK. Cutaneous body image dissatisfaction and suicidal ideation: mediation by interpersonal sensitivity. J Psychosom Res. 2013;75(1):55–9.

[5] Both H, Essink-Bot ML, Busschbach J, Nijsten T. Critical review of generic and dermatology-specific health-related quality of life instruments. J Invest Dermatol. 2007;127(12):2726–39.

[6] Finlay AY, Khan GK. Dermatology Life Quality Index (DLQI)–a simple practical measure for routine clinical use. Clin Exp Dermatol. 1994;19(3):210–6.

[7] Basra MK, Fenech R, Gatt RM, Salek MS, Finlay AY. The dermatology life quality index 1994–2007: a comprehensive review of validation data and clinical results. Br J Dermatol.2008;159(5):997–1035.

[8] Gupta MA, Gupta AK. Current concepts in psychodermatology. Curr Psychiatry Rep.2014;16(6):449.

[9] Slominski AT, Zmijewski MA, Skobowiat C, Zbytek B, Slominski RM, Steketee JD. Sensing the environment: regulation of local and global homeostasis by the skin's neuroendocrine system.Adv Anat Embryol Cell Biol. 2012;212:v, vii, 1–115.

[10] Orion E, Wolf R. Psychological stress and epidermal barrier function. Clin Dermatol.2012;30(3):280–5.

[11] Dhabhar FS. Psychological stress and immunoprotection versus immunopathology in the skin.Clin Dermatol. 2013;31(1):18–30.

[12] Gupta MA, Gupta AK. Sleep-wake disorders and dermatology. Clin Dermatol.2013;31(1):118–26.

[13] Morgan BE, Horn AR, Bergman NJ. Should neonates sleep alone? Biol Psychiatry.2011;70(9):817–25.

[14] van Rosmalen L, van der Horst FC, van der Veer R. Of monkeys and men: Spitz and Harlow on the consequences of maternal deprivation. Attach Hum Dev. 2012;14(4):425–37.

[15] Orion E, Wolf R. Psychologic consequences of facial dermatoses. Clin Dermatol.2014;32(6):767–71.

[16] Gupta MA, Gupta AK. Evaluation of cutaneous body image dissatisfaction in the dermatology patient. Clin Dermatol. 2013;31(1):72–9.

[17] Gupta MA. Aging skin: some psychosomatic aspects. In: Farage AM, Miller WK, Maibach IH,editors. Textbook of aging skin. Berlin/Heidelberg: Springer; 2015. p. 1–19.

[18] Swami V, Furnham A, Joshi K. The influence of skin tone, hair length, and hair colour on ratings of women's physical attractiveness, health and fertility. Scand J Psychol.2008;49(5):429–37.

[19] Talakoub L, Wesley NO. Differences in perceptions of beauty and cosmetic procedures performed in ethnic patients. Semin Cutan Med Surg. 2009;28(2):115–29.

[20] Verma SB. Obsession with light skin–shedding some light on use of skin lightening products in India. Int J Dermatol. 2010;49(4):464–5.

[21] Hamed SH, Tayyem R, Nimer N, Alkhatib HS. Skin-lightening practice among women living in Jordan: prevalence, determinants, and user's awareness. Int J Dermatol.2010;49(4):414–20.

[22] McEwen BS. Stress, adaptation, and disease. Allostasis and allostatic load. Ann N Y Acad Sci.1998;840:33–44.

第3章

焦虑，抑郁与强迫：理解皮肤病患者常见的精神障碍

Josie Howard and Wilmarie Cidre Serrano

抑郁障碍

抑郁障碍的概述和流行病学

抑郁是目前世界上最常见的精神障碍之一，也是致残和带来疾病负担的主要原因 [1]。根据世界卫生组织的统计，全世界大约有 3.5 亿人患有抑郁症 [2]。仅在美国，抑郁的男性终生发病率约为 12%，女性约为 20%[3]。女性发病率是男性的两倍，而老年人的发病率则比年轻人低 [4]。据估计，有 25%~30% 的皮肤病患者同时有精神病学的诊断 [5-6]。虽然抑郁很常见，发病率和死亡率都很高，很多患者却仍未得到充分的诊断和治疗。

抑郁目前被理解为一组具有共同表型的异质性疾病，其特征是情绪低落、悲伤、空虚或易激惹心境，会影响人的社交和（或）认知功能。在抑郁的诊断方面，患者必须有明显的情绪变化，并常伴有心理、生理认知及自主神经症状，包括睡眠、食欲和精力的变化。情绪的变化不能完全由外界或医学状况来解释，并且似乎与突发事件不成比例。尽管抑郁的病程差别很大，但通常表现为发作性和慢性病程。如果不及时治疗，抑郁可导致慢性残疾或导致患者自杀。

导致抑郁的危险因素包括：抑郁家族史、女性、神经质（倾向于经历消极的情绪状态以应对冲突为特征的人格特质）、消极的认知偏见（聚焦负性的回忆和思维）、应

激性生活事件和不良的童年经历[7]。尽管尚未明确抑郁的发病机制，但抑郁涉及神经递质的功能异常，并且诸如扣带前回、前额叶皮层背外侧、眶额叶皮层、杏仁核、纹状体腹侧和海马等脑回路与抑郁的形成有关。对孪生子的研究表明，抑郁的遗传概率为 37%[8]，但尚未证实任何特定的基因与抑郁症的发生密切相关。当前，大多数治疗抑郁的药物都以神经递质失衡导致抑郁的发生与进展为理论基础。

抑郁障碍和 DSM

美国精神病学会编著的《精神障碍诊断与统计手册》（diagnostic and statistical manual of mental disorder, DSM）是最常用的精神病学诊断手册，最近的更新时间是 2013 年，并以 DSM-5 的形式发布[9]。在过去的 DSM 版本中，抑郁障碍和其他心境障碍被列在"双相情感障碍和相关障碍"一章。然而在 DSM-5 中，抑郁障碍以单独的章节列出，包括以下疾病：重性抑郁障碍（major depressive disorder, MDD）、持续性抑郁障碍、破坏性心境失调障碍、经前期烦躁障碍、物质或药物所致的抑郁障碍、由于其他躯体疾病所致的抑郁障碍、其他特定的抑郁障碍和非特定的抑郁障碍。

DSM-5 对于抑郁及相关障碍的主要更新包括[9-10]：

- 增加了"破坏性心境失调障碍""经前期烦躁障碍"的诊断。
- 增加了"具有混合特征"的标注，以表征具有重性抑郁发作和躁狂特征，但不符合躁狂发作的诊断标准的患者。
- 增加了"具有焦虑痛苦"的标注，以表征具有重性抑郁发作和焦虑特征的患者。这样做是因为焦虑指标有重要的预后价值，并会影响治疗方式的选择。
- 删除了"恶劣心境"概念，现在归类于"持续性抑郁障碍"概念，既包括慢性重性抑郁障碍，也包括先前的"恶劣心境"。
- 删除了"丧痛"。过去曾建议临床医生对于失去亲人后 2 个月内的低落状态的定义中使用"丧痛"而非诊断"抑郁"，现在已认识到丧痛的持续时间往往超过 2 个月，并且会因在失去亲人后的抑郁而变得更加复杂（更多信息请参见表 3-1）。

表 3-1　DSM-5 重性抑郁障碍（MDD）诊断标准

A. 在同样的 2 周时期内，出现 5 个（或以上的）下列症状，表现出与先前功能相比不同的变化，其中至少 1 项是（1）心境抑郁或（2）丧失兴趣或愉悦感（注：不包括那些能够明确归因于其他躯体疾病的症状）
1. 几乎每天大部分时间都心境抑郁，既可以是主观的报告（如感到悲伤、空虚、无望），也可以是他人的观察（如流泪）（注：儿童和青少年，可能表现为心境易激惹）

续表

2. 几乎每天或每天的大部分时间，对于所有或几乎所有的活动兴趣或乐趣都明显减少（既可以是主观体验，也可以是观察所见）

3. 在未节食的情况下体重明显减轻或增加（例如，一个月内体重变化超过原体重的 5%），或几乎每天食欲都减退或增加（注：儿童则可表现为未达到应增体重水平）

4. 几乎每天都失眠或睡眠过多

5. 几乎每天都精神运动性激越或迟滞（由他人观察所见，而不仅是主观体验到的坐立不安或迟钝）

6. 几乎每天都感觉疲劳或精力不足

7. 几乎每天都感到自己毫无价值，或过分地、不适当地感到内疚（可以达到妄想的程度，并不仅是因为患病而自责或内疚）

8. 几乎每天都存在思考或注意力集中能力的减退，或处理任何事情都犹豫不决（既可以是主观的体验，也可以是他人的观察）

9. 反复出现死亡的想法（而不仅是恐惧死亡），反复出现没有特定计划的自杀观念，或有某种自杀企图，或有某种实施自杀的特定计划

B. 这些症状引起有临床意义的痛苦，或导致社交、职业或其他重要功能方面的损害

C. 这些症状不能归因于某种物质的生理效应或其他躯体疾病

注：诊断标准 A—C 构成了重性抑郁发作

注：对于重大丧失（如丧亲之痛、经济破产、自然灾害的损失、严重的躯体疾病或伤残）的反应，可能包括诊断标准 A 所列出的症状，如强烈的悲伤，沉浸于丧失、失眠、食欲不振和体重减轻，这些症状有时类似于抑郁发作。尽管此类症状对于丧失来说是可以理解的或反应恰当的，但除了对重大丧失的正常反应外，也应该仔细考虑是否还有重性抑郁发作的可能。这个决定必须要基于个人史和在丧失的背景下所表达痛苦的文化常模来作出临床判断。在将悲痛反应和重性抑郁发作（MDE）进行区分，考虑到悲痛反应主要表现是空虚和失去的感受，而在重性抑郁发作中则是持续的抑郁心境及无力遇见的幸福或快乐，这样的考虑对于鉴别重性抑郁发作和悲痛反应是有用的。悲痛反应中的烦躁不安可能会随着天数或周数的增加而减弱，并且呈波浪式出现，就是俗话中的一阵阵的悲痛。这种波浪式的悲痛往往与想起逝者或提示逝者有关。重性抑郁发作的抑郁情绪更加持久，并且不与这些特定的想法或担忧关联。悲痛反应的痛苦可能伴随正性的情绪或幽默，而以广泛的不快乐和不幸为特点的重性抑郁发作则不是这样。与悲痛反应相关的思考内容通常以关于思念逝者和回忆逝者为主，而不是在重性抑郁发作中所见的自责或悲观的沉思。悲痛反应中通常保留了自尊，然而在重性抑郁发作中，常见的是毫无价值感或自我憎恨的感觉。如果悲痛反应中存在自我贬低性思维，通常涉及意识到对不起逝者，如没有足够频繁地探望，没有告诉逝者对他（她）的爱有多深。如果痛失亲人的个体考虑死亡和垂死，这种想法通常聚焦于逝者和为了跟逝者"在一起而死"；然而在重性抑郁发作中，这种想法则聚焦于因为自认为毫无价值，不配活着，或无力应对抑郁的痛苦而想结束自己的生命

D. 这种重性抑郁发作的出现不能更好地用分裂情感性障碍、精神分裂症、精神分裂症样障碍、妄想障碍或其他特定的或未特定的精神分裂症谱系及其他精神病性障碍来解释

E. 从无躁狂发作或轻躁狂发作（注：若所有躁狂样或轻躁狂样发作都是由物质滥用所致的，或归因于其他躯体疾病的生理效应，则此排除条款不适用）

参考文献：美国精神病学会的 DSM-5[9]。

重性抑郁障碍

重性抑郁障碍是最常见的抑郁障碍。表 3-1 列出了诊断 MDD 的 DSM-5 标准[9]。

DSM-5 包括以下针对 MDD 的新标注："伴焦虑痛苦"和"伴混合特征"。这些标注允许表征其他症状。此外，DSM-5 将"产后起病"修订为"围产期起病"，涵盖时间从产后扩展到怀孕期间。

以下是重性抑郁障碍[9]的 DSM-5 规范的完整列表[9]：

- 伴焦虑痛苦
- 伴混合特征
- 伴忧郁特征
- 伴非典型特征
- 伴心境协调的精神病性特征
- 伴心境不协调的精神病性特征
- 伴紧张症
- 伴围产期起病
- 伴季节性模式

当考虑抑郁的诊断时，最为重要的是确定当前是否存在躁狂症状或既往躁狂发作史，躁狂的症状包括：睡眠减少、思维奔逸、健谈或存在必须持续讲话的压力感、注意力分散、高风险行为增加，以及自我膨胀或夸大。躁狂发作必须满足：患者的社会和职业功能出现明显的困难，甚至需要住院或患有妄想。躁狂的患者必须到急诊室进行评估。因为有可能导致躁狂发作，对有躁狂或轻躁狂病史的患者不应该处方 SSRIs 类药物。

必须对所有可疑抑郁的患者进行彻底的自杀风险评估，内容应包括对自杀意念、计划和企图的评估。我们建议采用以下筛选问题：

- 意念：最近似乎一切都很困难，并且一切都变得如此糟糕，你是否想过结束自己的生命？
- 计划：你是否考虑过如何结束自己生命？有没有计划？你可以使用枪支或武器吗？
- 企图：你认为自己会执行这些计划吗？你曾经尝试过自杀吗？

有自杀风险的患者必须到最近的专业机构进行评估。

抑郁障碍的治疗

概述

抑郁的治疗目标是缓解或恢复到基线水平。单相抑郁的初始治疗包括药物治疗、心理治疗或两种治疗方式都采用。有证据表明，药物和心理联合治疗比单独使用任何一种治疗方法都更加有效[11-12]。考虑到患者不愿接受心理治疗转诊及某些地区可提供心理治疗的资源有限，鼓励患者在本社区寻求适当的支持或咨询，可能也会有所帮助。

药物治疗

SSRIs 是第二代抗抑郁药，从药物的功效和耐受性综合考虑，是临床最常处方的抗抑郁制剂。表 3-2 详细列出了 SSRIs 的剂量和最常见的不良反应。由于其功效相当，选择时需要考虑的因素主要包括：用药的不良反应、安全性、患者的偏好、价格及合并症等。最常见的不良反应包括：腹泻、恶心、呕吐和性功能障碍。

表 3-2　SSRIs 抗抑郁药

抗抑郁药物名称（商品名称）	起始剂量 /mg	目标每日剂量 /mg
西酞普兰（Celexa）	10	20~40
依他普仑（Lexapro）	5	10~20
氟西汀（Prozac）	10	20~60
帕罗西汀 CR（Paxil CR）	12.5	25~50
舍曲林（Zoloft）	25	50~200

该表修改并缩减自美国精神医学出版社出版的教材《精神药理学》的"抗抑郁药物"表 3-7[13]。起始剂量减半以减少不良反应并增加依从性；此过程通常由精神科医生完成。用药量应根据症状缓解和耐受程度缓慢增加至目标剂量。

心理治疗

抑郁障碍最常用的疗法包括认知行为治疗（cognitive behavioral therapy, CBT）、人际关系治疗（interpersonal therapy, IPT）、精神动力学治疗和支持治疗。

CBT 是一种以技能为导向且有时间限制的心理疗法，治疗师帮助患者改变他们与思想之间的关系并识别扭曲的认知。CBT 还会教参与者识别适应不良的思想或行为，并用适应性思想或行为代替。

IPT 也是一种有时间限制的心理治疗方法，关注人际关系。这种疗法的理论基础是：一个人的心理健康与其和他人互动的方式之间存在联系。

与 CBT 和 IPT 不同，精神动力学治疗主要聚焦在潜意识层面，核心理念是过去经历的事件通过潜意识影响我们当下的体验。

支持性心理治疗是一种倾听疗法，治疗师的主要角色是与患者结盟并提供支持。

焦虑障碍

焦虑障碍的概述和流行病学

焦虑和害怕可以是人类正常或适应性的情绪。焦虑通常表现为对预期和想象的危险感到紧张不安，而害怕则是由真实和当前的危险触发的，通常与应激反应有关，也就是说，是人体对真实或感知到的威胁的身体反应。当这些正常的应激反应转变为难以控制的症状时，应考虑是否存在焦虑障碍或因焦虑而加重的躯体疾病。

焦虑障碍的特征是持续的、过度的及使人衰弱的焦虑和（或）恐惧的慢性状态，经常伴有回避行为。焦虑障碍是全世界最常见的精神障碍[14]，在美国，其终生患病率超过 25%[15]。高危人群包括儿童期遭遇逆境、有创伤史、低收入的妇女及丧偶、分居或离婚的中年人[16-17]。

焦虑障碍和 DSM

DSM-5[9] 中详述了以下焦虑障碍：分离性焦虑障碍、选择性缄默症、特定恐怖症、社交焦虑障碍、惊恐障碍、广场恐怖症、广泛性焦虑障碍、物质或药物所致的焦虑障碍、由于其他躯体疾病所致的焦虑障碍、其他特定的焦虑障碍和未特定的焦虑障碍。

DSM-5 中与焦虑障碍相关的变化主要包括以下内容[10]：

（1）"焦虑障碍"在单独的章节中列出，不再包括"强迫障碍"或"创伤后应激障碍"。

（2）诊断 18 岁以上者的"广场恐怖症""社交焦虑障碍"或"特定恐怖症"时，不再需要患者本人对自己过度恐惧的认知。

（3）诊断"广场恐怖症""社交焦虑障碍"和"特定恐怖症"，"持续至少 6 个月"的条件适用于所有年龄段个体（在 DSM-4 的描述中，持续时间至少 6 个月的条件仅针对 18 岁以下的个体）。

（4）将"惊恐发作"分为预期的或不可预期的。

（5）"惊恐障碍"和"广场恐怖症"是两项独立的诊断，而在 DSM-4 中，可以诊断"惊恐障碍伴广场恐怖症""惊恐障碍不伴广场恐怖症""没有惊恐障碍病史的广场恐怖症"。

（6）"社交恐怖症"现在被称为"社交焦虑障碍"，"一般性"标注已被淘汰，而由"仅表现"代替。

（7）"分离焦虑障碍"和"选择性缄默症"现在被归类为"焦虑障碍"，而在 DSM-4 中，它们属于"通常在婴儿、儿童或少年期首次诊断的障碍"小节。

（8）诊断"分离性焦虑障碍"的标准不再包括发病年龄在 18 岁以下。

我们将关注广泛性焦虑障碍，因为这是我们所观察到的最常令皮肤病患者治疗复杂化的焦虑障碍类型。

广泛性焦虑障碍

广泛性焦虑障碍（generalized anxiety disorder, GAD）是一种慢性疾病，其特征是对生命中的诸多方面感到过度的、无法控制的担心，经常会影响其功能，并伴随行为改变和躯体症状。诊断广泛性焦虑障碍的相关症状必须存在至少 6 个月。表 3-3 详细列出了诊断广泛性焦虑障碍的完整 DSM-5 标准[9]。

表 3-3　DSM-5 诊断广泛性焦虑障碍的标准

A. 在至少 6 个月的多数时间里，对于诸多事件或活动（如工作或学校表现）表现出过分的焦虑和担心（焦虑性期待）
B. 个体难以控制这种担心
C. 这种焦虑和担心与下列 6 种症状中至少 3 种有关（在过去 6 个月中，至少一些症状在多数时间里存在）： 注：儿童只需出现 1 种症状
1. 坐立不安或感到激动（紧张）
2. 容易疲倦
3. 注意力难以集中或头脑一片空白
4. 易激惹
5. 肌肉紧张
6. 睡眠障碍（难以入睡或保持睡眠状态，或休息不充分，对睡眠质量不满意）
D. 这种焦虑、担心或躯体症状引起有临床意义的痛苦，或导致社交、职业或其他重要功能方面的损害

续表

E. 这种障碍不能归因于某种物质（如滥用的毒品、药物）的生理效应，或其他躯体疾病（如甲状腺功能亢进）
F. 这种障碍不能用其他精神障碍来更好地解释 [例如，像惊恐障碍中的焦虑或担心发生惊恐发作，像社交焦虑障碍（社交恐惧症）中的负性评价，像强迫症中的被污染或其他强迫思维，像分离焦虑障碍中的与依恋对象的离别，像创伤后应激障碍中的创伤性事件的提示物，像神经性厌食中的体重增加，像躯体症状障碍中的躯体不适，像躯体变形障碍中的感到外貌存在瑕疵，像疾病焦虑障碍中的感到有严重的疾病，或像精神分裂症或妄想障碍中的妄想信念的内容。]

参考：美国精神病学会的 DSM-5[9]。

广泛性焦虑障碍在基层医疗机构中非常普遍，并且在 12 个月的患病率约为 2%[16,18]。广泛性焦虑障碍常见于青春期晚期或成年早期人群，其发展的危险因素与抑郁障碍发展的危险因素相似。女性广泛性焦虑障碍的发病率比男性高两倍，并且经常与其他精神障碍共病。据报道，在一生中，与其他疾病共病率高达 90%[17]。

广泛性焦虑障碍首次出现在 DSM-3 中。其后，GAD 的诊断标准发生了显著的变化[16]。在 DSM-3 之前，广泛性焦虑障碍被认为是残留症状。直到 1980 年以后，临床医生才开始了解并将 GAD 作为独立的诊断。即使这样，当同时存在其他精神病性诊断时，DSM-3 仍然禁止诊断 GAD。从 DSM-3R 开始，广泛性焦虑障碍可以与其他精神障碍同时诊断。DSM-IV 和 DSM-5 的 GAD 诊断标准没有明显变化[10]。

考虑诊断广泛性焦虑障碍时，必须特别注意可能存在的原发或合并的其他躯体或精神疾病。高龄者出现过度的担忧、体重减轻和认知变化时，应考虑其他医学状况以解释这些变化。诊断 GAD 前，应收集患者完整的社会、物质使用和精神病家族史。值得注意的是，可以诊断 GAD 伴有或不伴有惊恐发作，后者的特征是突然出现的强烈的害怕感，并伴有如心悸、头晕、胸痛或呼吸急促等躯体症状。出现惊恐发作不足以诊断惊恐障碍，这超出了本章的范围。

广泛性焦虑障碍的治疗

传统上，广泛性焦虑障碍治疗的目标是治疗反应，但是该领域一直在考虑将缓解或相对于基线的改善 > 70% 作为新的治疗目标[13]。和重性抑郁障碍一样，GAD 的治疗可以采用精神药物和（或）心理治疗。本章重性抑郁障碍部分中介绍的所有的心理治疗方法均适用于 GAD 的治疗，因此本小节将重点关注精神药理学。但是必须指出的是，心理治疗是焦虑障碍治疗的重要方法，更多详细信息，请参阅 MDD 的心理治疗部分。

精神药物治疗

选择性 5- 羟色胺再摄取抑制剂

SSRIs 是广泛性焦虑障碍的一线治疗药物。不同种类的 SSRIs 药物的抗焦虑作用比较相似，所以在 SSRIs 药物选择时考虑的因素主要包括药物的不良反应、家族史（对某种特定药物有反应的一级亲属）、价格、是否可以获得及患者的偏好。表 3-2 详细列出了 SSRIs 在 MDD 中使用的剂量，与 GAD 中使用的剂量大致相似。需要注意的是为避免在治疗初期症状加重，GAD 治疗的起始剂量通常更低，而焦虑障碍治疗的目标剂量通常更高。另外，在焦虑、警惕的患者中，需要更加缓慢地增加药物剂量以避免躯体症状加重。GAD 患者对 SSRIs 的早期反应可能会在 4 周内出现，但出现全部效果通常需要 6~8 周。应告知患者这个时间过程，以帮助他们设定适当的期望值。还应注意，多数不良反应都出现在最初治疗的 6~8 周内，并且通常会在此后逐渐消退。如果患者表现出仅有部分改善，则可以在此时间点后增加剂量。如果患者在 6~8 周后未显示任何反应，建议改用其他药物治疗。在转为另一类代替药物（通常是 SNRI）前，可以尝试第二种 SSRIs 药物。更换 SSRIs 药物时，临床医生可以选择交叉使用或全部替换。由于 SSRIs 具有相同的作用机制，因此患者通常可以耐受以相等剂量进行 SSRIs 转换，这可能是最简单的选择。临床医生必须记住，由于可能存在停药综合征的风险，停药时，抗抑郁药需要以每周减少 25% 的速度逐渐减量。抗抑郁药停药综合征虽然在生理上并不危险，但对患者而言可能非常不舒服，患者可能出现焦虑、烦躁不安、恶心、头晕、疲劳和肌肉酸痛症状。帕罗西汀因其停药综合征而"臭名昭著"，因此在逐渐减少这种抗抑郁药的使用时必须格外小心。

5- 羟色胺去甲肾上腺素再摄取抑制剂

度洛西汀和文拉法辛是已批准用于 GAD 治疗的 5- 羟色胺去甲肾上腺素再摄取抑制剂（serotonin norepinephrine reuptake inhibitors, SNRIs）。度洛西汀和文拉法辛的起始剂量分别为 30mg 和 37.5mg（如果使用 XR），目标剂量范围分别为 60~120mg 和 75~225mg。由于可能会引起血压小幅升高，使用文拉法辛治疗的患者必须定期监测血压。停药应采用与 SSRIs 相似的方式进行，以避免停药综合征。

苯二氮䓬类

在焦虑障碍治疗历史的初期，苯二氮䓬类药物就已开始被使用。但人们对其潜在的生理依赖性、药物滥用和戒断症状的担忧日益增加。因此，本书作者不建议苯二氮䓬类药物用于广泛性焦虑障碍的一线治疗，可以在短期治疗（2~6 周）中作为帮助患者在 SSRIs 起效前应对焦虑的过渡疗法。出于其具有镇静作用，老年人应避免使用苯二氮䓬类药物，以防止意识混乱和跌倒。由于依赖性风险高，应该避免使用短效的苯二氮䓬类药物（如阿普唑仑，Xanax），否则很难使患者撤药。表 3-4 详细列出了最常用的苯二氮䓬类。处方苯二氮䓬类药物时应格外小心，只开具短期治疗所需的最低剂量，并且每位患者的苯二氮䓬类药物，只由一名临床医生开具。

表 3-4　常用苯二氮䓬类药物及其特性

苯二氮䓬类药物	商品名	剂量 /mg	口服吸收	半衰期 /h
阿普唑仑	Xanax	1~4	中等	14
氯硝西泮	Klonopin	0.5~3	中等	30~40
地西泮	Valium	5~40	快速	40~100
劳拉西泮	Ativan	1~6	中等	14

该表根据《临床精神药理学手册》（第八版）表 24.1 修改 [19]。

患者通常使用补充和替代疗法来减轻其压力和焦虑 [20]。运动和冥想是重要且有效的抗焦虑方式，应推荐给患者。卡瓦、圣约翰草和缬草根等草药常被用来缓解焦虑症，尽管其功效尚未得到很好的验证。许多随机试验均已报道卡瓦具有抗焦虑作用，但其安全性尚存疑问，已有多例使用卡瓦后出现肝衰竭的病例报道 [21-23]。圣约翰草是一种常用于抗焦虑或抗抑郁的植物。临床医生应该知道，由于会导致 5- 羟色胺综合征，圣约翰草与 SSRIs 不能联合使用 [24]。缬草根通常用于失眠，虽然没有太多文献支持焦虑症患者使用缬草根有效，但其不良反应很小，应用相对安全。

强迫及相关障碍

强迫及相关障碍概述和流行病学

强迫及相关障碍是一组以强迫思维和（或）强迫行为为特征的疾病群。强迫思维是反复出现的不需要的想法。强迫行为是对强迫思维的回应，是一种重复的仪式化行为。

从心理学上讲，有时存在重复性思维是正常的，但当强迫思维和强迫行为干扰日常生活时，应考虑强迫及相关障碍。

许多强迫及相关障碍患者原有的皮肤病的症状在其精神病确诊时加剧。可以推断，皮肤科医生与该人群有着大量的接触。鉴于许多强迫及相关障碍的患者仍未得到诊断和治疗，因此，皮肤科医生在有效识别、适当转诊这些多年来一直漏诊的患者的过程中，发挥着关键的作用。

强迫及相关障碍与 DSM

DSM-5[9] 中列出了如下强迫及相关障碍：强迫症、躯体变形障碍、囤积障碍、拔毛癖（拔毛障碍）、剥脱（皮肤搔抓）障碍、物质/药物所致的强迫及相关障碍、由于其他躯体疾病所致的强迫及相关障碍、其他特定的强迫及相关障碍、未特定的强迫及相关障碍。

"强迫及相关相关障碍"包含于 DSM 较早版本的"焦虑"一章中，在 DSM-5 中正式列为一个单独的章节。DSM-5 的更新还包括以下内容 [10]：

（1）增加了以下新的疾病：囤积障碍、剥脱（皮肤搔抓）障碍、物质或药物所致的强迫及相关障碍，以及由于其他躯体疾病所致的强迫及相关障碍。

（2）删除了"冲动控制障碍"。

（3）"拔毛癖"，以前被列为冲动控制障碍，现在被归类为强迫及相关障碍。

（4）"强迫症""躯体变形障碍""囤积障碍"分别增加了自知力的标注（良好或一般的自知力，较差的自知力或缺乏自知力/妄想信念）。

（5）"躯体变形障碍"增加了一项附加的诊断标准，以表征因担心外貌问题而出现的重复的行为或精神活动。

（6）"躯体变形障碍"中增加了"伴肌肉变形"的标注。

强迫症

顾名思义，强迫症（obsessive compulsive disorder, OCD）是一种慢性疾病，特征在于严重、反复发作且耗时的强迫思维、强迫行为或两者兼而有之。患者通常在这种侵入的、不需要的强迫思维和（或）强迫行为上每天至少耗费 1 小时。尽管强迫思维的内容千差万别，但常见的主题包括：污染、安全、被禁止的想法、与伤害有关的念头及对记忆的怀疑。最常见的强迫行为包括：计数、清洁、检查门锁、列表或物品摆放。表 3-5[9] 中描述了强迫症的 DSM-5 诊断标准。

表 3-5　强迫症的 DSM-5 诊断标准

A. 具有强迫思维、强迫行为或两者皆有：
强迫思维被定义为以下 1 和 2：
1. 在该障碍的某些时间段内，感受到反复的、持续性的、侵入性的和不必要的想法、冲动或表象，大多数个体会引起显著的焦虑或痛苦
2. 重复行为或精神活动的目的是防止或减少焦虑或痛苦，或防止某些可怕的事件或情况发生；然而，这些重复行为或精神活动与所设计的中和或预防的事件或情况缺乏现实的连接，或者明显是过度的 注：幼儿可能不能明确地表达这些重复行为或精神活动的目的
B. 强迫思维或强迫行为是耗时的（每天消耗 1 小时以上），或这些症状引起具有临床意义的痛苦，或导致社交、职业或其他重要功能方面的损害
C. 此强迫症状不能归因于某种物质（如滥用的毒品、药物）的生理效应或其他躯体疾病
D. 该障碍不能用其他精神障碍的症状来更好地解释（如广泛性焦虑障碍中的过度担心，躯体变形障碍中的外貌先占观念，囤积障碍中的难以丢弃或放弃物品，拔毛癖（拔毛障碍）中的拔毛发，剥脱（皮肤搔抓）障碍中的皮肤搔抓，刻板运动障碍中的刻板行为，进食障碍中的仪式化进食行为，物质相关及成瘾障碍中物质或赌博的先占观念，疾病焦虑障碍中患有某种疾病的先占观念，性欲倒错障碍中的性冲动或性幻想，破坏性、冲动控制及品行障碍中的冲动，重性抑郁障碍中的内疚性思维反刍，精神分裂症谱系及其他精神病性障碍中的思维插入或妄想性的先占观念，或孤独症（自闭症）谱系障碍中的重复性行为模式
标注如果是：
伴良好或一般的自知力：个体意识到强迫症的信念肯定或很可能不是真的，或者它们可以是或可以不是真的
伴差的自知力：个体意识到强迫症的信念可能是真的
缺乏自知力 / 妄想信念：个人完全确信强迫症的信念是真的
标注如果是：
与抽动症相关：个体目前有或过去有抽动障碍史

参考：美国精神病学会的 DSM-5[9]。

　　强迫症的终生患病率为 2.3%[25]，平均发病年龄为 19.5 岁[25]。男性发病年龄通常早于女性。病程通常慢性，某些特定的强迫症的病情可能会起伏不定。强迫症常常与其他精神障碍共病；在患有强迫症的个体中，共病另一种 DSM 精神障碍的终生患病率约为 90%[25]。焦虑和心境障碍是强迫症最常合并的两种疾病。

　　强迫症的损害经常比较严重，患者在 12 个月内平均有 45.7 天的残疾；严重的强迫症患者这一数字增加到 129.4 天[25]。与单纯的强迫症和健康对照者相比，共病其他障碍的强迫症患者的生活质量和社会功能最低。

　　皮肤科医生经常遇到强迫症患者。在两项独立的研究中，估计皮肤病诊所就诊者的强迫症患病率超过 20%[27-28]。考虑到未经治疗的强迫症患者很少可以自行缓解，而缺乏自知力的强迫症患者的比例很少，我们相信皮肤科医生通过简单地强迫症筛查并适当地转诊患者至精神病专科，对患者的生活可以产生重大的影响。我们建议采用以下筛选问题：你多久洗一次手（如果检查中有证据表明洗手过多）？你是否曾经觉得自己的洗手问题无法控制？你有什么仪式吗？你担心细菌吗？你是否发现自己反复检查门锁？如果是这样，那一天要花多少时间？

强迫症的治疗

怀疑患有强迫症的患者应转介给精神科医生进行治疗。通常，强迫症的治疗包括精神药物和（或）心理治疗。SSRIs 常用作初始治疗。除西酞普兰和依他普仑外，表 3-2 中列出的所有 SSRIs 均已获 FDA 批准用于治疗强迫症。考虑在使用 SSRIs 进行强迫症治疗方面存在剂量-反应关系，因此与重性抑郁障碍患者相比，强迫症患者通常要接受更高剂量的 SSRIs 治疗[29]。在 I.D 节中描述的 CBT 已被证明可以成功治疗强迫症[30]。

拔毛癖和皮肤剥脱障碍

拔毛癖和皮肤剥脱障碍的基本特征分别是拔除毛发和搔抓皮肤。DSM-5 首次在强迫及相关障碍中介绍了这两种疾病。表 3-6 和表 3-7 分别列出了拔毛癖和皮肤剥脱障碍的诊断标准[9]。

表 3-6　DSM-5 诊断拔毛癖的标准

A. 反复拔自己的毛发而导致毛发减少
B. 重复性地试图减少或停止拔头发
C. 拔毛发引起具有临床意义的痛苦，或导致社交、职业或其他重要功能方面的损害
D. 拔毛发或脱发不能归因于其他躯体疾病（如皮肤病）
E. 拔毛发不能用其他精神障碍的症状来更好地解释（如躯体变形障碍中的试图改进感受到的外貌缺陷或瑕疵）

参考：美国精神病学会的 DSM-5[9]。

表 3-7　DSM-5 诊断皮肤剥脱障碍的标准

A. 反复搔抓皮肤而导致皮肤病变
B. 重复性地试图减少或停止搔抓皮肤
C. 搔抓皮肤引起具有临床意义的痛苦，或导致社会、职业或其他重要功能方面的损害
D. 搔抓皮肤不能归因于某种物质（如可卡因）的生理效应或其他躯体疾病（如疥疮）
E. 搔抓皮肤不能用其他精神障碍的症状来更好地解释（如像精神病性障碍中的妄想或触幻觉，躯体变形障碍中的试图改进外貌方面感受到的缺陷或瑕疵，刻板运动障碍中的刻板行为，或非自杀性自伤中的自我伤害意图）

参考：美国精神病学会的 DSM-5[9]。

大多数关于拔毛癖的流行病学研究分析了其在青少年和大学生中的患病率。据估计，大学生拔毛癖的终生患病率为 0.6%[31]。没有研究评估社区的拔毛癖患病率。拔毛癖会影响患者的社会、职业和心理健康[32]。在一项对 1667 名拔毛癖患者的研究中，23% 的受访者报告自己的疾病会影响工作，36% 的受访者会主动避免参加群体活动[32]。

拔毛癖患者常就诊于皮肤科，脱发可以发生在身体的多个部位，特点是再生的毛发分别处于多个不同的生长阶段。最常受累的区域是头皮、眉毛和睫毛[32]。需要和斑秃、头癣进行鉴别[33]。皮肤科医生应询问患者有关拔毛的行为，并将有拔毛症状的患者转诊给精神科医生。

对于大多数皮肤科医师来说，皮肤剥脱障碍并不陌生。成人中的患病率为 1.4%[34]，但在皮肤病患者中的患病率估计会更高。一项针对 60 例皮肤剥脱障碍患者的研究显示：受试者平均每天搔抓皮肤 107.6 分钟。该研究还显示：38.3% 的受试者合并有其他精神障碍，其中最常见的是拔毛癖[35]。其他研究显示，超过 40% 的抠皮症患者同时也符合抑郁的诊断标准，超过 60% 的患者符合焦虑障碍的标准[36]。

皮肤剥脱的临床表现和严重程度差别很大，多表现为位于人体不同部位的、处于不同阶段的各种多形性病变。最常见的发病部位是面部。病变仅分布在患者可以触及的区域（如蝴蝶征）也很重要。由于慢性炎症，患者可能出现瘢痕、色素减退或色素沉着。

筛查皮肤剥脱障碍和拔毛癖的问题包括以下内容：你是否有过抠皮肤或拔头发的行为？你每天做这些行为要用多长时间？是否曾经感觉到这些行为无法控制？或是想停止却又停不下来？

皮肤剥脱障碍和拔毛癖的治疗

一旦排除原发性皮肤病，建议将疑诊为皮肤剥脱障碍或拔毛癖的患者转诊至精神科[37]。皮肤科医生需要治疗继发于表皮剥脱后的感染。在发现可能引起皮肤搔抓的潜在的皮肤感觉异常（一种异常的，通常是令人不快的，在皮肤里或皮肤表面的感觉）方面，皮肤科医生可以提供极大帮助。医生应询问患者是否存在如瘙痒、蠕动、爬行、针刺或咬感等异常的皮肤感觉，然后考虑处方适当的药物（多塞平、羟嗪、加巴喷丁），以增强对患者精神病的治疗效果。其他应考虑的诱因包括是否存在痤疮皮损（积极治疗痤疮可能会有帮助）及毛周角化。

根据我们的经验，告诉患者停止这些行为是无济于事的，正如疾病的定义，患者根本做不到。但是共情、正常化、识别和转诊则很有帮助。临床医生可以使用以下提示：

"许多人都遇到过类似的症状，并且通过……的治疗方法……"如果时间允许，解释你的初步诊断并提供适当的精神科转诊会令患者感到极大安慰。拔毛癖学习中心 www.trich.org 有大量实用信息，有绝佳的健康资源，为拔毛癖和皮肤剥脱障碍的患者提供了患者教育、支持和转诊信息。

皮肤剥脱障碍的精神药物治疗包括 SSRIs 药物和间断的匹莫齐特，注意需要除外妄想。拔毛癖患者采用行为心理治疗具有很好的疗效[38-39]。

张艺丹　任荣鑫　译　张海萍　审校

原著参考文献

[1] Ferrari AJ, Charlson FJ, Norman RE, Patten SB, Freedman G, Murray CJ, Vos T, Whiteford HA. Burden of depressive disorders by country, sex, age, and year: findings from the globalburden of disease study 2010. PLoS Med. 2013;10(11):e1001547.

[2] WHO | Depression. In: WHO. http://www.who.int/mediacentre/factsheets/fs369/en/. Accessed 6 Jan 2016.

[3] Kessler RC, Berglund P, Demler O, Jin R, Koretz D, Merikangas KR, Rush AJ, Walters EE,Wang PS. The epidemiology of major depressive disorder: results from the National Comorbidity Survey Replication (NCS-R). JAMA. 2003;289:3095–105.

[4] Pedersen CB, Mors O, Bertelsen A, Waltoft BL, Agerbo E, McGrath JJ, Mortensen PB, Eaton WW. A comprehensive nationwide study of the incidence rate and lifetime risk for treated mental disorders. JAMA Psychiatry. 2014;71:573–81.

[5] Picardi A, Abeni D, Melchi CF, Puddu P, Pasquini P. Psychiatric morbidity in dermatological outpatients: an issue to be recognized. Br J Dermatol. 2000;143:983–91.

[6] Hughes JE, Barraclough BM, Hamblin LG, White JE. Psychiatric symptoms in dermatology patients. Br J Psychiatry. 1983;143:51–4.

[7] Fava M, Kendler KS. Major depressive disorder. Neuron. 2000;28:335–41.

[8] Sullivan PF, Neale MC, Kendler KS. Genetic epidemiology of major depression: review and meta-analysis. Am J Psychiatry. 2000;157(10):1552–62.

[9] American Psychiatric Association, American Psychiatric Association, editors. Diagnostic and statistical manual of mental disorders: DSM-5. 5th ed. Washington, DC: American Psychiatric Association; 2013.

[10] Association AP, Association AP, et al. Highlights of changes from DSM-IV-TR to DSM-5.Arlingt. VA Am Psychiatr Assoc. 2013:1–19. http://www.dsm5.org/documents/changes%20 from%20dsm-iv-tr%20to%20dsm-5.pdf

[11] Cuijpers P, Dekker JJM, Hollon SD, Andersson G, et al. Adding psychotherapy to pharmacotherapy in the treatment of depressive disorders in adults: a meta-analysis. J Clin Psychiatry.2009;70(9):1219–29.

[12] Cuijpers P, van Straten A, Warmerdam L, Andersson G. Psychotherapy versus the combination of psychotherapy and pharmacotherapy in the treatment of depression: a meta-analysis.Depress Anxiety. 2009;26:279–88.

[13] Schatzberg AF, Nemeroff CB. The American Psychiatric Publishing textbook of psychopharmacology.Washington, DC: American Psychiatric Pub; 2009.

[14] Kessler RC, Aguilar-Gaxiola S, Alonso J, Chatterji S, Lee S, Ormel J, Üstün TB, Wang PS. The global burden

of mental disorders: an update from the WHO World Mental Health (WMH) surveys. Epidemiol Psichiatr Soc. 2009;18:23–33.

[15] Kessler RC, Berglund P, Demler O, Jin R, Merikangas KR, Walters EE. Lifetime prevalence and age-of-onset distributions of DSM-IV disorders in the National Comorbidity Survey Replication. Arch Gen Psychiatry. 2005;62:593–602.

[16] Grant BF, Hasin DS, Stinson FS, Dawson DA, June Ruan W, Goldstein RB, Smith SM, Saha TD, Huang B. Prevalence, correlates, co-morbidity, and comparative disability of DSM-IV generalized anxiety disorder in the USA: results from the National Epidemiologic Survey on Alcohol and Related Conditions. Psychol Med. 2005;35:1747–59.

[17] Wittchen H-U, Zhao S, Kessler RC, Eaton WW. DSM-III-R generalized anxiety disorder in the National Comorbidity Survey. Arch Gen Psychiatry. 1994;51:355–64.

[18] Grant BF, Stinson FS, Dawson DA, Chou SP, Dufour MC, Compton W, Pickering RP, Kaplan K. Prevalence and co-occurrence of substance use disorders and independent mood and anxiety disorders. Alcohol Res Health. 2006;29:107–20.

[19] Schatzberg AF, DeBattista C. Manual of clinical psychopharmacology. Washington, DC:American Psychiatric Publishing, a division of American Psychiatric Association; 2009.

[20] Bystritsky A, Hovav S, Sherbourne C, Stein MB, Rose RD, Campbell-Sills L, Golinelli D, Sullivan G, Craske MG, Roy-Byrne PP. Use of complementary and alternative medicine in a large sample of anxiety patients. Psychosomatics. 2012;53:266–72.

[21] Cases N. Fatal fulminant hepatic failure induced by a natural therapy containing kava. Med J Aust. 2003;178:442–3.

[22] Kraft M, Spahn TW, Menzel J, Senninger N, Dietl KH, Herbst H, Domschke W, Lerch MM.[Fulminant liver failure after administration of the herbal antidepressant Kava-Kava]. Dtsch Med Wochenschr. 2001;126:970–2.

[23] Clouatre DL. Kava kava: examining new reports of toxicity. Toxicol Lett. 2004;150:85–96.

[24] Mannel M. Drug interactions with St John's wort. Drug Saf. 2004;27:773–97.

[25] Ruscio AM, Stein DJ, Chiu WT, Kessler RC. The epidemiology of obsessivecompulsive disorder in the National Comorbidity Survey Replication. Mol Psychiatry. 2010;15:53–63.

[26] Huppert JD, Simpson HB, Nissenson KJ, Liebowitz MR, Foa EB. Quality of life and functional impairment in obsessive–compulsive disorder: a comparison of patients with and without comorbidity, patients in remission, and healthy controls. Depress Anxiety. 2009;26:39–45.

[27] Fineberg NA, O' Doherty C, Rajagopal S, Reddy K, Banks A, Gale TM. How common is obsessive-compulsive disorder in a dermatology outpatient clinic? J Clin Psychiatry. 2003;64:152–5.

[28] Demet MM, Deveci A, Taskin EO, Ermertcan AT, Yurtsever F, Deniz F, Bayraktar D, Ozturkcan S. Obsessive–compulsive disorder in a dermatology outpatient clinic. Gen Hosp Psychiatry.2005;27:426–30.

[29] Bloch MH, McGuire J, Landeros-Weisenberger A, Leckman JF, Pittenger C. Meta-analysis of the dose-response relationship of SSRI in obsessivecompulsive disorder. Mol Psychiatry.2010;15:850–5.

[30] Gava I, Barbui C, Aguglia E, Carlino D, Churchill R, De Vanna M, McGuire HF. Psychological treatments versus treatment as usual for obsessive compulsive disorder (OCD). Cochrane Database Syst Rev. 2007;(2):CD005333.

[31] OMIM PGS. Estimated lifetime prevalence of trichotillomania in college students. J Clin Psychiatry. 1993;54:72–3.

[32] Woods DW, Flessner CA, Franklin ME, Keuthen NJ, Goodwin RD, Stein DJ, Walther MR. The Trichotillomania Impact Project (TIP): exploring phenomenology, functional impairment, and treatment utilization. J Clin Psychiatry. 2006;67:1877.

[33] Sah DE, Koo J, Price VH. Trichotillomania. Dermatol Ther. 2008;21:13–21.

[34] Keuthen NJ, Koran LM, Aboujaoude E, Large MD, Serpe RT. The prevalence of pathologic skin picking in US adults. Compr Psychiatry. 2010;51:183–6.

[35] Odlaug BL, Grant JE. Clinical characteristics and medical complications of pathologic skin picking. Gen Hosp Psychiatry. 2008;30:61–6.

[36] Wilhelm S, Keuthen NJ, Deckersbach T, Engelhard IM, Forker AE, Baer L, O' Sullivan RL, Jenike MA. Self-injurious skin picking: clinical characteristics and comorbidity. J Clin Psychiatry. 1999;60:454–9.

[37] Koo J, Lebwohl A. Psycho dermatology: the mind and skin connection. Am Fam Physician.2001;64:1873–8.

[38] McGuire JF, Ung D, Selles RR, Rahman O, Lewin AB, Murphy TK, Storch EA. Treating trichotillomania: a meta-analysis of treatment effects and moderators for behavior therapy and serotonin reuptake inhibitors. J Psychiatr Res. 2014;58:76–83.

[39] Rothbart R, Amos T, Siegfried N, Ipser JC, Fineberg N, Chamberlain SR, Stein DJ. Pharmacotherapy for trichotillomania. Cochrane Database Syst Rev. 2013;(11):CD007662.

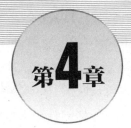

皮肤老化与应激

Maria Helena Lesqueves Sandoval and Eloisa Leis Ayres

引言

皮肤是人体与外界接触的第一媒介，也因此是感觉交流的主要器官。皮肤具有对冲突和情绪反应进行精细调节的能力，并可体现我们的健康、情绪和幸福感的状态[1]。

自 20 世纪 70 年代首次认识到社会心理应激和疾病之间的关系后，皮肤越发成为研究的焦点。已有研究证明，发生于黏膜部位的病毒性疾病是如何在应激状态下以更快的速度发展并加重的。目前虽然仍缺乏确凿的证据可以阐明慢性应激导致皮肤老化的机制，但借助于当今流行病学、心理神经免疫学和分子心身医学的发展，可以揭示疾病的发生与内分泌、神经和免疫系统之间的多重相互作用[2]。

因此，在治疗慢性皮肤病时，必须考虑到老化过程的复杂性和多面性，特别要注意光老化的临床迹象及越来越多的心理应激这一重要外因对这个过程的影响的证据。

此外，在治疗老年病人时，医生应该意识到这个年龄段人群经常出现的高水平应激。多种方法可用于改善患者的外观状况，但同时也应评估患者对于心理支持或其他缓解焦虑治疗措施的需求，以提升患者的情绪、社会和精神健康[3]。

皮肤老化

老化过程是由多种内在因素随着时间的推移而自然发生的结果，外因包括紫外线辐射、污染和应激。遗传和吸烟、不健康的饮食和缺乏锻炼等环境因素都可以引发老化。随着我们年龄的增长，经常可以在表皮和真皮上看到一些变化：表皮成熟异常、皮肤变得更加干燥、出现老年斑、皱纹增加、发生光线性角化病甚至罹患皮肤癌。此外，受伤后，老年人的皮肤愈合往往较慢[4]。保持皮肤紧致的胶原纤维和弹性纤维减少。皮肤变得松弛、脆弱、变薄，失去脂肪组织。面部的骨骼重塑更加明显[5]。皮肤科医生可以很容易地治疗许多皮肤老化问题（表4-1）。

表 4-1 老年人的皮肤临床特征

皱纹	毛细血管扩张	皮肤干燥	肝斑或老年斑	脂溢性角化病
樱桃状血管瘤	静脉曲张/溃疡	瘀伤（紫癜）	瘙痒	皮肤癌

长期紫外线辐射引起的光老化是皮肤老化的一个显著特征，光老化会导致皮肤的变化和可见的皮肤损伤。其他常见的改变包括颜色变化、日光斑、色素沉着、皱纹、粗糙、毛细管扩张、干燥和光线性角化病[4,6]。

将正常皮肤（非日光暴晒）与长期暴晒的皮肤进行比较，可以观察到显著的差异（图4-1）。

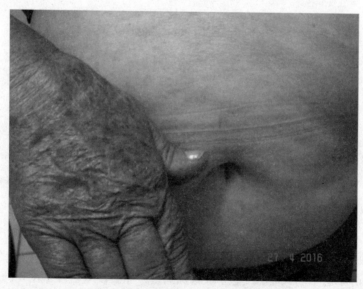

图 4-1　皮肤对比：手臂和手部显示出长期光暴露后老化的皮肤与没有任何光照射的皮肤形成对比

暴露可见的皮肤老化不断提醒患者其自身的衰老。对于这些皮肤老化的标志，即使是非常友善的评论和疑问，也会增加患者的不安全感并提高应激水平。

有些治疗可以减少皮肤老化，改善外表。重要的是从业人员必须仔细向患者解释可以预期的治疗结果、手术的适应证和激光治疗的结局。此时，在场的家人或照护人员，对于帮助老年患者理解建议或说明，特别重要。

应激与皮肤的关系

多种刺激可以引起大脑通过不同的机制与内分泌、免疫和神经系统做出反应，并引发心理应激[7]。

皮肤不断地暴露于多种类型的可以导致皮肤老化的应激，其中为人所熟知的来自外界的因素，包括紫外线辐射、化学产品、吸烟和环境变化，导致过敏、感染、自由基和代谢物的产生[7]。

大脑和皮肤都起源于外胚层，因此有着密切的关系[8]。在胚胎发育过程中，皮肤和神经系统同时从同一初级生发层分化而来。也有研究表明，神经信号通路中含有的一种蛋白质也存在于皮肤细胞中，可能是中枢神经系统的活动影响皮肤细胞功能的一个原因，也是应激阶段出现多种炎症性、自身免疫性疾病或者触发过敏性疾病的原因[7]。

虽然将心理应激与皮肤老化联系起来的证据有限，但越来越多的已经公开发表的研究表明，心理应激与神经、内分泌和免疫反应之间的关系影响了引发老化的机制[9]（图 4-2）。

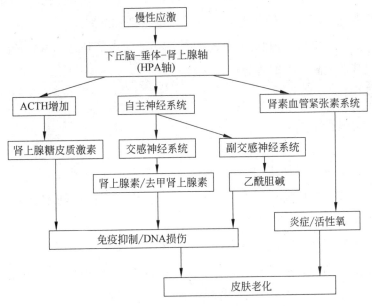

图 4-2　应激反应和皮肤老化[7,10]

作为对急性应激的反应，大脑中的下丘脑－垂体－肾上腺（HPA）部分被激活，触发糖皮质激素的产生和释放，如皮质醇和一些名为儿茶酚胺的神经递质，特别是多巴胺、去甲肾上腺素和肾上腺素。儿茶酚胺激活了一个叫作杏仁核的区域，可以触发对应激事件的情绪反应。大脑释放神经肽 S，这是一种通过减少睡眠、提高警觉和焦虑以调节应激的小分子蛋白。儿茶酚胺也抑制了大脑前部与短期记忆、注意力集中、抑制和理性思维相关的区域，以让人做出快速反应。同时，神经递质向海马体发出信号，使其将情绪经历储存在长期记忆中。应激反应还会影响心脏、肺和血液循环。急性应激使皮肤血流改变以支持心脏和肌肉组织。一旦威胁过去，又没有造成有害的影响时，应激激素就会恢复正常，这就是所谓的放松反应 [9]。

每个人对应激的反应不尽相同，这取决于不同的因素，如早期养育、人格特质、遗传因素、免疫调节疾病及应激源存在的时长和程度。应激源持续的时间越长，强度越大，危害也就越大。随着人们年龄的增长，在应激事件后实现放松反应变得越来越困难。衰老可能会耗损大脑中对应激做出反应的系统，从而使它们变得效率低下。老年人也经常要面对主要的应激源，如医疗问题、失去配偶和朋友、生活环境的改变，以及经济上的担忧等。没有人对应激有免疫力 [9]。

虽然研究人员已经对大脑和皮肤之间的关系进行了研究，但尚未揭示慢性应激参与皮肤老化的确切机制。Romana-Souza 等研究了慢性心理应激对小鼠皮肤的影响。小鼠每天接受旋转应激，持续 28 天后予以安乐死，取皮肤进行分析。与非应激小鼠相比，慢性应激小鼠背部的皮肤出现了更多肉眼可见的皱纹。在小鼠皮肤中，慢性应激使脂质过氧化、羰基蛋白含量、硝基酪氨酸水平、嗜中性粒细胞浸润、中性粒细胞弹性蛋白酶及组织抑制因子金属蛋白酶 -1 和金属蛋白酶 -8 的水平升高。研究者认为应激可能是导致小鼠皮肤老化的一个重要的外在因素 [11]。

可以采用的治疗方式

目前有许多日常可以使用的美容治疗、不同系列的化学剥脱、填充、肉毒素及各种新技术，这些方法可以使皮肤看起来更美观，甚至可以通过刺激新胶原的产生，持续改善皮肤状况。

紫外线辐射累积造成的光损伤会导致表皮和真皮发生许多令人不悦的变化，其治疗方法取决于光损伤的程度是轻度、中度还是重度。化学剥脱、强脉冲光和剥脱性点阵激光可以改善日光性雀斑样痣、皮肤粗糙、颜色变化和皱纹的状况。

建议日常使用含有维甲酸、视黄醇和视黄醛的可以提高细胞更新的嫩肤霜等外用的护肤产品。其他可以对抗自由基的物质，如维生素 C、阿维酸、白藜芦醇、辅酶 Q10、艾地苯醌、硫辛酸和类黄酮也非常有效。许多保湿剂可用于治疗干燥的皮肤，如维生素 E、尿素、透明质酸、α - 羟基酸、神经酰胺等 [12]。

皮肤科医生可以为不同的皮肤类型和皮肤状况处方适合的产品。

强脉冲光（intense pulsed light, IPL）可以有效治疗常见的皮肤老化状况，包括毛细血管扩张、老年斑（黑素沉着）和樱桃状血管瘤。酒渣鼻的症状会在晚年恶化，IPL 对治疗红肿和小血管破裂非常有用[1]。

对于更严重的皱纹，CO_2 激光和 Baker-Gordon 苯酚换肤非常有效。由于康复过程需要患者和家人的关注和配合，为了保证深部剥脱换肤的成功，医生需要对患者和家人进行全面地解释。

皮肤自然老化的一个明显迹象是面部和颈部皮肤的松弛。可采用射频或微聚焦超声波（ultherapy）这类非手术方法治疗，为获得最佳的效果，应每年治疗两次[1]。

对于动态皱纹，治疗的金标准是 A 型肉毒杆菌毒素。这种疗法对颈部和上胸部的皱纹也非常有效。

随着时间的推移，人的面部脂肪会萎缩，面部体积也会发生变化。如果在老化过程中较早开始进行体积替代疗法，则可以获得更好的效果。有许多产品，如透明质酸、羟基磷灰石和聚左旋乳酸，有助于通过增加胶原含量来替代体积，后两种产品被称为真皮生物刺激剂[1,5]。

为了减轻应激及其不良后果，有多种药物可以选择，但只能由精神科医生开具处方。其实也有许多非药物疗法可以减轻应激，效果非常理想，如瑜伽、放松、冥想、正念、心理治疗和催眠。这种放松运动带来的生理改变包括心率减慢、血糖和唾液中的皮质醇水平降低等。心理学效应包括焦虑减少，情感、社会和精神层面的幸福感增加[13]。

除了上述措施外，良好的营养、规律的体育锻炼、及时治疗疾病、社会交往和家人的关爱都有不可低估的重要性。

健康、积极和正向的生活方式有助于个体多角度地更好地应对衰老造成的应激。

结论

心理应激可能是造成皮肤老化的一个因素。尽管将两者直接联系在一起的证据有限，但有许多精神紧张影响皮肤正常功能的现象，这也许可以用大脑和皮肤之间的密切关系来解释。

应激不仅会导致皮肤老化，而且皮肤老化本身也可能是应激的来源，这一点对老年人来说特别重要。理解应激和衰老之间的关系，医生可以为患者提供应对心理应激和治疗皮肤老化状况的方法。目前有许多可以达到预期效果的有效治疗方法。来自爱人、家人的关注和关心将帮助患者提高自尊，并帮助这些老年人群重拾生活的乐趣。

张伟森　肖士菊　译　张广中　审校

原著参考文献

[1] Sandoval MHL. Cosmetic dermatology for the elderly. In: Jafferany M, França K, editors.Geriatric psychodermatology. 1st ed. New York: Nova; 2015. p. 227–35.

[2] Peters EM. Stressed skin? – a molecular psychosomatic update on stress-causes and effects indermatologic diseases. J Dtsch Dermatol Ges. 2016;14(3):233–52.

[3] Hansen F. Stress and aging: the latest research. 2014. http://adrenalfadiguesolution.com/stress-and-aging/.

[4] Sampaio SAP, Rivitti EA. Dermatologia. 2nd ed. Artes Médicas: São Paulo; 2000.

[5] Sandoval MHL, Sandoval DL. Preenchedores Ácido Poli-L-Láctico. In: Steiner D, Addor F,editors. Envelhcimento Cutâneo. 1st ed. Rio de Janeiro: AC Farmacêutica; 2014. p. 250–5.

[6] Mateus A. Clínica do Fotoenvelhecimento. In: Steiner D, Addor F, editors. Envelhecimento Cutâneo. 1st ed. Rio de Janeiro: AC Farmacêutica; 2014. p. 29–33.

[7] Dunn JH, Koo J. Psychological stress and skin aging: a review of possible mechanisms and potential therapies. Dermatol Online J. 2013;19(6):1.

[8] França K. Aspectos Psicodermatológicos nos Procedimentos Cosmiátricos. In: Ayres EL, Sandoval MHL, editors. Toxina Botulínica na Dermatologia. 1st ed. Rio de Janeiro: Guanabara Koogan; 2016. p. 9–16.

[9] Stress – University of Maryland Medical Center in http://umm.edu/health/medical/reports/articles/stress#ixzz39LPAaPeN

[10] Chen Y, Lyga J. Brain-skin connection: stress, inflammation and skin aging. Inflamm Allergy Drug Targets. 2014;13(3):177–90.

[11] Romana-Souza B, Santos Lima-Cezar G, Monte-Alto-Costa A. Psychological stress-induced catecholamines accelerates cutaneous aging in mice. Mech Ageing Dev. 2015;152:63–73.

[12] Ramos-e-Silva M, Carneiro SCS. Elderly skin and its rejuvenation: products and procedures for the aging skin. J Cosmet Dermatol. 2007;6:40–50.

[13] Isaac AR. Estresse e pele. In: Azambuja RD, Rocha TN, Conrado LA, Senra MS, editors.Psicodermatologia pele, mente e emoções. 1st ed. São Paulo: AC Farmacêutica; 2014. p. 12–8.

第5章

环境心身皮肤病学：应激、环境和皮肤

Katlein França, Aparecida Porto França and Reginaldo de França

引言

皮肤是人体最大的器官，主要的三种功能是保护、调节和感觉。皮肤负责保护内部器官免受有毒物质的伤害，包括有毒化学物质、紫外线辐射和反复接触水[1]。皮肤是人与外界环境联结的重要界面，是各种危险物质进入人体的入口[2]。环境应激源是指对物种生产力和生态系统发展的生物、物理和化学性制约。这些应激源可能是自然环境因素，也可能是人为因素。生态系统和不同物种有适应和耐受一定范围内应激源变化的能力。当应激源的强度超过极限时会导致显著的环境变化[3]。日常生活中充满了可导致皮肤病的环境应激源（表5-1）。发展中的环境心身皮肤病学主要研究应激源（可能影响患者心理和生活质量的因素）、皮肤和环境之间相互作用（图5-1）。

表 5-1　最常见的环境应激源和定义

紫外线	一种肉眼看不到的辐射形式。它是从太阳到达地球的"电磁波谱"中不可见的一部分。紫外线 UVA、UVB 和 UVC 的波长比可见光还短，所以肉眼看不到[4]
生物	生物体之间的各种相互作用。生物应激源可由寄生、竞争、食草或捕食引起[4]
污染物	存在或进入环境中的有害物质。环境污染有几种类型：空气、水、土壤、光线和视觉等[4-5]
气候	这些应激源与温度、太阳辐射、湿度等过高或过低有关[3]

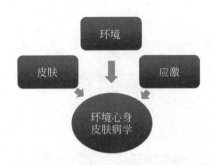

图 5-1　环境心身皮肤病学是研究应激源、皮肤和环境相互作用的一个发展中的学科

臭氧层损耗和皮肤癌

　　臭氧层是平流层（上层大气，25~35 千米的高度）中臭氧浓度最高的那一部分，是吸收太阳辐射的具有生物保护作用的基本过滤层[6]。太阳发出的高频紫外线辐射中约有 98% 被其吸收。如果没有臭氧层，地球上的人类活动将不可能实现（图 5-2）。

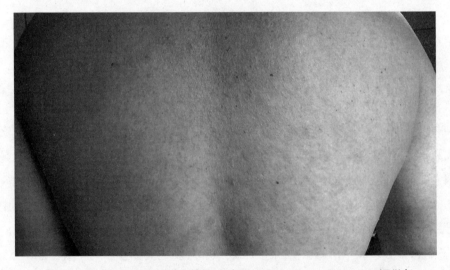

图 5-2　寨卡病毒患者的弥漫性皮疹（由 Dr Renata P . N Módolo 提供）

　　影响皮肤健康的外部（外源性）因素很多。这些因素是由周围环境、机体整体健康程度和生活方式所决定的。

　　臭氧层是吸收太阳紫外线辐射的基本生物保护过滤层[6]。当含有氯和溴的化学物质被排放到大气中时，臭氧层就会耗竭。自 1980 年以来，平流层的臭氧正在被不断消耗，导致环境中紫外线水平增加[7-8]，紫外线辐射对细胞产生有害影响，直接和间接影响 DNA 的形成，导致皮肤细胞发生突变，使人罹患皮肤癌[9]进而引发功能损伤，甚至毁容（更多信息见第 10 章）。

紫外线辐射和皮肤过早老化

皮肤每天都暴露于紫外线中，紫外线辐射可对皮肤造成急性或慢性的损害。太阳和紫外线辐射会造成细胞和分子损伤，导致组织病理学和临床退行性改变，从而引发光敏感和光老化[11]。晒伤和晒黑是紫外线辐射造成的皮肤急性、可逆性效应。慢性影响包括免疫抑制、皮肤癌和皮肤早衰[11-12]。皮肤老化的特征是皱纹的形成，皮肤不再紧致，失去弹性，色素沉着增加及皮肤变得暗沉[13]。皮肤老化会造成许多人的心理痛苦，导致社交焦虑和社会隔离（更多信息见第 4 章）。

昆虫、环境和皮肤

昆虫遍布于所有的陆地环境中。它们在自然生态系统功能和营养物质的循环中起着至关重要的作用[14-15]。在自然资源、食物和纤维方面是人类的竞争对手。虽然昆虫是维持环境稳定性的自然系统的一部分，但它们也能传播许多影响植物、家畜和人类健康的疾病[14-16]。它们会传播由细菌、原生生物和病毒引起的各种疾病。由昆虫引起的最常见的疾病及其皮肤表现见表 5-2。

表 5-2　由昆虫引起的常见疾病及其皮肤表现

病名	病媒	皮肤表现
登革热	埃及伊蚊，白纹伊蚊	融合性红斑、麻疹样疹、出血性斑[17]
寨卡病毒	埃及伊蚊	弥漫性或局限性发疹[18]（图 5-1）
基孔肯雅热	埃及伊蚊和白纹伊蚊	皮疹、阿弗它样溃疡、色素改变、脱屑、原有皮肤病加重[19]
疟疾	按蚊	荨麻疹、血管性水肿、网状红斑伴瘀点[20]
西尼罗河病毒	库蚊属（最常见）	皮疹泛发、斑丘疹、味觉障碍、瘙痒[21]
丝虫病	库蚊，按蚊，伊蚊（最常见的病媒）	皮肤和皮下组织肿胀、增厚，皮疹，荨麻疹样丘疹，关节炎，色素沉着或色素减退斑、慢性溃疡、表皮和表皮下结节及临床间擦性皮炎[22]
皮肤利什曼病	白蛉属沙蝇	皮肤和黏膜溃疡[23]
Chagas 病	三角藻蚊	皮肤感染部位肿胀和（或）发红[24]

环境污染物与皮肤

皮肤作为人体与环境之间的屏障，不断暴露在环境污染中。不同类型的污染物可通过吸入、摄入或局部接触等方式进入皮肤。污染物经过代谢、累积或激活后对重要器官产生毒性，并与遗传毒性作用有关。

　　前文提到的紫外线辐射可被认定为一种"物理性污染物"，它会导致皮肤癌[25]。

　　苯等有机化合物是广泛分布的环境污染物，可被皮肤吸收，也存在于空气、食品中。苯中毒可引起白血病[25-26]。苯并芘（benzo pyrene）在皮肤中可诱导氧化应激，诱发皮肤癌和炎症性皮肤病[27]。重金属是另一类常见的环境污染物，被皮肤吸收后可导致系统性疾病。这些金属广泛存在于汽油、土壤和工业废水中[28]。砷是与皮肤病有关的一个例子。Jarup 认为，长期接触饮用水中的砷与皮肤角化过度、色素沉着及增加皮肤癌的患病风险有关[29]。另外，环境中的香烟烟雾也是一种氧化剂，与雄激素源性脱发有关[30]。

　　空气污染也会导致皮肤老化。研究表明，皮肤暴露在空气污染中会导致色素斑和皱纹。污染物可以破坏皮肤中的胶原纤维和脂质层，还会损害皮肤的屏障功能，从而导致皮肤老化。空气污染物包括烟雾、灰尘、香烟烟雾和汽车尾气等。抗空气污染的日常皮肤护理可能有助于减少暴露于空气污染所造成的损害，这些皮肤护理方式包括定期洗脸、使用口服和局部抗氧化剂以及均衡饮食[31]。

气候应激源和皮肤

　　循环于空气中的各种污染物正在逐渐改变地球的气候。人体暴露于极端温度与发病率和死亡率的增加有关[32]。人体的正常温度约 37℃ 或 98.6°F[33]。皮肤的主要功能之一是体温调节。当暴露在寒冷环境下时，低温刺激皮肤的感受器，引起冷觉并刺激交感神经系统导致皮肤血管收缩[34]。与寒冷天气有关的最常见的皮肤疾病是红斑、干燥、荨麻疹、冷球蛋白血症、脂膜炎和冻疮。长时间暴露在高温下，即便不足以产生灼伤，也可引起荨麻疹、红斑、皮肤色素沉着、暂时性棘层松解性皮病、多汗症等皮肤病[35-36]。

结论

　　皮肤是人与环境之间的重要屏障和界面，经常受到环境应激源的影响。皮肤是不同危险物质进入人体的入口。人类不断接触各种环境应激源，如紫外线、污染物、生物和气候应激源。环境心身皮肤病学是心身性皮肤学的一个新兴分支学科，旨在研究皮肤、环境和应激源之间复杂而有趣的联系及这些因素是如何相互作用并影响人类生活的机制。

侯艺涵　肖士菊　译　张广中　审校

原著参考文献

[1] English JS, Dawe RS, Ferguson J. Environmental effects and skin disease. Br Med Bull.2003;68:129–42.

[2] Suskind RR. Environment and the skin. Environ Health Perspect. 1977;20:27–37.

[3] No author listed. Ecological stress – environmental, species, ecosystems, and stressors–JRank Articles. Available at: http://science.jrank.org/pages/6549/Stress-Ecological.html#ixzz3uF84sbo6. Accessed 13 Dec 2015.

[4] No author listed. Understanding UVA and UVB. Available at: http://www.skincancer.org/prevention/uva-and-uvb/understanding-uva-and-uvb. Accessed 14 Dec 2015.

[5] Ring J, Eberlein-Koenig B, Behrendt H. Environmental pollution and allergy. Ann Allergy Asthma Immunol. 2001;87(6 Suppl 3):2–6.

[6] Cooney CM. Stress–pollution interactions: an emerging issue in children's health research.Environ Health Perspect. 2011;119(10):a431–5.

[7] Jankowski J, Cader AB. The effect of depletion of the earth ozone layer on the human healthcondition. Int J Occup Med Environ Health. 1997;10(4):349–64.

[8] Sánchez CF. The relationship between the ozone layer and skin cancer. Rev Med Chil.2006;134(9):1185–90. Epub 2006 Dec 12.

[9] Amaro-Ortiz A, Yan B, D' Orazio JA. Ultraviolet radiation, aging and the skin: prevention of damage by topical cAMP manipulation. Molecules (Basel, Switzerland). 2014;19(5):6202–19.

[10] Ichihashi M, Ueda M, Budiyanto A, Bito T, Oka M, Fukunaga M, Tsuru K, Horikawa T. UV-induced skin damage. Toxicology. 2003;189(1–2):21–39.

[11] Gonzaga ER. Role of UV light in photodamage, skin aging, and skin cancer: importance of photoprotection. Am J Clin Dermatol. 2009;10 Suppl 1:19–24.

[12] D' Orazio J, Jarrett S, Amaro-Ortiz A, Scott T. UV Radiation and the skin. Int J Mol Sci. 2013;14(6):12222–48.

[13] Chen Y, Lyga J. Brain-skin connection: stress, inflammation and skin aging. Inflamm Allergy Drug Targets. 2014;13(3):177–90.

[14] Meyer J. A class of distinction. Available at: https://www.cals.ncsu.edu/course/ent425/text01/impact1.html. Accessed 01 May 2016.

[15] Rosenberg DM, Danks HV, Lehmkuhl DM. Importance of insects in environmental impact assessments. Environ Manag. 1986;10:773–83.

[16] Durvasula RV, Gumbs A, Panackal A, et al. Prevention of insect-borne disease: an approach using transgenic symbiotic bacteria. Proc Natl Acad Sci U S A. 1997;94(7):3274–8.

[17] Thomas EA, John M, Kanish B. Mucocutaneous manifestations of dengue fever. Indian J Dermatol. 2010;55(1):79–85.

[18] Barbaud A. What's new in clinical dermatology? Ann Dermatol Venereol. 2014;141 Suppl 4:S597–609.

[19] Bhat RM, Rai Y, Ramesh A, et al. Mucocutaneous manifestations of chikungunya Fever: a study from an epidemic in Coastal Karnataka. Indian J Dermatol. 2011;56(3):290–4.

[20] Vaishnani JB. Cutaneous findings in five cases of malaria. Indian J Dermatol Venereol Leprol[serial online]. 2011 [cited 6 Jan 2016];77:110. Available from: http://www.ijdvl.com/text.asp?2011/77/1/110/74985.

[21] Ferguson DD, Gershman K, LeBailly A, Peterson LR. Characteristics of the rash associated ith West Nile virus fever. Clin Infect Dis. 2005;41(8):1204–7.

[22] Burri H, Loutan L, Kumaraswami V, Vijayasekaran V. Skin changes in chronic lymphatic ilariasis. rans R Soc Trop

Med Hyg. 1996;90(6):671–4.

[23] Goto H, Lindoso JA. Current diagnosis and treatment of cutaneous and mucocutaneous eishmaniasis.Expert Rev Anti Infect Ther. 2010;8(4):419–33.

[24] Teixeira ARL, Nitz N, Guimaro MC, Gomes C. Chagas disease. Postgrad Med . 2006;82(974):788–98.

[25] Baudouin C, Charveron M, Tarroux R, Gall Y. Environmental pollutants and skin cancer. Cell iol Toxicol. 2002;18(5):341–8.

[26] Wester RC, Maibach HI. Benzene percutaneous absorption: dermal exposure relative to other enzene sources. Int J Occup Environ Health. 2000;6(2):122–6.

[27] Costa C, Catania S, De Pasquale R, Stancanelli R, Scribano GM, Melchini A. Exposure of uman skin to benzo[a] pyrene: role of CYP1A1 and aryl hydrocarbon receptor in oxidative tress generation. Toxicology. 2010;271(3):83–6.

[28] Singh R, Gautam N, Mishra A, Gupta R. Heavy metals and living systems: an overview. Indian J Pharmacol. 2011;43(3):246–53.

[29] Järup L. Hazards of heavy metal contamination. Br Med Bull. 2003;68:167–82.

[30] Kim KE, Cho D, Park HJ. Air pollution and skin diseases: adverse effects of airborne particulate matter on various skin diseases. Life Sci. 2016;152:126–34. pii:S0024-3205(16)30188-6.

[31] Draelos ZD. Aging in a polluted world. J Cosmet Dermatol. 2014;13(2):85.

[32] Medina-Ramón M, Zanobetti A, Cavanagh DP, Schwartz J. Extreme temperatures and mortality: assessing effect modification by personal characteristics and specific cause of death in a multi-city case-only analysis. Environ Health Perspect. 2006;114(9):1331–6.

[33] Lu SH, Leasure AR, Dai YT. A systematic review of body temperature variations in older people. J Clin Nurs. 2010;19(1–2):4–16.

[34] Rintamäki H. Human responses to cold. Alaska Med. 2007;49(2 Suppl):29–31.

[35] Kibbi AG, Tannous Z. Skin diseases caused by heat and cold. Clin Dermatol.1998;16(1):91–8.

[36] Hu CH, Michel B, Farber EM. Transient acantholytic dermatosis (Grover's disease). A skin disorder related to heat and sweating. Arch Dermatol. 1985;121(11):1439–41.

第6章

瘙痒与应激

Jacek C. Szepietowski and Radomir Reszke

引言

应激或压力是一个在多种语境和情境下频繁使用的多维术语。对应激的定义有很多，包括生理上的、医学上的或心理上的。在物理学中，压力指的是施加在材料表面的变形外力[1]。著名的内分泌学家 Hans Selye 将应激定义为"身体对任何需求的非特异性反应"[2]。Lazarus 和 Folkmann 将心理应激称为"一种对个体的幸福感非常重要的与环境的关系，在这种关系中，需要个体的付出或超过个体的应对能力"[3]。Rees 将这个术语描述为一个抽象概念，因为如果不考虑机体对潜在破坏性力量的反应，它将没有任何意义[1]。此外，"应激"一词来源于 15 世纪的"痛苦"，而"痛苦"与"疾病"密切相关。痛苦由"疾病"一词演变而来。因此，在考虑应激对各种疾病的影响时，就暗含了某种初始联系。

瘙痒是一种令人不快的皮肤感觉，它会引发搔抓的欲望[4]。这个定义至今仍然有效，其起源可以追溯到 17 世纪。瘙痒被认为皮肤科是最常见的症状，也经常发生于其他科疾病中[5]。在德国的一项研究中，慢性瘙痒的患病率在普通成年人中达到了 13.5%，12个月的患病率达到了 16.4%，终身患病率达到了 22.6%。后来由 Ständer 等报道的基于人群的研究（ $n=11730$ ）中在既往 6 周的瘙痒患病率为 16.8%[7]。

瘙痒分为急性和慢性瘙痒，慢性瘙痒的特征是瘙痒持续超过 6 周[8]。瘙痒可由皮肤和皮肤外原因引起。皮肤疾病通常表现为瘙痒；最常见的包括特应性皮炎（atopic dermatitis, AD)、荨麻疹、湿疹、扁平苔藓、银屑病、蕈样肉芽肿或结节性痒疹。

瘙痒的广泛潜在病因包括系统性(如肾性、肝性、内分泌、血液学、感染性)和神经病理病变。另一种独特的亚型是躯体化性瘙痒症(也称为心因性瘙痒),由精神病学和心身因素诱发。报告显示,瘙痒在患有精神疾病[9]的患者中很常见(25.2%)。超过70%的皮肤科住院病人瘙痒至少与一种精神心理问题相关[10]。抑郁症可能与重度瘙痒有关。

瘙痒症的病因分类见表6-1。

表6-1　根据国际瘙痒研究论坛(IFSI)的瘙痒病因分类[11]

类　别	典型疾病
Ⅰ－皮肤病性	特应性皮炎、荨麻疹、湿疹、银屑病、疥疮
Ⅱ－系统性	慢性肾病、原发性胆汁性肝硬化、何杰金氏病、药物引起的瘙痒
Ⅲ－神经性	多发性硬化症、脑瘤、中风、神经麻痹
Ⅳ－精神心理性	抑郁、精神分裂症、幻觉、寄生虫妄想症、心因性瘙痒症
Ⅴ－混合性	几种疾病形成了不同的群体
Ⅵ－其他	老年性瘙痒

皮肤疾病对全球卫生系统造成重大负担,在2010年伤残损失寿命年(years lost due to disability, YLD)中排名第四[12]。较高的负担归因于腰痛、重度抑郁症和缺铁性贫血(分别排第一位、第二位和第三位)。瘙痒症被认为是世界上最常见的50种疾病之一,并与较高的YLD相关,尤其是在老年人中。近期预估瘙痒症全球治疗市场到2025年将超过160亿美元。

瘙痒和应激之间的关系非常复杂。一般来说,应激可以被认为是潜在疾病的后果,包括那些伴有瘙痒的疾病。应激可能与瘙痒共存,两者都源于疾病。瘙痒本身就很烦人,还会增加应激水平。调查健康相关生活质量(health related quality of life, HRQoL)的研究已经证明,应激是许多疾病的主要问题,尤其是以瘙痒为表现的皮肤疾病[14-16]。另外,高应激水平经常导致急、慢性疾病的发展和恶化。同样,这些也适用于皮肤疾病,特别是那些表现为瘙痒的疾病[17-20]。因此,应激和瘙痒之间存在一个很明显的复合联系网。

瘙痒症的发病机制

瘙痒症的发病机制是多方面的。目前瘙痒被认为是一种独立的感觉类型,尽管多年来它被认为是疼痛的亚形态[21]。瘙痒可以解释为机体针对危险生物或刺激的防御机制，包括寄生虫、昆虫、尖锐物、刺激物和过敏原[5]。各种刺激可通过皮肤的感觉无髓鞘 C 神经纤维传递，也可通过薄髓鞘 Aδ 纤维传递[23-25]。通过背根神经节传递进入脊髓，然后经由板层 I 神经元通过脊髓丘脑束、丘脑最终到达大脑皮层。大脑皮质的几个区域被激活，包括感觉和运动区域[26-28]。鉴于中枢神经系统（CNS）在产生痒觉中的关键作用，验证了"痒的是大脑"这个说法。

许多化学物质参与瘙痒的发病机制。不存在万能介质，而是存在特定疾病的介质[5]。皮肤中的神经递质由神经纤维和大量细胞合成，包括默克尔细胞、朗格汉斯细胞、角质形成细胞、黑素细胞、粒细胞、淋巴细胞、单核巨噬细胞和肥大细胞[29]。尽管多年来其他物质也被研究过，组胺通常被认为是瘙痒的经典介质。一般来说，瘙痒传播分为组胺性和非组胺性两种[30]。非组胺性瘙痒与介质如乙酰胆碱（Ach）、α- 黑素细胞刺激素（α-melanocyte-stimulating hormone, α-MSH）、β 内啡肽、儿茶酚胺、降钙素基因相关蛋白（calcitonin gene related protein, CGRP）、内皮素 1（endothelin 1, ET-1）、胃泌素释放肽（gastrin-releasing peptide, GRP）、白介素 31（IL-31）、神经生长因子（nerve-growth factor, NGF）、神经激肽 A（neurokinin A, NK - A）、阿片类、前列腺素、蛋白酶、P 物质（substance P, SP）、血管活性肠肽（vasoactive intestinal peptide, VIP）等相关[31-60]。伴随越来越多的关于瘙痒介质的证据，多种选择性治疗方法持续出现，如纳呋拉啡（k 阿片受体激动剂）或阿瑞匹坦（NKR1 拮抗剂）。必须指出，使用各种药物也可能引起瘙痒，特别是抗疟药、阿片类药物和羟乙基淀（hydroxyethylstarch, HES）[61]。尽管选择性羟色胺再摄取抑制剂（SSRIs）可用于多种类型瘙痒的治疗[62-65]，但它们也可能在某些情况下引起瘙痒[66-67]。医源性瘙痒有时可能由皮肤治疗本身引起，如由于接触刺激反应（高浓度局部治疗）或光疗。

有趣的是，瘙痒也可能被认为是一种"传染性"现象。最近，Papoiu[68]、van Laarhoven[69] 和 Bartels 等[70] 的研究对这一假设进行了评估。传染性瘙痒症是"反安慰剂效应"的典型例证，被试者仅通过一个暗示，就开始预期身体出现特定形式的反应。与"安慰剂效应"相反，这种反应被认为是不利的。Holle 等认为，瘙痒的社会传染是一种普通人反应，大多数人都经历过[71]。功能性磁共振成像（fMRI）揭示了大脑中负责体验和反应瘙痒的区域包括前脑岛、运动前皮层、初级躯体感觉皮层和前额叶皮层。神经质作为一种人格特质也被假设为影响瘙痒传染的因素[71]。

人们普遍认为，某些内在的人格因素加上紧张的生活事件使得个体更容易发生瘙痒[72]。Bandura[73] 描述了自我效能感的概念，它被定义为人们对自身能力的观念，这些观念决定了感觉、思想、动机和行为。因此，自我效能感可能会影响个人处理困难情况和应激的方式，进而可能影响皮肤紊乱和瘙痒。Dalgard 等[72] 已经证明，自我效能差的青少年个体在高应激环境下抱怨瘙痒的次数是自我效能高的青少年的两倍（30%

对 15%；$P = 0.072$）。作者认为，瘙痒可能通过加强一般应对机制的心理治疗干预得以缓解。

止痒有很多方面。热刺激和机械对抗刺激可抑制组胺性瘙痒[74-75]。Akiyama 等证实，脊髓中间神经元释放甘氨酸和 γ- 氨基丁酸（gamma-aminobutyric acid, GABA）有助于止痒[76]。最近，有报道称脊髓 B5 中间神经元和 k 阿片激动剂强啡肽可作为小鼠瘙痒抑制神经调节剂[77]。与 VGLUT-2 转运体和 TRPV-1 受体相关的谷氨酸释放产生疼痛并抑制瘙痒[78-79]。作为 NGF 受体的原肌球蛋白受体激酶 A（TrkA）最近被作为新型 CT327 拮抗剂的靶点[80]。

瘙痒和应激：广泛的联系

急性和慢性应激源也会引发皮肤反应。应激通过释放神经肽和激素对皮肤疾病和瘙痒本身产生影响[81]。局部或系统释放的介质增强感觉神经支配，促进致痒原物质的合成，刺激神经源性炎症，降低瘙痒阈值[82]。副交感神经反应受损可能与慢性应激和瘙痒有关[83]。应激影响瘙痒，而瘙痒导致额外的应激。因此，恶性的"瘙痒 – 搔抓 – 瘙痒"循环就出现了，并持续下去。瘙痒和应激之间的关系已经在一些研究中得到了直接的评估，尤其是在特应性皮炎或银屑病的研究中。

特应性皮炎

特应性皮炎（atopic dermatitis, AD）是一种常见的慢性、复发性、炎症性皮肤病，全球 15%~20% 的儿童和 1%~3% 的成人患有 AD[84]。瘙痒是 AD 的一个重要特征，被 Hannifin 和 Rajka[85] 及英国工作组[86] 提出的经典诊断标准纳入其中。AD 瘙痒的发病机制是多方面的。瘙痒阈值降低，各种因素引发瘙痒的浓度低于健康受试者[87-88]。一些作者报道了通过经皮水分丢失（transepidermal water loss, TEWL）增加来测量表皮屏障功能障碍的方法[89-90]。在皮肤标本中观察到皮肤神经分布的改变。在 AD 动物模型和人体实验中，表皮和真皮神经纤维的密度更高[37,91]。AD 患者血浆 SP、CGRP、NPY、β- 内啡肽、NGF、脑源性神经营养因子（brain-derived neurotrophic factor, BDNF）的浓度发生改变[92-96]。据报道，AD 患者血浆和皮肤组织中组胺水平升高[87,97]。Rukwied 等[98] 观察到组胺诱导的蛋白外渗水平在特应性患者中较低，这意味着其他介质可能诱发瘙痒。这一结论反映在抗组胺治疗与瘙痒减轻程度不一致。在瘙痒的背景下也研究了白细胞介素，如 IL-2、IL-6、I-13 或 IL-31[99-101]。

Yosipovitch 等[102] 报道，87% 的 AD 患者每天都有瘙痒。最严重瘙痒强度达到 9.0±1.2 分（VAS）。Dawn 等发表了类似的结果[103]：91% 的受试者每天至少有一次瘙痒，而平均瘙痒强度为 8.3/10（李克特量表）。多项研究证实，应激是影响 AD 患者瘙痒的重要因素。在之前提到的一项研究中，71% 的受访者中瘙痒的严重程度因应激而增加；22% 的受访者认为应激是引发瘙痒的最常见因素[102]。

Oh 等[104] 观察到瘙痒强度（VAS）与状态焦虑和特质焦虑值呈正相关（r 分别为 0.573，0.525）。焦虑和瘙痒患者的免疫组织化学染色 NPY 和 NGF 表现强烈。

本课题组的一项研究证实，通过 VAS 评估的瘙痒强度（平均 7.9±2.2）与 AD 患者在疾病加重前经历的应激有关（cs = 0.37，$P < 0.001$）[105]。采用社会再适应评定量表和应激自我评定量表对应激进行评估。此外，有抑郁相关症状的受试者瘙痒强度更高 [VAS 评分（9.1±1.6）分 vs.（7.6±2.2）分，$P = 0.004$; 四项瘙痒问卷:（17.3±2.5）分 vs.（13.1±4.4）分，$P < 0.001$]。

Peters 等观察到在进行 TSST 的 AD 患者中，瘙痒和 NGF+ 神经纤维在非受损皮肤中（tau 0.466，$P = 0.028$），以及在受损皮肤中瘙痒和 NF – 肥大细胞接触（tau 0.745，$P = 0.022$）之间存在显著正相关[106]。Tran 等研究了 AD 的自主神经系统功能障碍。诱导组织致痒后用细胞学刷对皮肤瘙痒区进行人工抓挠，行 TSST 后测定心率变异性（HRV）[107]。AD 患者心率高于健康人，对痒和搔抓有明显的交感反应（基于 HRV 的极低频和低频频谱），副交感神经对痒和搔抓有功能障碍（基于 HRV 的高频频谱）。

Schut 等研究了人格特质和抑郁对瘙痒的影响[108]。瘙痒是通过一个实验视频"瘙痒——背后是什么？"诱导的，而视频"皮肤——交流器官"作为对照。采用 Neo 五因素量表（Neo - ffi）对预测变量进行评估；问卷测量被定义为神经质、外向性、经验开放性、亲和性和尽责性的人格特质，医院焦虑和抑郁量表（HADS）和自我意识量表（SCS）。瘙痒强度通过 VAS 和观察搔抓的次数来测量。不出所料，HADS 评分得分高的 AD 受试者更容易经历明显的瘙痒，而搔抓动作数量的增加与较高的公众自我意识和较低的亲和性有关。最近的一项研究试图确定影响应激和瘙痒之间关系的可能中介的作用[109]。用于评估瘙痒强度、感知应激和疾病特异性应对的工具分别包括 VAS、恢复–应激问卷（REST-Q），觉醒后唾液中的皮质醇水平及马伯格皮肤问卷（MSQ）。后者侧重于"社交焦虑–回避""瘙痒–搔抓循环""无助"和"焦虑抑郁情绪"等因素。皮质醇水平与瘙痒强度没有显著相关性，相反与感知应激和应对机制显著相关。研究结果支持了瘙痒相关的应激导致不良的应对机制的假设，从而进一步延续了这种烦人的现象。

银屑病

银屑病是一种慢性炎症性疾病，银屑病患者占欧洲人口的 0.73%~2.9%[110]。在美国 20~59 岁的成年人中，白种人、非裔美国人和西班牙人银屑病的患病率分别为 3.6%、1.9% 和 1.6%[111]。银屑病患者瘙痒的发生率为 67%~96.6%[112-120]。

银屑病患者瘙痒的发病机制在一定程度上与神经源性炎症有关。日本的一项研究发现，血管周围区域 SP 阳性神经数量增加，NGF 免疫反应性角质形成细胞数量增加，NGF 皮肤浓度增加[121]。神经生长因子（NGF）高亲和力受体（TrkA）存在于表皮和真皮神经纤维，而蛋白基因产物 9.5（PGP-9.5）免疫反应神经纤维多见于表皮和真皮上层。这些也与瘙痒强度相关。此外已证实，E - 选择素免疫反应血管和内皮白细胞黏附分子 1（ELAM-1）在小静脉中的密度参与了瘙痒的发病机制。Madej 等[122] 强调了血管黏附蛋白 -1（VAP-1）的作用。Wiśnicka 等[123] 和 Reich 等[124] 发现瘙痒强度可能与血浆高 CGRP 水平和低 NPY 水平有关。一些作者研究了 semaphorine-3A（轴突导向分子）在瘙痒症中的作用[125-126]。semaphorine-3A 水平的降低会使 NGF 的表达上调，进而导致 C 纤维的过度支配。此外，在银屑病中也观察到表皮 k 阿片受体的下调。Nigam 等[127] 报道 γ- 氨基丁酸（GABA）及其受体（GABAA）参与了这些个体银屑病的发病机制和瘙痒的发生。

银屑病患者认为瘙痒是最烦人的症状[128-129]。银屑病瘙痒的强度被认为是中度瘙痒。Reich 等报告的 VAS 评分均值为 4.2±2.4[115]，而 Yosipovitch 等的研究中 VAS 评分最低为 6.4±2.5[113]。

许多研究者关注银屑病中应激与瘙痒的关系。瑞典的一项研究显示，67% 的受访者认为应激是瘙痒的加重因素；瘙痒强度（语言四分量表和 VAS）与应激或应激呈正相关（$r = 0.8$, $P < 0.05$）[118]。瘙痒对患者的生活质量有负面影响：60% 的受试者存在情绪紊乱症状，而分别有 47%、35%、21% 和 11% 的受试者在注意力、睡眠、性欲和食欲方面存在问题。Reich 等报道，重度或极重度应激（通过社会再适应量表和自我评估法评估）患者更容易发生瘙痒（$P < 0.05$）[115]。应激或应激程度与瘙痒程度呈正相关（$P = 0.015$）。Zachariae 等在一大批北欧受试者中报告了应激反应和瘙痒程度之间的中度相关性，这些受试者包括银屑病相关成员（$n = 5795$）和银屑病患者（$n = 702$）[18]。后来的一项研究强调瘙痒患者的 HRQoL 显著降低（DLQI 12.2±7.0 vs. 6.8±7.1；$P = 0.02$）[117]。超过 70% 的患者在病情恶化前 1 个月内至少经历过一次应激事件。在应激水平方面，瘙痒患者和无瘙痒者之间没有差异（分别为 72.8% 和 70.0%；$P = 0.85$）。在

发作前至少经历过一次应激生活事件的患者与没有经历过的患者瘙痒水平相似。在大多数受试者中，瘙痒强度与应激程度显著相关。

Chang 等的研究表明，超过 49% 的韩国门诊患者（n = 152）的瘙痒会因应激而加重 [116]。此外，作者还进行了皮肤活检和组织学检查及免疫荧光染色。与健康皮肤区域和患处皮肤非瘙痒区域相比，来自患处皮肤的标本，TrkA 颗粒（NGF 高亲和力受体）、P 物质受体（SPR）和 CGRP 受体（CGRPR）的染色更为明显。这些研究结果使发病机制与临床症状联系起来。

然而，在 Remrod 等的一项研究中，VAS 测量的瘙痒强度既与 SP 阳性纤维和 SP 阳性细胞的数量无关，也与唾液皮质醇水平无关 [130]。

最近的一项研究证实，应激是诱发和加重银屑病瘙痒的最重要因素（分别占 49% 和 61%）[128]。

Gupta 等报道在患有银屑病、特应性皮炎和慢性特发性荨麻疹的门诊患者中瘙痒的严重程度（10 分制量表）与抑郁评分（Carroll 抑郁评分，CRSD）相关 [131]。作者认为，抑郁症状可被认为是皮肤疾病的主要特征或其后果。与抑郁相关的促肾上腺皮质激素释放因子水平升高可通过增加中枢神经系统的阿片类物质水平来增强瘙痒感。

荨麻疹

荨麻疹是一种异质性疾病，特点是突然出现的风团和（或）血管性水肿。患病率因研究的不同而不同，占总人口的比例从 0.3%~11.3% 不等 [132]。Zuberbier 等在德国受试者中进行了一项研究，荨麻疹皮损和慢性荨麻疹（CU）的终生患病率分别达到 8.8% 和 1.8% [133]。在他们的一生中，可能有 20% 的患者会经历至少一次急性荨麻疹（AU）发作，40% 的患者还存在血管性水肿 [134]。急性荨麻疹在 6 周内消退（通常在 24 小时内消退），而慢性荨麻疹持续时间超过 6 周。在慢性特发性荨麻疹（CIU）中，皮疹是由于已知或未知原因而自发出现的 [135]。在慢性荨麻疹亚型中包括诱导性荨麻疹及其变种。

荨麻疹中的瘙痒几乎是不变的；一些患者瘙痒甚至比其他人更严重 [136]。瘙痒被描述为在性质上有刺痛感或灼烧感，并在晚上或夜间加重。虽然皮疹很痒，但患者倾向于摩擦而不是搔抓。

已有多项研究报道荨麻疹患者的生活质量严重受损 [137-141]。CIU 患者表现为各种日常活动功能受损，并伴有心理性共病。O' Donnell 等利用诺丁汉健康档案（NHP）问卷评估了慢性荨麻疹患者（n = 142）的一般健康状况 [137]。研究中获得的 NHP 评分与缺血性心脏病患者的 NHP 评分进行比较，CU 患者在精力、社交孤立、情绪反应和高睡眠障碍方面的得分几乎相同。

　　Yosipovitch 等评估了患有 CIU 的受试者（$n = 100$）[102]。当患者感到抑郁（9.0 ± 1.6 vs. 7.7 ± 1.8，$P = 0.018$）、激动（8.4 ± 1.5 vs. 7.4 ± 2.1；$P = 0.006$）和焦虑（9.1 ± 1.2 vs. 7.7 ± 1.9；$P = 0.016$）时他们的瘙痒强度（VAS）最重。

　　此外，25% 的受访者声称应激可以增加瘙痒的强度。

　　Conrad 等研究了 41 例慢性特发性荨麻疹和 44 例银屑病患者瘙痒与愤怒的关系[142]。荨麻疹组 85% 的患者出现至少中度瘙痒，每天超过 20 次，而 82% 银屑病患者至少有 10% 的体表面积受到影响。两组患者瘙痒的平均 VAS 评分相似（分别为 2.6 ± 1.1 和 2.2 ± 1.2）。作者还评估了受试者感受到的心理应激和精神病理症状。采用症状自评量表 90-R（SCL-90-R）对 9 种精神病理症状（躯体化、强迫性、人际关系敏感性、抑郁、焦虑、敌意、恐惧性焦虑、偏执性意念、精神质）进行评估，并提供 3 种全球痛苦指数。另外，用状态特质愤怒表达量表（STAXI）对状态愤怒、特质愤怒和愤怒表达进行评估。与健康受试者相比（$n = 49$），荨麻疹和银屑病患者的情绪困扰、抑郁和焦虑程度都更高，愤怒特质和愤怒状态值也更为显著。就瘙痒的严重程度而言，愤怒状态是一个显著的预测因子，在荨麻疹组中占其差异的 19%。在患有银屑病的受试者中，抑郁是瘙痒严重程度变化达 12% 的唯一显著预测因子。

其他皮肤疾病

　　在患有寻常痤疮的青少年（108 例）中，36.1% 的受试者痤疮病灶曾发生瘙痒，13.9% 的受试者的痤疮病灶在检查时伴有瘙痒，瘙痒强度为（3.1 ± 2.9）分（VAS）[143]。既往痤疮病灶内瘙痒的最重强度达到（4.0 ± 2.5）分，33.3% 的受试者瘙痒加重与应激相关。Lim 等的研究得到了相应的结果[144]。

　　Peyri 等评估了脂溢性皮炎患者（$n = 2159$）[145]。超过 90% 的受试者伴有瘙痒。尽管研究结果没有表明应激和瘙痒之间的直接统计相关性，76.4% 的受访者脂溢性皮炎发作是由应激、抑郁或疲劳等因素引起的。

　　Niemeier 等对 101 例手部皮肤疾病患者（26 例银屑病，33 例水疱性手部湿疹和 42 例接触性皮炎）进行的一项研究表明，高应激反应比低应激反应患者瘙痒强度更严重（脉管 = 5.4 ± 2.2，4.0 ± 2.6 点；$P \leqslant 0.01$）[17]。在应对慢性皮肤病问卷（CSD）评估中，高应激反应者更容易出现社交焦虑和逃避 [（33.1 ± 10.0）分 vs.（26.6 ± 9.8）分；$P < 0.001$]、瘙痒 – 搔抓恶性循环 [（23.2 ± 6.3）分 vs.（18.2 ± 6.6）分；$P < 0.001$]、无助 [（25.2 ± 7.9）分 vs.（20.9 ± 7.2）分；$P < 0.01$] 和焦虑抑郁情绪 [（23.0 ± 5.9）分 vs.（16.5 ± 6.2）分；$P < 0.001$]。

有研究表明，创伤愈合受到应激等心理因素的影响[146-148]。另外，瘙痒是烧伤患者的一个严重问题。Van Loey 等首次报道了这个问题[149]。烧伤后 3 个月，87% 的受试者出现轻度至重度瘙痒。在烧伤后 1 年和 2 年，这一比例分别下降到 70% 和 67%。瘙痒强度从烧伤后 3 个月的（2.8±1.8）分下降到 1 年后的（1.8±1.8）分，最终在烧伤 2 年后下降到（1.5±1.6）分。此外，瘙痒似乎与早期创伤后应激症状有关。慢性伤口患者的瘙痒可能不仅源于潜在的疾病，还会引起额外的应激，从而损害愈合过程。这些理论推测进一步鼓励了治疗模式的应用，既能缓解瘙痒，又能帮助患者实现心理健康。

心因性瘙痒

心因性、躯体性或特发性瘙痒是一种有些神秘的临床病症，也称为功能性瘙痒症（functional itch disorder, FID），这是由法国心身性皮肤病组（French Psychodermatology Group, FPDG）定义的，"瘙痒是主要症状，并且心理因素在引发、加重或使瘙痒症状持久中发挥显著作用"[150]。FPDG 还提出了更精确和准确的诊断标准（表 6-2）。必须满足所有的主要标准和至少三个次要标准，才能确诊。

表 6-2 功能性瘙痒诊断标准[150]

主要标准
局部或泛发性皮肤瘙痒（无原发性皮损）
慢性瘙痒（>6 周）
没有躯体原因
次要标准
瘙痒与生活中一个或几个可能产生心理影响的事件之间的时间关系
瘙痒强度与应激有关
夜间变异
休息或不活动时加重
与精神心理异常相关
瘙痒可被精神药物改善
瘙痒可通过心理疗法改善

显然，FID 是排除性诊断，需要首先排除由皮肤疾病或其他原因导致的瘙痒。这个过程既费时又费钱，有时还需要长期住院。如果诊断成立，从患者的角度来看经常也是不清楚的。然而，医生应该记住，无论病因如何，慢性瘙痒症都是一种非常麻烦的症状，它会降低生活质量，并可能促发心理甚至精神问题。因此，在对患有慢性瘙痒症的患者进行精神病学评估时发现异常并不一定意味着有心理原因。

虽然评估皮肤疾病患者的精神问题的研究很多，但很少有专门关注心因性瘙痒的研究。在德国的一项研究中，对 195 名皮肤科门诊患者进行了评估[151]。超过 10% 的受试者被诊断为躯体性瘙痒。Kretzmer 等进行了一项有趣的研究[152]，100 名精神科住院患者中，有 42% 的患者诊断为特发性瘙痒，女性患者多见（58% vs. 34%；$P = 0.03$）。该诊断似乎与社会心理应激有关，其中 48.5% 的患者没有足够的社会支持，29% 的患者能够获得足够的社会支持（$P = 0.02$）。在定期服用阿片类药物的患者中，有 76% 的人被诊断为特发性瘙痒。此外，在愤怒特质测量（$P = 0.02$）、愤怒气质测量（$P = 0.02$）和反思性灾难化（$P = 0.04$）得分较高的患者中，诊断率更高。

治疗建议

瘙痒的治疗通常是对医生的重大挑战。不管瘙痒的病因是什么，某些建议是被广泛认可的。应避免加重患者皮肤干燥的因素，特别是 AD 患者，这些因素包括气候干燥、炎热、过度清洁和洗澡。同样，接触刺激物、过敏原、热的和辛辣的食物、热饮料、酒精和紧张的情况也是不可取的。清洗时使用温和的非碱性香皂或洗涤剂，然后使用润肤剂。润肤霜需要适量的处方（如每周 250g），理想情况下应经常、自由地使用[153]。一般来说，治疗一个潜在的皮肤病或系统性疾病是减轻瘙痒的基础。建议根据病情采用局部治疗、光疗和全身治疗。许多治疗方法已经被评估，然而有一些需要进一步讨论。H1 抗组胺药多年来一直被认为是治疗 AD 瘙痒的主要药物。第一代抗组胺药（羟秦、氯马斯丁）可能因其镇静作用而改善睡眠[153]。根据随机对照试验，第二代抗组胺剂在缓解 AD 患者瘙痒方面有些令人失望。然而，它们被用于治疗慢性荨麻疹[154]。新的治疗方法能使 AD（dupilumab）或银屑病（apremilast）患者瘙痒显著减轻[155-156]。由于抑郁症状经常伴随慢性瘙痒患者（10%）[10]，SSRI 治疗似乎对某些病例是可取的。帕罗西汀被证明对真性红细胞增多症、副肿瘤瘙痒症或与精神疾病相关的瘙痒症患者有效[62,64,157]，而舍曲林对胆汁淤积性瘙痒症[65,158]和尿毒症瘙痒症[159-160]有效。为了中断恶性的瘙痒 – 搔抓循环，还可以采用身心疗法。多学科项目支持瘙痒应对机制的发展[161-163]。关于应激在瘙痒患者教育中的作用，应激管理和放松技巧是有益的。习惯逆转疗法（HRT）是认知疗法的一种，包括意识训练、诱导反应取代功能失调的行为及增强控制习惯的动机。采用 HRT 治疗的 AD 患者皮肤状况有所改善，搔抓行为减少[164-166]。

结论

皮肤病中瘙痒和应激之间的联系是临床实践中的现实问题。应激引起瘙痒的发作，并常会加剧瘙痒。此外，瘙痒本身就是一种应激症状，会对生活质量产生负面影响。

虽然神经系统、内分泌系统和皮肤之间的相互作用似乎很明显，但还缺乏全面的解释。越来越多的关于瘙痒发病机制的研究可能有助于开发新的治疗方法，并进一步在临床实践中发挥作用。减少瘙痒的强度可能会减轻正在遭受痛苦的患者的应激感。对患者的整体治疗方法需要使用不同的治疗方式，包括那些源于心理学和精神病学的治疗方法。

鞠延娇 译 谢志强 审校

原著参考文献

[1] Rees WL. Stress, distress and disease. The Presidential Address at the annual meeting of the Royal College of Psychiatrists, held in London, 9th July, 1975. Br J Psychiatry.1976;128:3–18.

[2] Selye H. Stress without distress. In: Selye H, editor. Psychopathology of human adaptation.Boston: Springer; 1976. p. 137–46.

[3] Lazarus RS, Folkman S. Cognitive theories of stress and the issue of circularity. In: Appley MH, Trumbull RA, editors. Dynamics of stress. New York: Springer; 1988. p. 63–80.

[4] Twycross R, Greaves MW, Handwerker H, Jones EA, Libretto SE, Szepietowski JC, Zylicz Z. Itch: scratching more than the surface. QJM. 2003;96:7–26.

[5] Steinhoff M, Bienenstock J, Schmelz M, Maurer M, Wei E, Bíró T. Neurophysiological, neuroimmunological, and neuroendocrine basis of pruritus. J Invest Dermatol. 2006;126:1705–18.

[6] Matterne U, Strassner T, Apfelbacher CJ, Diepgen TL, Weisshaar E. Measuring the prevalence of chronic itch in the general population: development and validation of a questionnaire for use in large-scale studies. Acta Derm Venereol. 2009;89:250–6.

[7] Ständer S, Schäfer I, Phan NQ, Blome C, Herberger K, Heigel H, Augustin M. Prevalence of chronic pruritus in Germany: results of a cross-sectional study in a sample working population of 11,730. Dermatology. 2010;221:229–35.

[8] Weisshaar E, Szepietowski JC, Darsow U, Misery L, Wallengren J, Mettang T, Gieler U, Lotti T, Lambert J, Maisel P, Streit M, Greaves MW, Carmichael AJ, Tschachler E, Ring J, Ständer S. European guideline on chronic pruritus. Acta Derm Venereol. 2012;92:563–81.

[9] Picardi A, Abeni D, Melchi CF, Puddu P, Pasquini P. Psychiatric morbidity in dermatological outpatients: an issue to be recognized. Br J Dermatol. 2000;143:983–91.

[10] Schneider G, Driesch G, Heuft G, Evers S, Luger TA, Ständer S. Psychosomatic cofactors and psychiatric comorbidity in patients with chronic itch. Clin Exp Dermatol. 2006;31:762–7.

[11] Ständer S, Weisshaar E, Mettang T, Szepietowski JC, Carstens E, Ikoma A, Bergasa NV,Gieler U, Misery L, Wallengren J, Darsow U, Streit M, Metze D, Luger TA, Greaves MW,Schmelz M, Yosipovitch G, Bernhard JD. Clinical classification of itch: a position paper of the International Forum for the Study of Itch. Acta Derm Venereol. 2007;87:291–4.

[12] Hay RJ, Johns NE, Williams HC, Bolliger IW, Dellavalle RP, Margolis DJ, Marks R, Naldi L, Weinstock MA, Wulf SK, Michaud C, J L Murray C, Naghavi M. The global burden of skin disease in 2010: an analysis of the prevalence and impact of skin conditions. J Invest Dermatol. 2014;134:1527–34.

[13] Grand View Research. Pruritus therapeutics market by product (corticosteroids, antihistamines, local anesthetics,

counterirritants, immunosuppressant, calcineurin inhibitors, pipeline,unmet needs), by disease type is expected to reach USD 16.38 billion by 2025. Available at: http://www.grandviewresearch.com/press-release/global-pruritus-therapeutics-market. March 2015. Accessed 27 Jan 2016.

[14] Fortune DG, Main CJ, O' Sullivan TM, Griffiths CE. Quality of life in patients with psoriasis:the contribution of clinical variables and psoriasis-specific stress. Br J Dermatol.1997;137:755–60.

[15] Bhosle MJ, Kulkarni A, Feldman SR, Balkrishnan R. Quality of life in patients with psoriasis.Health Qual Life Outcomes. 2006;4:35.

[16] Finzi A, Colombo D, Caputo A, Andreassi L, Chimenti S, Vena G, Simoni L, Sgarbi S, Giannetti A, PSYCHAE Study Group. Psychological distress and coping strategies in patients with psoriasis: the PSYCHAE Study. J Eur Acad Dermatol Venereol. 2007;21:1161–9.

[17] Niemeier V, Nippesen M, Kupfer J, Schill WB, Gieler U. Psychological factors associated with hand dermatoses: which subgroup needs additional psychological care? Br J Dermatol. 2002;146:1031–7.

[18] Zachariae R, Zachariae H, Blomqvist K, Davidsson S, Molin L, Mørk C, Sigurgeirsson B. Self-reported stress reactivity and psoriasis-related stress of Nordic psoriasis sufferers. J Eur Acad Dermatol Venereol. 2004;18:27–36.

[19] Verhoeven EW, Kraaimaat FW, de Jong EM, Schalkwijk J, van de Kerkhof PC, Evers AW. Individual differences in the effect of daily stressors on psoriasis: a prospective study. Br J Dermatol. 2009;161:295–9.

[20] Balieva F, Lien L, Kupfer J, Halvorsen JA, Dalgard F. Are common skin diseases among Norwegian dermatological outpatients associated with psychological problems compared with controls? An observational study. Acta Derm Venereol. 2015;96(2):227–31.doi:10.2340/00015555-2200.

[21] Sun YG, Zhao ZQ, Meng XL, Yin J, Liu XY, Chen ZF. Cellular basis of itch sensation. Science. 2009;325:1531–4.

[22] Paus R, Schmelz M, Bíró T, Steinhoff M. Frontiers in pruritus research: scratching the brain for more effective itch therapy. J Clin Invest. 2006;116:1174–86.

[23] Handwerker HO, Forster C, Kirchhoff C. Discharge patterns of human C-fibers induced by itching and burning stimuli. J Neurophysiol. 1991;66:307–15.

[24] Andrew D, Craig AD. Spinothalamic lamina I neurons selectively sensitive to histamine: a central neural pathway for itch. Nat Neurosci. 2001;4:72–7.

[25] Ringkamp M, Schepers RJ, Shimada SG, Johanek LM, Hartke TV, Borzan J, Shim B, LaMotte RH, Meyer RA. A role for nociceptive, myelinated nerve fibers in itch sensation. J Neurosci. 2011;31:14841–9.

[26] Darsow U, Drzezga A, Frisch M, Munz F, Weilke F, Bartenstein P, Schwaiger M, Ring J. Processing of histamine-induced itch in the human cerebral cortex: a correlation analysis with dermal reactions. J Invest Dermatol. 2000;115:1029–33.

[27] Drzezga A, Darsow U, Treede RD, Siebner H, Frisch M, Munz F, Weilke F, Ring J, Schwaiger M, Bartenstein P. Central activation by histamine-induced itch: analogies to pain processing: a correlational analysis of O-15 H2O positron emission tomography studies. Pain. 2001;92:295–305.

[28] Mochizuki H, Sadato N, Saito DN, Toyoda H, Tashiro M, Okamura N, Yanai K. Neural correlates of perceptual difference between itching and pain: a human fMRI study. Neuroimage. 2007;36:706–17.

[29] Misery L. Atopic dermatitis and the nervous system. Clin Rev Allergy Immunol. 2011;41:259–66.

[30] Papoiu AD, Coghill RC, Kraft RA, Wang H, Yosipovitch G. A tale of two itches. Common features and notable differences in brain activation evoked by cowhage and histamine induced itch. Neuroimage. 2012;59:3611–23.

[31] Heyer G, Vogelgsang M, Hornstein OP. Acetylcholine is an inducer of itching in patients with atopic eczema. J Dermatol. 1997;24:621–5.

[32] Heyer G, Groene D, Martus P. Efficacy of naltrexone on acetylcholine-induced alloknesis in atopic eczema. Exp Dermatol. 2002;11:448–55.

[33] Shimizu K, Andoh T, Yoshihisa Y, Shimizu T. Histamine released from epidermal keratinocytes plays a role in α-melanocyte-stimulating hormone-induced itching in mice. Am J Pathol. 2015;185:3003–10.

[34] Lee CH, Hong CH, Yu WT, Chuang HY, Huang SK, Chen GS, Yoshioka T, Sakata M, Liao WT, Ko YC, Yu HS. Mechanistic correlations between two itch biomarkers, cytokine interleukin-31 and neuropeptide β-endorphin, via STAT3/calcium axis in atopic dermatitis. Br J Dermatol. 2012;167:794–803.

[35] Haustein UF. Adrenergic urticaria and adrenergic pruritus. Acta Derm Venereol. 1990;70:82–4.

[36] Hundley JL, Yosipovitch G. Mirtazapine for reducing nocturnal itch in patients with chronic pruritus: a pilot study. J Am Acad Dermatol. 2004;50:889–91.

[37] Tobin D, Nabarro G, Baart de la Faille H, van Vloten WA, van der Putte SC, Schuurman HJ. Increased number of immunoreactive nerve fibers in atopic dermatitis. J Allergy Clin Immunol. 1992;90:613–22.

[38] McCoy ES, Taylor-Blake B, Zylka MJ. CGRPα-expressing sensory neurons respond to stimuli that evoke sensations of pain and itch. PLoS One. 2012;7:e36355. doi:10.1371/journal.pone.0036355.

[39] Rogoz K, Andersen HH, Lagerström MC, Kullander K. Multimodal use of calcitonin gene-related peptide and substance P in itch and acute pain uncovered by the elimination of vesicular glutamate transporter 2 from transient receptor potential cation channel subfamily V member 1 neurons. J Neurosci. 2014;34:14055–68.

[40] Gomes LO, Hara DB, Rae GA. En dothelin-1 induces itch and pain in the mouse cheek model. Life Sci. 2012;91:628–33.

[41] Kido-Nakahara M, Buddenkotte J, Kempkes C, Ikoma A, Cevikbas F, Akiyama T, Nunes F, Seeliger S, Hasdemir B, Mess C, Buhl T, Sulk M, Müller FU, Metze D, Bunnett NW, Bhargava A, Carstens E, Furue M, Steinhoff M. Neural peptidase endothelin-converting enzyme 1 regulates endothelin 1-induced pruritus. J Clin Invest. 2014;124:2683–95.

[42] Sun YG, Chen ZF. A gastrin-releasing peptide receptor mediates the itch sensation in the spinal cord. Nature. 2007;448:700–3.

[43] Andoh T, Kuwazono T, Lee JB, Kuraishi Y. Gastrin-releasing peptide induces itch-related responses through mast cell degranulation in mice. Peptides. 2011;32:2098–103.

[44] Nattkemper LA, Zhao ZQ, Nichols AJ, Papoiu AD, Shively CA, Chen ZF, Yosipovitch G. Overexpression of the gastrin-releasing peptide in cutaneous nerve fibers and its receptor in the spinal cord in primates with chronic itch. J Invest Dermatol. 2013;133:2489–92.

[45] Sonkoly E, Muller A, Lauerma AI, Pivarcsi A, Soto H, Kemeny L, Alenius H, Dieu-Nosjean MC, Meller S, Rieker J, Steinhoff M, Hoffmann TK, Ruzicka T, Zlotnik A, Homey B. IL-31: a new link between T cells and pruritus in atopic skin inflammation. J Allergy Clin Immunol. 2006;117:411–7.

[46] Raap U, Wichmann K, Bruder M, Ständer S, Wedi B, Kapp A, Werfel T. Correlation of IL-31 serum levels with severity of atopic dermatitis. J Allergy Clin Immunol. 2008;122:421–3.

[47] Tanaka A, Matsuda H. Expression of nerve growth factor in itchy skins of atopic NC/NgaTnd mice. J Vet Med Sci. 2005;67:915–9.

[48] Suga H, Sugaya M, Miyagaki T, Ohmatsu H, Fujita H, Kagami S, Asano Y, Tada Y, Kadono T, Sato S. Association of nerve growth factor, chemokine (C-C motif) ligands and immunoglobulin E with pruritus in cutaneous T-cell lymphoma. Acta Derm Venereol. 2013;93:144–9.

[49] Akiyama T, Nguyen T, Curtis E, Nishida K, Devireddy J, Delahanty J, Carstens MI, Carstens E. A central role for spinal dorsal horn neurons that express neurokinin-1 receptors in chronic itch. Pain. 2015;156:1240–6.

[50] Ko MC, Song MS, Edwards T, Lee H, Naughton NN. The role of central mu opioid receptors in opioid-induced itch in primates. J Pharmacol Exp Ther. 2004;310:169–76.

[51] Phan NQ, Lotts T, Antal A, Bernhard JD, Ständer S. Systemic kappa opioid receptor agonists in the treatment of chronic pruritus: a literature review. Acta Derm Venereol. 2012;92(5):555–60.

[52] Jannuzzi RG. Nalbuphine for treatment of opioidinduced pruritus: a systematic review of literature. Clin J Pain. 2016;32:87–93.

[53] Neisius U, Olsson R, Rukwied R, Lischetzki G, Schmelz M. Prostaglandin E2 induces vasodilation and pruritus, but no protein extravasation in atopic dermatitis and controls. J Am Acad Dermatol. 2002;47:28–32.

[54] Yosipovitch G. The pruritus receptor unit: a target for novel therapies. J Invest Dermatol. 2007;127:1857–9.

[55] Reddy VB, Lerner EA. Plant cysteine proteases that evoke itch activate protease-activated receptors. Br J Dermatol. 2010;163:532–5.

[56] Akiyama T, Lerner EA, Carstens E. Protease-activated receptors and itch. Handb Exp Pharmacol. 2015;226:219–35.

[57] Ostlere LS, Cowen T, Rustin MH. Neuropeptides in the skin of patients with atopic dermatitis. Clin Exp Dermatol. 1995;20:462–7.

[58] Ständer S, Luger TA. Itch in atopic dermatitis – pathophysiology and treatment. Acta Dermatovenerol Croat. 2010;18:289–96.

[59] Rukwied R, Heyer G. Cutaneous reactions and sensations after intracutaneous injection of vasoactive intestinal polypeptide and acetylcholine in atopic eczema patients and healthy controls. Arch Dermatol Res. 1998;290:198–204.

[60] Rukwied R, Heyer G. Administration of acetylcholine and vasoactive intestinal polypeptide to atopic eczema patients. Exp Dermatol. 1999;8:39–45.

[61] Reich A, Ständer S, Szepietowski JC. Drug-induced pruritus: a review. Acta Derm Venereol. 2009;89:236–44.

[62] Zylicz Z, Smits C, Krajnik M. Paroxetine for pruritus in advanced cancer. J Pain Symptom Manage. 1998;16:121–4.

[63] Biondi M, Arcangeli T, Petrucci RM. Paroxetine in a case of psychogenic pruritus and neurotic excoriations. Psychother Psychosom. 2000;69:165–6.

[64] Tefferi A, Fonseca R. Selective serotonin reuptake inhibitors are effective in the treatment of polycythemia vera-associated pruritus. Blood. 2002;99:2627.

[65] Browning J, Combes B, Mayo MJ. Long-term efficacy of sertraline as a treatment for cholestatic pruritus in patients with primary biliary cirrhosis. Am J Gastroenterol. 2003;98:2736–41.

[66] Cederberg J, Knight S, Svenson S, Melhus H. Itch and skin rash from chocolate during fluoxetine and sertraline treatment: case report. BMC Psychiatry. 2004;4:36.

[67] Mazzatenta C, Peonia G, Martini P. Pruritus induced by interruption of paroxetine therapy. Br J Dermatol. 2004;150:787–8.

[68] Papoiu AD, Wang H, Coghill RC, Chan YH, Yosipovitch G. Contagious itch in humans: a study of visual 'transmission' of itch in atopic dermatitis and healthy subjects. Br J Dermatol. 2011;164:1299–303.

[69] van Laarhoven AI, Vogelaar ML, Wilder-Smith OH, van Riel PL, van de Kerkhof PC, Kraaimaat FW, Evers AW. Induction of nocebo and placebo effects on itch and pain by verbal suggestions. Pain. 2011;152:1486–94.

[70] Bartels DJ, van Laarhoven AI, Haverkamp EA, Wilder-Smith OH, Donders AR, van Middendorp H, van de Kerkhof PC, Evers AW. Role of conditioning and verbal suggestion inplacebo and nocebo effects on itch. PLoS One. 2014;9:e91727. doi:10.1371/journal. pone.0091727.

[71] Holle H, Warne K, Seth AK, Critchley HD, Ward J. Neural basis of contagious itch and why some people are more prone to it. Proc Natl Acad Sci U S A. 2012;109:19816–21.

[72] Dalgard F, Stern R, Lien L, Hauser S. Itch, stress and self-efficacy among 18-year-old boys and girls: a Norwegian population-based cross-sectional study. Acta Derm Venereol. 2012;92:547–52.

[73] Bandura A. Self-efficacy. In: Ramachaudran VS, editor. Encyclopedia of human behaviour, vol. 4. New York: Academic Press; 1994. p. 71–81.

[74] Ward L, Wright E, McMahon SB. A comparison of the effects of noxious and innocuous counterstimuli on experimentally induced itch and pain. Pain. 1996;64:129–38.

[75] Yosipovitch G, Duque MI, Fast K, Dawn AG, Coghill RC. Scratching and noxious heat stimuli inhibit itch in humans: a psychophysical study. Br J Dermatol. 2007;156:629–34.

[76] Akiyama T, Iodi Carstens M, Carstens E. Transmitters and pathways mediating inhibition of spinal itch-signaling neurons by scratching and other counterstimuli. PLoS One. 2011;6:e22665. doi:10.1371/journal.pone.0022665.

[77] Kardon AP, Polgár E, Hachisuka J, Snyder LM, Cameron D, Savage S, Cai X, Karnup S, Fan CR, Hemenway GM, Bernard CS, Schwartz ES, Nagase H, Schwarzer C, Watanabe M, Furuta T, Kaneko T, Koerber HR, Todd AJ, Ross SE. Dynorphin acts as a neuromodulator to inhibit itch in the dorsal horn of the spinal cord. Neuron. 2014;82:573–86.

[78] Liu Y, Abdel Samad O, Zhang L, Duan B, Tong Q, Lopes C, Ji RR, Lowell BB, Ma Q. VGLUT2-dependent glutamate release from nociceptors is required to sense pain and suppress itch. Neuron. 2010;68:543–56.

[79] Lagerström MC, Rogoz K, Abrahamsen B, Persson E, Reinius B, Nordenankar K, Olund C, Smith C, Mendez JA, Chen ZF, Wood JN, Wallén-Mackenzie A, Kullander K. VGLUT2-dependent sensory neurons in the TRPV1 population regulate pain and itch. Neuron. 2010;68:529–42.

[80] Roblin D, Yosipovitch G, Boyce B, Robinson J, Sandy J, Mainero V, Wickramasinghe R, Anand U, Anand P. Topical TrkA kinase inhibitor CT327 is an effective, novel therapy for the treatment of pruritus due to psoriasis: results from experimental studies, and efficacy and safety of CT327 in a phase 2b clinical trial in patients with psoriasis. Acta Derm Venereol. 2015;95:542–8.

[81] Grandgeorge M, Misery L. Mediators of the relationship between stress and itch. Exp Dermatol. 2015;24:334–5.

[82] Arck P, Paus R. From the brain-skin connection: the neuroendocrine-immune misalliance of stress and itch. Neuroimmunomodulation. 2006;13:347–56.

[83] Kim HS, Yosipovitch G. An aberrant parasympathetic response: a new perspective linking chronic stress and itch. Exp Dermatol. 2013;22:239–44.

[84] Nutten S. Atopic dermatitis: global epidemiology and risk factors. Ann Nutr Metab. 2015;66:8–16.

[85] Hanifin JM, Rajka G. Diagnostic features of atopic dermatitis. Acta Derm Venereol (Stockh). 1980;92(Suppl):44–7.

[86] Williams HC, Burney PG, Hay RJ, Archer CB, Shipley MJ, Hunter JJ, Bingham EA, Finlay AY, Pembroke AC, Graham-Brown RA. The U.K. Working Party's Diagnostic Criteria for Atopic Dermatitis. I. Derivation of a minimum set of discriminators for atopic dermatitis. Br J Dermatol. 1994;131:383–96.

[87] Hanifin JM. Pharmacophysiology of atopic dermatitis. Clin Rev Allergy. 1986;4:43–65.

[88] Morren MA, Przybilla B, Bamelis M, Heykants B, Reynaers A, Degreef H. Atopic dermatitis: triggering factors. J Am Acad Dermatol. 1994;31:467–73.

[89] Lee CH, Chuang HY, Shih CC, Jong SB, Chang CH, Yu HS. Transepidermal water loss, serum IgE and beta-endorphin as important and independent biological markers for development of itch intensity in atopic dermatitis. Br J Dermatol. 2006;154:1100–7.

[90] Polańska A, Dańczak-Pazdrowska A, Silny W, Jenerowicz D, Osmola-Mańkowska A, Olek-Hrab K. Evaluation of selected skin barrier functions in atopic dermatitis in relation to the disease severity and pruritus. Postep Derm Alergol. 2012;29:373–7.

[91] Tominaga M, Takamori K. Itch and nerve fibers with special reference to atopic dermatitis: therapeutic implications. J Dermatol. 2014;41:205–12.

[92] Glinski W, Brodecka H, Glinska-Ferenz M, Kowalski D. Increased concentration of beta-endorphin in the sera of patients with severe atopic dermatitis. Acta Derm Venereol. 1995;75:9–11.

[93] Toyoda M, Nakamura M, Makino T, Hino T, Kagoura M, Morohashi M. Nerve growth factor and substance P are useful plasma markers of disease activity in atopic dermatitis. Br J Dermatol. 2002;147:71–9.

[94] Hon KL, Lam MC, Wong KY, Leung TF, Ng PC. Pathophysiology of nocturnal scratching in childhood atopic dermatitis: the role of brain-derived neurotrophic factor and substance P. Br J Dermatol. 2007;157:922–5.

[95] Salomon J, Baran E. The role of selected neuropeptides in pathogenesis of atopic dermatitis. J Eur Acad Dermatol Venereol. 2008;22:223–8.

[96] Teresiak-Mikołajczak E, Czarnecka-Operacz M, Jenerowicz D, Silny W. Neurogenic markers of the inflammatory process in atopic dermatitis: relation to the severity and pruritus. Postepy Dermatol Alergol. 2013;30:286–92.

[97] Imaizumi A, Kawakami T, Murakami F, Soma Y, Mizoguchi M. Effective treatment of pruritus in atopic dermatitis using H1 antihistamines (second-generation antihistamines): changes in blood histamine and tryptase levels. J Dermatol Sci. 2003;33:23–9.

[98] Rukwied R, Lischetzki G, McGlone F, Heyer G, Schmelz M. Mast cell mediators other than histamine induce pruritus in atopic dermatitis patients: a dermal microdialysis study. Br J Dermatol. 2000;142:1114–20.

[99] Lippert U, Hoer A, Möller A, Ramboer I, Cremer B, Henz BM. Role of antigen-induced cytokine release in atopic pruritus. Int Arch Allergy Immunol. 1998;116:36–9.

[100] Takaoka A, Arai I, Sugimoto M, Honma Y, Futaki N, Nakamura A, Nakaike S. Involvement of IL-31 on scratching behavior in NC/Nga mice with atopic-like dermatitis. Exp Dermatol. 2006;15:161–7.

[101] Oh MH, Oh SY, Lu J, Lou H, Myers AC, Zhu Z, Zheng T. TRPA1-dependent pruritus in IL-13-induced chronic atopic dermatitis. J Immunol. 2013;191:5371–82.

[102] Yosipovitch G, Goon AT, Wee J, Chan YH, Zucker I, Goh CL. Itch characteristics in Chinese patients with atopic dermatitis using a new questionnaire for the assessment of pruritus. Int J Dermatol. 2002;41:212–6.

[103] Dawn A, Papoiu AD, Chan YH, Rapp SR, Rassette N, Yosipovitch G. Itch characteristics in atopic dermatitis: results of a web-based questionnaire. Br J Dermatol. 2009;160:642–4.

[104] Oh SH, Bae BG, Park CO, Noh JY, Park IH, Wu WH, Lee KH. Association of stress with symptoms of atopic dermatitis. Acta Derm Venereol. 2010;90:582–8.

[105] Chrostowska-Plak D, Reich A, Szepietowski JC. Relationship between itch and psychological status of patients with atopic dermatitis. J Eur Acad Dermatol Venereol. 2013;27:e239–42.

[106] Peters EM, Michenko A, Kupfer J, Kummer W, Wiegand S, Niemeier V, Potekaev N, Lvov A, Gieler U. Mental stress in atopic dermatitis – neuronal plasticity and the cholinergic system are affected in atopic dermatitis and in response to acute experimental mental stress in a randomized controlled pilot study. PLoS One. 2012;9:e113552. doi:10.1371/journal. pone.0113552.

[107] Tran BW, Papoiu AD, Russoniello CV, Wang H, Patel TS, Chan YH, Yosipovitch G. Effect of itch, scratching and mental stress on autonomic nervous system function in atopic dermatitis. Acta Derm Venereol. 2010;90:354–61.

[108] Schut C, Bosbach S, Gieler U, Kupfer J. Personality traits, depression and itch in patients with atopic dermatitis in an experimental setting: a regression analysis. Acta Derm Venereol. 2014;94:20–5.

[109] Schut C, Weik U, Tews N, Gieler U, Deinzer R, Kupfer J. Coping as mediator of the relationship between stress and itch in patients with atopic dermatitis: a regression and mediation analysis. Exp Dermatol. 2015;24:148–50.

[110] Parisi R, Symmons DP, Griffiths CE, Ashcroft DM. Global epidemiology of psoriasis: a systematic review of incidence and prevalence. J Invest Dermatol. 2013;133:377–85.

[111] Rachakonda TD, Schupp CW, Armstrong AW. Psoriasis prevalence among adults in the United States. J Am Acad Dermatol. 2014;70:512–6.

[112] Gupta MA, Gupta AK, Kirkby S, Weiner HK, Mace TM, Schork NJ, Johnson EH, Ellis CN, Voorhees JJ. Pruritus in psoriasis. A prospective study of some psychiatric and dermatologic correlates. Arch Dermatol. 1988;124(7):1052–7.

[113] Yosipovitch G, Goon A, Wee J, Chan YH, Goh CL. The prevalence and clinical characteristics of pruritus among patients with extensive psoriasis. Br J Dermatol. 2000;143:969–73.

[114] Szepietowski JC, Reich A, Wiśnicka B. Itching in patients suffering from psoriasis. Acta Dermatovenerol Croat. 2002;10:221–6.

[115] Reich A, Szepietowski JC, Wiśnicka B, Pacan P. Does stress influence itching in psoriatic patients? Dermatol Psychosom. 2003;4:151–5.

[116] Chang SE, Han SS, Jung HJ, Choi JH. Neuropeptides and their receptors in psoriatic skin in relation to pruritus. Br J Dermatol. 2007;156:1272–7.

[117] Reich A, Hrehorów E, Szepietowski JC. Pruritus is an important factor negatively influencing the well-being of psoriatic patients. Acta Derm Venereol. 2010;90:257–63.

[118] Amatya B, Wennersten G, Nordlind K. Patients' perspective of pruritus in chronic plaque psoriasis: a questionnaire-based study. J Eur Acad Dermatol Venereol. 2008;22:822–6.

[119] Prignano F, Ricceri F, Pescitelli L, Lotti T. Itch in psoriasis: epidemiology, clinical aspects and treatment options. Clin Cosmet Investig Dermatol. 2009;2:9–13.

[120] Bilac C, Ermertcan AT, Bilac DB, Deveci A, Horasan GD. The relationship between symptoms and patient characteristics among psoriasis patients. Indian J Dermatol Venereol Leprol. 2009;75:551.

[121] Nakamura M, Toyoda M, Morohashi M. Pruritogenic mediators in psoriasis vulgaris: comparative evaluation of itch-associated cutaneous factors. Br J Dermatol. 2003;149:718–30.

[122] Madej A, Reich A, Orda A, Szepietowski JC. Vascular adhesion protein-1 (VAP-1) is overexpressed in psoriatic patients. J Eur Acad Dermatol Venereol. 2007;21:72–8.

[123] Wiśnicka B, Szepietowski JC, Reich A, Orda A. Histamine, substance P and calcitonin gene-related peptide plasma concentration and pruritus in patients suffering from psoriasis. Dermatol Psychosom. 2004;5:73–8.

[124] Reich A, Orda A, Wiśnicka B, Szepietowski JC. Plasma concentration of selected neuropeptides in patients suffering from psoriasis. Exp Dermatol. 2007;16:421–8.

[125] Taneda K, Tominaga M, Negi O, Tengara S, Kamo A, Ogawa H, Takamori K. Evaluation of epidermal nerve density and opioid receptor levels in psoriatic itch. Br J Dermatol. 2011;165:277–84.

[126] Kou K, Nakamura F, Aihara M, Chen H, Seto K, Komori-Yamaguchi J, Kambara T, Nagashima Y, Goshima Y, Ikezawa Z. Decreased expression of semaphorin-3A, a neurite-collapsing factor, is associated with itch in psoriatic skin. Acta Derm Venereol. 2012;92:521–8.

[127] Nigam R, El-Nour H, Amatya B, Nordlind K. GABA and GABA(A) receptor expression on immune cells in psoriasis: a pathophysiological role. Arch Dermatol Res. 2010;302:507–15.

[128] Reich A, Welz-Kubiak K, Rams L. Apprehension of the disease by patients suffering from psoriasis. Postepy Dermatol Alergol. 2014;31:289–93.

[129] Lebwohl MG, Bachelez H, Barker J, Girolomoni G, Kavanaugh A, Langley RG, Paul CF, Puig L, Reich K, van de Kerkhof PC. Patient perspectives in the management of psoriasis: results from the population-based Multinational Assessment of Psoriasis and Psoriatic Arthritis Survey. J Am Acad Dermatol. 2014;70:871–81.

[130] Remröd C, Lonne-Rahm S, Nordlind K. Study of substance P and its receptor neurokinin-1 in psoriasis and their relation to chronic stress and pruritus. Arch Dermatol Res. 2007;299:85–91.

[131] Gupta MA, Gupta AK. Stressful major life events are associated with a higher frequency of cutaneous sensory symptoms: an empirical study of non-clinical subjects. J Eur Acad Dermatol Venereol. 2004;18:560–5.

[132] Sánchez-Borges M, Asero R, Ansotegui IJ, Baiardini I, Bernstein JA, Canonica GW, Gower R, Kahn DA, Kaplan AP, Katelaris C, Maurer M, Park HS, Potter P, Saini S, Tassinari P, Tedeschi A, Ye YM, Zuberbier T. Diagnosis and treatment of urticaria and angioedema: a worldwide perspective. World Allergy Organ J. 2012;5:125–47.

[133] Zuberbier T, Balke M, Worm M, Edenharter G, Maurer M. Epidemiology of urticaria: a representative cross-sectional population survey. Clin Exp Dermatol. 2010;35:869–73.

[134] Kaplan AP. Clinical practice. Chronic urticaria and angioedema. N Engl J Med. 2002;346:175–9.

[135] Zuberbier T, Aberer W, Asero R, Bindslev-Jensen C, Brzoza Z, Canonica GW, Church MK, Ensina LF, Giménez-

Arnau A, Godse K, Gonçalo M, Grattan C, Hebert J, Hide M, Kaplan A, Kapp A, Abdul Latiff AH, Mathelier-Fusade P, Metz M, Nast A, Saini SS, Sánchez-Borges M, Schmid-Grendelmeier P, Simons FE, Staubach P, Sussman G, Toubi E, Vena GA, Wedi B, Zhu XJ, Maurer M. The EAACI/GA(2) LEN/EDF/WAO guideline for the definition, classification, diagnosis, and management of urticaria: the 2013 revision and update. Allergy. 2014;69:868–87.

[136] Greaves M. Chronic urticaria. J Allergy Clin Immunol. 2000;105:664–72.

[137] O' Donnell BF, Lawlor F, Simpson J, Morgan M, Greaves MW. The impact of chronic urticaria on the quality of life. Br J Dermatol. 1997;136:197–201.

[138] Baiardini I, Giardini A, Pasquali M, Dignetti P, Guerra L, Specchia C, Braido F, Majani G, Canonica GW. Quality of life and patients' satisfaction in chronic urticaria and respiratory allergy. Allergy. 2003;58:621–3.

[139] Grob JJ, Revuz J, Ortonne JP, Auquier P, Lorette G. Comparative study of the impact of chronic urticaria, psoriasis and atopic dermatitis on the quality of life. Br J Dermatol. 2005;152:289–95.

[140] Poon E, Seed PT, Greaves MW, Kobza-Black A. The extent and nature of disability in different urticarial conditions. Br J Dermatol. 1999;140:667–71.

[141] Maurer M, Ortonne JP, Zuberbier T. Chronic urticaria: a patient survey on quality-of-life, treatment usage and doctor-patient relation. Allergy. 2009;64:581–8.

[142] Conrad R, Geiser F, Haidl G, Hutmacher M, Liedtke R, Wermter F. Relationship between anger and pruritus perception in patients with chronic idiopathic urticaria and psoriasis. J Eur Acad Dermatol Venereol. 2008;22:1062–9.

[143] Reich A, Trybucka K, Tracinska A, Samotij D, Jasiuk B, Srama M, Szepietowski JC. Acne itch: do acne patients suffer from itching? Acta Derm Venereol. 2008;88:38–42.

[144] Lim YL, Chan YH, Yosipovitch G, Greaves MW. Pruritus is a common and significant symptom of acne. J Eur Acad Dermatol Venereol. 2008;22:1332–6.

[145] Peyrí J, Lleonart M. Clinical and therapeutic profile and quality of life of patients with seborrheic dermatitis. Actas Dermosifiliogr. 2007;98:476–82 [article in Spanish].

[146] Kiecolt-Glaser JK, Marucha PT, Malarkey WB, Mercado AM, Glaser R. Slowing of wound healing by psychological stress. Lancet. 1995;346:1194–6.

[147] Cole-King A, Harding KG. Psychological factors and delayed healing in chronic wounds. Psychosom Med. 2001;63:216–20.

[148] Gouin JP, Kiecolt-Glaser JK. The impact of psychological stress on wound healing: methods and mechanisms. Immunol Allergy Clin North Am. 2011;31:81–93.

[149] Van Loey NE, Bremer M, Faber AW, Middelkoop E, Nieuwenhuis MK. Itching following burns: epidemiology and predictors. Br J Dermatol. 2008;158:95–100.

[150] Misery L, Alexandre S, Dutray S, Chastaing M, Consoli SG, Audra H, Bauer D, Bertolus S, Callot V, Cardinaud F, Corrin E, Feton-Danou N, Malet R, Touboul S, Consoli SM. Functional itch disorder or psychogenic pruritus: suggested diagnosis criteria from the French psychodermatology group. Acta Derm Venereol. 2007;87:341–4.

[151] Stangier U, Köhnlein B, Gieler U. Somatoforme Störungen bei ambulanten dermatologischen Patienten. Psychotherapeut. 2003;48:321–8 [article in German].

[152] Kretzmer GE, Gelkopf M, Kretzmer G, Melamed Y. Idiopathic pruritus in psychiatric inpatients: an explorative study. Gen Hosp Psychiatry. 2008;30:344–8.

[153] Ring J, Alomar A, Bieber T, Deleuran M, Fink-Wagner A, Gelmetti C, Gieler U, Lipozencic J, Luger T, Oranje AP, Schäfer T, Schwennesen T, Seidenari S, Simon D, Ständer S, Stingl G, Szalai S, Szepietowski JC, Taïeb A, Werfel T, Wollenberg A, Darsow U. Guidelines for treatment of atopic eczema (atopic dermatitis) part I. J Eur Acad Dermatol Venereol. 2012;26:1045–60.

[154] Simons FE, Simons KJ. H1 antihistamines: current status and future directions. World Allergy Organ J. 2008;1:145–

55.

[155] Beck LA, Thaçi D, Hamilton JD, Graham NM, Bieber T, Rocklin R, Ming JE, Ren H, Kao R, Simpson E, Ardeleanu M, Weinstein SP, Pirozzi G, Guttman-Yassky E, Suárez-Fariñas M, Hager MD, Stahl N, Yancopoulos GD, Radin AR. Dupilumab treatment in adults with moderate-to-severe atopic dermatitis. N Engl J Med. 2014;371:130–9.

[156] Paul C, Cather J, Gooderham M, Poulin Y, Mrowietz U, Ferrandiz C, Crowley J, Hu C, Stevens RM, Shah K, Day RM, Girolomoni G, Gottlieb AB. Efficacy and safety of apremilast, an oral phosphodiesterase 4 inhibitor, in patients with moderate-to-severe plaque psoriasis over 52 weeks: a phase III, randomized controlled trial (ESTEEM 2). Br J Dermatol. 2015;173:1387–99.

[157] Zylicz Z, Krajnik M, Sorge AA, Costantini M. Paroxetine in the treatment of severe non-dermatological pruritus: a randomized, controlled trial. J Pain Symptom Manage. 2003;26:1105–12.

[158] Mayo MJ, Handem I, Saldana S, Jacobe H, Getachew Y, Rush AJ. Sertraline as a first-line treatment for cholestatic pruritus. Hepatology. 2007;45:666–74.

[159] Shakiba M, Sanadgol H, Azmoude HR, et al. Effect of sertraline on uremic pruritus improvement in ESRD patients. Int J Nephrol. 2012;2012:363901.

[160] Chan KY, Li CW, Wong H, Yip T, Chan ML, Cheng HW, Sham MK. Use of sertraline for antihistamine-refractory uremic pruritus in renal palliative care patients. J Palliat Med. 2013;16:966–70.

[161] van Os-Medendorp H, Ros WJ, Eland-de Kok PC, Kennedy C, Thio BH, van der Schuur-van der Zande A, Grypdonck MH, Bruijnzeel-Koomen CA. Effectiveness of the nursing programme 'Coping with itch': a randomized controlled study in adults with chronic pruritic skin disease. Br J Dermatol. 2007;156:1235–44.

[162] Evers AW, Duller P, de Jong EM, Otero ME, Verhaak CM, van der Valk PG, van de Kerkhof PC, Kraaimaat FW. Effectiveness of a multidisciplinary itch-coping training programme in adults with atopic dermatitis. Acta Derm Venereol. 2009;89:57–63.

[163] Bathe A, Matterne U, Dewald M, Grande T, Weisshaar E. Educational multidisciplinary training programme for patients with chronic pruritus. Acta Derm Venereol. 2009;89:498–501.

[164] Rosenbaum MS, Ayllon T. The behavioral treatment of neurodermatitis through habit-reversal. Behav Res Ther. 1981;19:313–8.

[165] Melin L, Frederiksen T, Noren P, Swebilius BG. Behavioural treatment of scratching in patients with atopic dermatitis. Br J Dermatol. 1986;115:467–74.

[166] Norén P, Melin L. The effect of combined topical steroids and habit-reversal treatment in patients with atopic dermatitis. Br J Dermatol. 1989;121:359–66.

第7章

瘢痕与应激

Annelyse Cristine Ballin, Bettina Carvalho, Katlein França and Flavia Lira Diniz

引言

瘢痕是皮肤和其他身体组织的伤口愈合过程的结果。虽然瘢痕是愈合过程的自然组成部分，但有时它们会偏离正常的过程，发展成为有问题的瘢痕[25]。

当自然愈合的过程失衡时（胶原蛋白的产生和降解），胶原合成增加、成纤维细胞增殖过度而出现的瘢痕可进一步发展成增生性瘢痕或瘢痕疙瘩。两者的区别在于，增生性瘢痕是在原病变范围内的隆起，随着时间的推移呈消退趋势；而瘢痕疙瘩则可以向原切口外延伸（图7-1）。此外，由于尚未确定愈合过程的持续时间，瘢痕疙瘩通常不会随着时间的推移出现明显的消退，并且在切除后很容易复发[4,14-15]。因瘢痕求治的患者中，大多数因瘢痕疙瘩或者同时罹患瘢痕疙瘩和增生性瘢痕而就诊[12]。

本章的目的是提供证据，即应激可以影响伤口愈合并产生不美观的瘢痕，如瘢痕疙瘩；提出合适的解决方案。

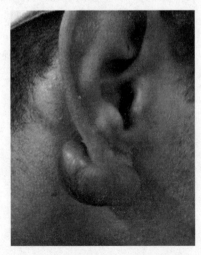

图 7-1　非裔美国患者的耳部瘢痕疙瘩

瘢痕的重要性

挛缩性皮肤瘢痕的影响

挛缩性瘢痕会导致功能丧失、生长受限、运动受限（特别是关节挛缩），不仅影响外观，还会对患者产生不良的心理影响。

手术治疗的增加

美国人口正在趋于老龄化。据估计，到 2050 年，65 岁及 65 岁以上的人口数量将比 2012 年增加近一倍 [24]。因此，人们在生命中需要接受手术治疗的可能性增加，也会产生很多的瘢痕。

随着人们对整形手术的益处有了心态和认识上的变化，整形外科手术的数量也在增加，很多新的产品和设备可供选择。但是，即使是无创性或微创性手术也会造成瘢痕 [22]。

任何手术，即使是小切口的内窥镜手术，也会留下瘢痕。这些小小的瘢痕会永久地提醒患者回忆起手术和疾病，而且其本身也可能成为一个问题。

外科医生的目标，尤其是在面部和（或）以整形美容为目的而进行的手术，是做出一个几乎不可见的切口（或尽可能使其最小化）。许多患者不希望别人知道他们自己曾接受过手术，尤其是整形手术。对于这些患者来说，明显的瘢痕会是一个很大的问题。

为了获得美观的切口，外科医生必须明确手术过程中应该避免的因素和应该进行的操作，并了解患者的习惯和特点。例如，众所周知，吸烟对瘢痕形成的所有阶段都会产生不良影响。理想情况下，在所有手术前，尤其是在会产生可见瘢痕的拉皮手术等整容手术之前接受手术者都应该戒烟 [23]。另外，患者的种族背景或皮肤类型（准确地说是 Fitzpatrick 分型的 IV 型或 V 型）也可能会对瘢痕产生负面影响 [12]，但这是无法改变的。外科医生的职责是识别并在可能的情况下，尽量改变影响瘢痕愈合的因素。

近期的研究发现了一个可以对伤口愈合过程产生影响的、有趣的、可以被调节的因素：应激。

可以通过多种减少焦虑的方法调节和管理应激，包括锻炼、放松技巧和药物治疗等，这些内容超出了本章讨论的范围。建议在有压力的时期，如学校考试期间，应尽量避免进行择期手术。

伤口愈合

伤口愈合的过程可以分为三个主要的阶段：炎症、增生和重塑。

炎症始于毛细血管破裂，凝血级联反应启动时。此时血管内容物渗出，形成纤维蛋白凝块。血小板脱颗粒释放多种酶和细胞因子，募集成纤维细胞等细胞。

伤口愈合的第二阶段是增殖，开始于创伤后第 4 天或第 5 天，此时成纤维细胞开始向伤口部位迁移，合成细胞外基质（extracellular matrix, ECM），为各种在伤口愈合过程中需要协同的细胞迁移铺平了道路。

伤口收缩通常于第 10~12 天开始。含有肌动蛋白纤维的肌成纤维细胞有助于引发伤口收缩。

到第 2~4 周，成纤维细胞产生更加强韧的胶原蛋白纤维替代最初的纤维蛋白。成熟的伤口中不再有开始时的弹性纤维网络，这也是瘢痕虽然坚实但缺乏弹性的原因。

伤口愈合的第三阶段，也是最后的阶段即重塑期，通常在组织损伤后 3 周开始。该阶段的微观表现包括成纤维细胞数量减少，血管闭塞和胶原纤维硬化（从 Ⅲ 型胶原转变为 Ⅰ 型胶原）。

一直到创伤后 6 个月，持续的胶原蛋白的产生和降解对成熟伤口基质的重塑具有显著作用。在此阶段，胶原蛋白的产生和降解处于平衡状态，胶原的数量没有明显变化。重塑期是瘢痕状态形成个体内部和个体之间差异的最重要的阶段，同样在此阶段，伤口可能会变成不好看的瘢痕。

这三个阶段不是截然分开，而是交织在一起的。整个愈合过程是这三个阶段同时发生的连续过程 [10,21]。

应激的衡量

应激有不同的类型，可以是慢性的、急性的、顺序的、久远的、现实的或可以感知的。

现实应激直接对主体产生影响，包括来自外界环境的应激（空气、水和噪声污染）、不健康的行为方式（吸烟、饮酒、饮食、睡眠不足），甚至心理应激（与人际关系、工作、财务等有关的问题）。另外，压力知觉是一个人对自己在某一特定时间点或时间段内所承受的应激程度的感受或想法，是个体与其所处环境相互作用的结果，对应激程度的评估受人格、应对资源和社会支持等特质的影响 [19]。

另一个问题是伤口愈合过程及随后所形成的不美观的瘢痕甚至瘢痕疙瘩，个体所经历的现实应激或压力知觉是否存在差异？要正确地回答这个问题，重要的是必须意识到现实应激和压力知觉并不成正比。有些个体有时面对较小的现实应激，也会感知很大应激。但是和现实应激一样，压力知觉也会升高皮质醇水平。

Burns 等对不同压力人群对疫苗的免疫反应进行了评估，发现高水平的压力知觉，而非生活事件压力（现实应激）与低抗体滴度（低免疫水平）相关[3]。

除了可以直接调节皮肤损伤的生理反应外，应激还可以通过促进一些有害于健康的行为方式间接地影响创伤的修复。与压力较小的人相比，承受更大压力的人更有可能增加酒精和烟草的使用，减少自己参加体育活动的机会，并出现睡眠障碍和偏向选择较差的饮食。这些消极的不健康行为习惯会加重应激对创伤生理愈合过程的不利影响[11]。

应激对瘢痕的病理生理学影响

现在认为，皮肤实际上是神经－免疫－内分泌系统的一部分，该系统有双向沟通信息的渠道：从外周（皮肤）到中枢（中枢神经系统），反之亦然（表 7-1）。

表 7-1　由皮肤产生的激素和信号，将皮肤与神经－内分泌－免疫系统联系起来

激　素	细　胞
促肾上腺皮质激素释放激素（CRH）	角质形成细胞、黑素细胞、毛囊皮脂腺单位
促肾上腺皮质激素（ACTH）和 α - 黑素细胞刺激素（α-melanocyte stimulating hormone, α-MSH）	角质形成细胞、黑素细胞、毛囊皮脂腺细胞、成纤维细胞、内皮细胞
皮质醇	角质形成细胞、毛囊皮脂腺单位
细胞因子和生长因子	细胞
IL-1	角质形成细胞、黑素细胞、成纤维细胞、内皮细胞
IL-6	角质形成细胞、成纤维细胞、毛囊皮脂腺单位、内皮细胞
TNF-α	角质形成细胞、黑素细胞
IFN-γ	角质形成细胞、成纤维细胞

以下是与皮肤相关的两个重要途径：①皮肤自身具有类似于下丘脑－垂体－肾上腺（HPA）轴的相应的通路，可以与全身的 HPA 轴协调应对机体的应激反应。HPA 轴的活动受下丘脑产生的促肾上腺皮质激素释放激素（CRH）的控制，CRH 激活垂体促肾上腺皮质激素（ACTH）的分泌，后者刺激肾上腺皮质类固醇的分泌。②皮肤中的神经主要为背根神经节的感觉神经，交感神经－肾上腺髓质轴在皮肤和肾上腺之间形成了一条直接通路。这个系统主要参与机体对外部或内部的系统性应激的适应性反应，保护皮肤免受紫外线和病原体等应激源带来的刺激。

皮肤对应激的反应包括出现瘙痒和疼痛（由神经营养因子和神经肽引起的心身性皮肤病）、出汗（可引起皮肤电导率和阻抗的改变，从而改变细胞向受损部位的迁移方

式），通过改变表皮通透性稳态而影响屏障功能，并促进感染（糖皮质激素水平升高导致表皮脂质合成受到抑制）。所有这些因素都可以改变伤口的愈合过程 [1,7,13,20]。

应激 X 瘢痕：人群研究

许多研究表明，心理应激会影响皮肤，如银屑病、特应性皮炎和荨麻疹等。基于动物模型的研究表明，失眠、过度拥挤和噪声引起的心理应激会影响伤口的愈合 [1,5]。在人群中也进行了一些前瞻性研究以评估应激对伤口愈合的作用（表 7-2）。

Furtado 等研究了应激对瘢痕疙瘩复发的影响。评估患者的压力知觉，使用医院焦虑抑郁量表（hospital anxiety and depression scale, HADS）评估焦虑、抑郁的水平，结果显示，瘢痕疙瘩复发组与未复发组无显著性差异。此外，在瘙痒和疼痛（应激症状）方面，两组之间也未发现差异。虽然两组的皮质醇水平都有所升高，但两组之间的差异不明显。皮肤电反应的测量结果显示，复发组交感神经系统释放的阈值较低，对急性应激的刺激更不稳定性。他们的结论是：虽然很难测量，但应激与瘢痕疙瘩的复发有关 [7]。

畸形瘢痕的预防

任何疾病，预防总是胜于治疗。正确的手术技术是预防手术性瘢痕的最重要方法，这些手术技术包括无菌操作、恰当的切口方向（如沿着 Langer 线来避免皮肤张力）、无创性组织处理、避免表面粗糙和精准的组织对合（5A's）。

在外科领域，除了掌握外科技巧和正确使用相关材料外，还可以通过某些步骤来预防瘢痕和瘢痕疙瘩。Liu 等回顾了在围手术期为预防或减少术后瘢痕而采取的预防性治疗，这些措施包括使用肉毒毒素、激光和皮内注射相关产品，均显示出可以有效最小化瘢痕的外观 [17]。

问题是这类治疗方法应在何种状况下用于患者？哪些患者更适合接受预防性瘢痕治疗？也许曾经有过术后的愈合不良史或者具有遗传因素的患者更容易出现不良愈合，这些患者当然应该接受预防瘢痕形成的治疗。

有瘢痕疙瘩个人史或家族史的患者具有瘢痕疙瘩的形成倾向，在进行任何手术前都应告知其瘢痕疙瘩复发的可能性和继续治疗的必要性。

某些非处方治疗方法是无创的，如软膏和硅胶膜，可建议所有患者使用。

重要的是记住外科医生的责任不会随着缝线的去除而结束，因为愈合的过程将持续数月，增生性瘢痕或瘢痕疙瘩的形成可能会延迟发生。因此，术后一年内的密切随访非常重要。

表 7-2 基于人群研究比较皮肤愈合和压力

作者	年份	样本量	对照组	皮肤损伤	应激状态	损伤后的皮肤评估	应激评估	结果和结论
Furtado 等[7]		25例瘢痕疙瘩患者	瘢痕疙瘩未复发组	瘢痕疙瘩切除	出现瘢痕疙瘩	瘢痕云雾复发、皮肤电反应	PSS、HADS、唾液皮质醇	心理应激影响术后瘢痕疙瘩的复发，表现为应激状态下皮肤电反应最小值和最大值的增加
Muizzuddin 等[18]	2003	28例女性	有	用胶带粘贴去除角质层	婚姻破裂与婚幸福组对照	损伤前后经表皮水分损失	PSS	婚姻破裂的心理应激似乎不会改变皮肤屏障强度，但对皮肤屏障恢复有负面影响
Garg 等[9]	2001	27例学生	同一患者的不同时期	玻璃纸胶带粘贴破坏屏障	寒假前的期末考试阶段（假定压力较大）和春假后（假设压力较小）	屏障破坏后的渗透性的动力学	PSS 情绪状态概况	心理压力知觉增加的同时，屏障破坏后渗透力恢复下降
Altemus 等[2]	2001	女性，包括25例面试压力，11例睡眠剥夺，10例运动后	否	胶带粘贴	经历紧张的处境，如面试，睡眠剥夺或运动	经表皮水失率，皮肤屏障功能恢复，角质层含水量（皮肤电导）	血浆水平：几种应激反应激素和细胞因子，NK细胞活性，外周血白细胞绝对值	急性社会心理和睡眠剥夺应激破坏女性的皮肤屏障稳态，这种破坏可能与应激诱导的细胞因子分泌变化有关
Cole-king 和 Harding[6]	2001	53例患者（31例女性和22例男性）	否	腿部慢性溃疡	焦虑和抑郁	伤口愈合（Likert量表）	HADS	伤口愈合与HADS之间的关系具有统计学意义：延迟愈合与较高的HAD平均得分相关，较高的HAD评分（指"病例"）也与延迟愈合相关
Kiecoltglaser 等[16]	1995	13例女性（年龄62.3±2.3岁）	13个年龄（60.4±2.8岁）和家庭收入匹配的对照	环钻活检	照顾患有阿尔茨海默病的女性X对照	伤口愈合，IL-1 的产生	照顾一位患有阿尔茨海默病的亲属的压力	护理患有阿尔茨海默病的患者组：伤口愈合时间较长；外周血白细胞较少的IL-1

注：HADS=医院焦虑和抑郁量表；PSS=压力感知质量表。

手术后，瘢痕的处理包括尽量减少张力（如使用胶带）、保持湿润（使用软膏或硅胶膜）、避免炎症（防晒霜和抗氧化剂），以及优化分子环境（按摩和物理性压力会改变关键酶的表达，减少胶原合成），以上这些在术后 12 个月之内都要注意。

心理评估

强烈建议在整形外科患者术前常规评估中纳入心理评估，主要的内容应包括身体意象、自尊和患者对手术结果的期望等。

即便手术本身是恰当的，甚至达到了完美的结果，但可能仍然不能满足患者最初的愿望，因为这是基于躯体的感知而非身体自然的外观。为了解决这些问题，已经开发了许多心理工具，而且仍在不断完善中。

面对瘢痕，低自尊的患者可能会比良好自尊的患者更倾向于认为瘢痕是丑陋的。或者，一个不可见的瘢痕对患者的生活质量的影响可能与可见瘢痕相同，这取决于患者的看法[8]。

鉴于应激水平可能与术后伤口的愈合不良有关，因此需要判断应激水平的评估是否同等重要。

即使是那些希望通过整形手术来矫正瘢痕、烧伤或其他意外伤害的患者也必须通过这些评估，以表明他们真正地理解手术可能发生的结果。即使完全消除了瘢痕，也无法使创伤后应激障碍（PTSD）的患者从心理创伤中完全恢复；然而，如果他们有现实的预期并接受适当的精神治疗，这些患者可能是矫形美容手术的适合人选。

治疗这样的患者可能需要一个包括皮肤科、整形外科、精神科医生及心理医生和理疗师在内的多学科团队协作。

结论

在任何美容手术前，心理评估对于了解患者的期望都很重要，同时压力评估也非常值得关注。

有必要进行更多的研究来得出结论，但瘢痕疙瘩的形成和复发可能与应激相关。另外，应激与伤口愈合之间的关系已经得到证实。

在进行更多高质量的研究之前，我们无法证实现实或压力知觉是否会导致瘢痕或瘢痕疙瘩的形成，但向所有患者提供咨询并推荐压力管理技术总是个好建议。

王恩晴　丁姗姗　译　张广中　审校

原著参考文献

[1] Aberg KM, Radek KA, Choi EH, Kim DK, Demerjian M, Hupe M, Kerbleski J, Gallo RL, Ganz T, Mauro T, Feingold KR, Elias PM. Psychological stress downregulates epidermal antimicrobial peptide expression and increases severity of cutaneous infections in mice. J Clin Invest. 2007;117(11):3339–49.

[2] Altemus M, Rao B, Dhabhar FS, Ding W, Granstein RD. Stress-induced changes in skin barrier function in healthy women. J Invest Dermatol. 2001;117(2):309–17.

[3] Burns V, Drayson M, Ring C, Carroll D. Perceived stress and psychological well-being are associated with antibody status after meningitis C conjugate vaccination. Psychosom Med. 2002;64(6):963–70.

[4] Carvalho B, Ballin AC, Berger R, Ribeiro TB, Cavichiolo J, Ballin CR, Mocellin M. Treatment of retroauricular keloids: revision of cases treated at the ENT Service of HC/UFPR. Intl Arch Otorhinolaryngol. 2012;16(2):195–200.

[5] Chen Y, Lyga J. Brain-skin connections: stress, inflammation and skin aging. Inflamm Allergy Drug Targets. 2014;13(3):177–90.

[6] Cole-King A, Harding KG. Psychological factors and delayed healing in chronic wounds. Psychosom Med. 2001;63(2):216–20.

[7] Furtado F, Hochman B, Farber PL, Muller MC, Hayashi LF, Ferreira LM. Psychological stress as a risk factor for postoperative keloid recurrence. J Pshychosom Res. 2012;72:282–7.

[8] Furtado F, Hochman B, Ferrara SF, Dini GM, Nunes JM, Juliano Y, Ferreira LM. What factors affect the quality of life of patients with keloid? Rev Assoc Med Bras. 2009;55(6):700–4.

[9] Garg A, Chren MM, Sands LP, Matsui MS, Marenus KD, Feingold KR, Elias PM. Psychological stress perturbs epidermal permeability barrier homeostasis: implications for the pathogenesis of stress-associated skin disorders. Arch Dermatol. 2001;137(1):53–9.

[10] Gauglitz GG, Korting HC, Pavicic T, Ruzicka T, Jeschke M. Hypertrophic scarring and keloids: pathomechanisms and current and emerging treatment strategies. Mol Med. 2011;17(1–2):113–25.

[11] Gouin J-P, Kiecolt-Glaser JK. The impact of psychological stress on wound healing: methods and mechanisms. Immunol Allergy Clin North Am. 2011;31(1):81–93.

[12] Hochman B, Farkas CB, Isoldi FC, Ferrara SF, Furtado F, Ferreira LM. Distribuição de queloide e cicatriz hipertrofica Segundo fototipos de pele de Fitzpatrick. Rev Bras Cir Plast. 2012;27(2):185–9.

[13] Hochman B, Furtado F, Isoldi FC, Nishioka MA, Ferreira LM. Psychological stress and skin wound healing: new highlights. In: Psychology of stress. New York: Nova Science Publishers, Inc; 2013.

[14] Hochman B, Ishizuka CK, Ferreira LM, Oliveira LQ, Locali RF. Disfunções cicatriciais hiperproliferativas: Cicatrizes hipertróficas. Estima. 2004;2(3):32–9.

[15] Hochman B, Locali RF, Oliveira LQR, Ferreira LM. Disfunções cicatriciais hiperproliferativas: Quelóide. Estima. 2004;2(4):33–9.

[16] Kiecolt-Glaser JK, Marucha PT, Malarkey WB, Mercado AM, Glaser R. Slowing of wound healing by psychological stress. Lancet. 1995;346(8984):1194–6.

[17] Liu A, Moy RL, Ozog DM. Current methods employed in the prevention and minimization of surgical scars. Dermatol Surg. 2011;37(12):1740–6.

[18] Muizuddin N, Matsui MS, Marenus KD, Maes DH. Impact of stress of marital dissolution on skin barrier recovery: tape stripping and measurement of trans-epidermal water loss (TEWL). Skin Res Technol. 2003;9(1):34–8.

[19] Phillips AC. Perceived stress. In: Encyclopedia of behavioral medicine. New York: Springer; 2007. p. 1453–4.

[20] Slominski A. A nervous breakdown in the skin: stress and the epidermal barrier. J Clin Invest. 2007;117:3166–9.

[21] Son D, Harijan A. Overview of surgical scar prevention and management. J Korean Med Sci. 2014;29:751–7.

[22] The American Society for Aesthetic Plastic Surgery. Statistics released by The American Society for Aesthetic Plastic Surgery, Issued 2015. Available at: www.surgery.org/media/statistics Accessed 11 May 2016.

[23] Thomas JR, Dizon TK. Preoperative evaluation of the aging neck patient. Facial Plast Surg Clin North Am. 2014;22(2):171–6.

[24] U.S Census Bureau. An aging nation: the older population in the United States. Issued May 2014. Available at: http://www.census.gov/prod/2014pubs/p25-1140.pdf. Accessed 11 May 2016.

[25] Vieira MH, Amini S, Valins W, Berman B. Innovative therapies in the treatment of keloids and hypertrophic scars. J Clin Aesthet Dermatol. 2010;3(5):20–6.

应激对皮肤搔抓的作用

Madhulika A. Gupta and Aditya K. Gupta

引言

医学和心身医学中"应激"概念的发展，很大程度上是基于 Claude Bernard, Walter Cannon 和 Hans Selye 的著作[1]。Bernard 讨论了机体维持"内部环境"或始终将体细胞维持于液体环境中能力的概念。Cannon 用"内稳态"一词来描述机体将包括血糖、体温在内的几种生理指标维持在一定范围内变化的能力[1]，提出了机体在内稳态面对威胁时，可以调节生理机能、校正感觉与接受能力失衡的正、负反馈系统。例如，面对寒冷应激、体温下降时，机体通过皮肤血管收缩、血液分流至内脏器官减少热量损失，并通过寒战增加热量的产生；当面临高热应激、体温升高时，通过血液从内脏流向皮肤，出汗增加的散热机制，促进体温恢复到正常水平[1]。Cannon 在威胁机体内稳态的应激源中增加了社会心理学的内涵，并在 20 世纪初提出了"战斗 – 逃跑反应"（fight or flight），阐释了与之相关的肾上腺分泌和交感神经系统的急性变化[1]。20 世纪中期，Selye 把应激定义为"身体对所作用的非特异性反应的总和"，后来证明其中一些变化与下丘脑 – 垂体 – 肾上腺（hypothalamic-pituitary-adrenal, HPA）轴的激活有关。此外，Selye 认为应激反应还包括试图逆转应激效应的特定成分[1]。

目前的应激概念认为应激反应具有一定的特异性，这取决于对内稳态刺激的性质、机体对应激源的有意识及潜意识的感知及机体对其应对能力的自知[1]。早期的内稳态概念认为：特定生理指标的值是恒定的；目前认识到这些生理指标的值在一定的正常范围内波动，并且这个正常范围也是可以变化的，例如，体温和皮肤血流量都存在昼夜的差别。1988 年 Sterling 和 Eyer 首次提出"非稳态"的概念，即对不同应激源的适应也包括所监测生理指标的水平出现一定范围内的可接受的变化[2]。涉及非稳态的适应由遗传、发育和过往的经验等因素决定。大脑是加工、处理应激效应和启动恰当的神经内分泌及行为反应的部位[1]。虽然适应反应在短时间内可能是有效的，但随着时间的推移，反应的累积效应可能会产生负面影响。例如，对引起瘙痒或其他感觉异常的应激（包括皮肤病的或心理的），搔抓或抠挖在最初是适应性的，但当搔抓或抠挖变成慢性行为时，可能会导致皮肤破溃或触发"瘙痒–搔抓循环"。发生这种不利影响的风险被称为"非稳态负荷"[1,3]。"非稳态负荷"是指涉及非稳态的效应物的长时间激活的结果或适应的代价[1,3]，为研究应激对身体（包括皮肤）在健康和疾病方面的影响提供了一个概念模型。作者认为搔抓皮肤最初是一种对应激的适应反应，在某些心身性皮肤病个体中，该反应加重或延长，从而导致了病理性结果。皮肤剥脱障碍（skin picking, SP）（也称"抠皮症"——译者注）是一种聚焦于身体的重复性行为，当反复搔抓、抠挖导致皮肤损伤时成为一个显著的临床症状，可能对患者的社会、职业或其他重要功能造成严重损害或带来巨大痛苦[4]。在《精神障碍诊断与统计手册》第五版（diagnostic and statistical manual of mental disorders, 5th edition, DSM-5）中[4]，临床上明显的皮肤搔抓归类为皮肤剥脱障碍。

用生物–心理–社会的方法处理应激和皮肤搔抓

皮肤的作用：①皮肤是一个免疫器官，在机体睡眠和清醒状态下，始终是代谢活跃的沟通机体内外环境的界面；②皮肤是一个在神经生物学、心理学和社会学层面贯穿整个生命周期的交流器官[5]。皮肤经常暴露于各种潜在的生理、心理失衡的刺激下，因其所处位置极为特殊，皮肤在保持内稳态过程中发挥着关键作用[6]。通过识别、分辨和整合各种生理性及社会心理性刺激，皮肤可以在复杂的环境下启动非稳态反应[6]。摩擦和搔抓皮肤往往是该反应的一个特征。由于应激对每个人的影响不尽相同，评估应激在皮肤搔抓中的作用时需要考虑到神经生物学、精神病学、社会心理学和皮肤病学等因素。另外，睡眠的调节作用也非常重要，因为皮肤搔抓和瘙痒往往有在晚上和入睡时加重的趋势，或者可能出现在睡眠期间。

关于心理应激、皮肤应激反应和皮肤内稳态的文献越来越多[7]。在一项非临床样本的调查中，过去 6 个月所经历的应激性重大生活事件的数量与皮肤出现异常感觉的频率和症状的严重程度增加相关，这些症状包括中重度皮肤瘙痒、蚁行感、刺痒、刺痛、针刺感、灼烧感、疼痛、皮肤触痛、容易瘀斑和感觉皮肤麻木[8]；这些症状可以引起搔抓和抠挖皮肤的行为。最常受累的身体部位是头皮（59.5%），最常见的症状是瘙痒（69.3%）。过去6个月重大生活事件的总次数与单个皮肤症状的严重程度相关（$0.22 \leqslant r \leqslant 0.41$，$P < 0.001$）；与全部症状的严重评分（皮肤分值的总和）相关（$r=0.40$，$P < 0.001$）[8]。在排除了可能存在的心理因素的混杂效应后（部分 $r=0.19$，$P=0.001$），应激性生活事件和皮肤感觉症状之间仍然明显相关。应激对皮肤内稳态的破坏可能导致皮肤感觉障碍，从而触发皮肤搔抓行为。

神经生物学因素

在局部和全身水平的应激反应中，皮肤产生快速的神经反应和较慢的体液或免疫反应[6]，并在内稳态中发挥着核心作用。局部和全身反应之间的协调是由皮肤发达的神经内分泌系统和免疫反应所介导的[6,9]。作为最大的感觉器官，皮肤有传入神经和传出神经，传入感觉神经将触觉、瘙痒、疼痛、温度和其他刺激传入中枢神经系统，而以交感神经为主的传出自主神经通过对血管收缩、竖毛肌功能、外分泌腺与顶泌汗腺活性的调节，在皮肤内稳态的维持中发挥重要的作用[5-6,10]。传出的自主神经释放经典的神经递质（如5-羟色胺、乙酰胆碱、去甲肾上腺素）、神经肽（如β内啡肽、神经肽Y、甘丙肽、血管活性肠肽）和一氧化氮等其他生物活性物质[6]，这些递质共同作用，最终导致出现瘙痒、红斑、水肿和高热等生理反应[6]，进而引发摩擦和搔抓皮肤的反应。至于应激后皮肤的免疫/神经内分泌反应的深入讨论，则超越了本章的范围。

睡眠和节律生理的作用

睡眠在皮肤内稳态中起主要作用，在皮肤搔抓与应激的关系中也发挥着重要的调节作用。睡眠和节律紊乱是心理应激的核心特征，可发生在各种应激相关或应激加重的精神障碍中，如心境障碍、焦虑障碍、强迫障碍和创伤后应激障碍[12-13]，并且可以与皮肤病共病[11]。另外，这些疾病也可能与皮肤搔抓有关。睡眠不足和（或）睡眠限制及昼夜节律紊乱可加重促炎症状态，是瘙痒性炎症性皮肤病的重要调节因素[14]，并可导致非病变皮肤的感觉反应，诱发抠挖和搔抓行为[10]。

人类皮肤角质层屏障作用的形成等皮肤生理的多个方面都表现出昼夜节律性[15]，同样包括经表皮水分丢失（trans-epidermal water loss，TEWL）——夜间皮肤的渗透性比早晨高[16]，TEWL升高提示夜间表皮屏障功能不佳。在晚上，特别是睡前，瘙痒的强度和搔抓皮肤的趋势更重，分析原因，考虑与此时段TEWL与皮肤温度都升高有关。特应性皮炎、银屑病和慢性特发性荨麻疹等瘙痒性皮肤病中，近65%可能与夜晚瘙痒阈值较低有关[14]。皮质醇水平低、表皮屏障功能下降、皮温升高，瘙痒和皮肤搔抓的这种昼夜变化的模式及其在夜晚阈值的降低，在很大程度上反映了节律调节因素的复杂性[5]。昼夜节律紊乱，如轮班工作增加了患瘙痒性炎症性皮肤病（如银屑病）的风险。昼夜节律紊乱是许多精神障碍的一个特征，越来越多的文献关注生物钟在代谢、炎症和免疫反应中的作用，节律紊乱导致内稳态失调可能与瘙痒和皮肤搔抓阈值降低有关。睡眠中的搔抓常显著导致与皮肤搔抓相关疾病的发生。患者可能会在睡眠中搔抓自己的皮肤，导致出血和皮肤剥脱，但自诉他们无法控制在睡眠中的搔抓行为。睡眠中的搔抓似乎与特定睡眠阶段的交感神经张力成正比（交感神经张力升高是应激和非稳态负荷的典型特征），最常发生在非快速眼动阶段（non-rapid eye movement, NREM）1 期和 2 期（或当前疾病分类学中的 N1 和 N2 阶段），而较少发生在交感神经张力最低的深睡阶段 NREM3 期和 4 期（或 N3 阶段）。在快速眼动睡眠（rapid eye movement sleep, REM）（REM 睡眠或 R 期睡眠）中，搔抓的严重程度与 2 期相似，此时交感神经张力处于中等水平[5,14]。

皮肤的感觉神经

在大多数情况下，皮肤搔抓发生于皮肤的不适感觉之后[10]。应激可以影响主观的皮肤感觉[8]。皮肤的感觉神经元可以将各种形式的信息传递给中枢神经系统，并具有特异性受体（化学感受器、热感受器、机械感受器）和高度特异的感觉功能的传感器[18]。这些受体分布在皮肤各处，但在不同的皮肤区域分布密度不同[18]。来自皮肤的感觉信号在中枢神经系统进行调控、整合，位于皮肤和体感皮层之间突触及神经元的躯体组织编码刺激信号的性质和位置信息[18]。神经末梢密度高的区域包括三叉神经的三个分支（V1、V2、V3）支配的面部区域、唇、指节垫和生殖器[19]。一般来说，躯干四肢近端表皮神经的密度比远端高[20]。面部从眶上到口周表皮神经纤维的密度降低，真皮有髓纤维的密度增加[19]。表皮神经纤维的密度越大，越有可能发生原因不明的感觉异常，其后常出现皮肤搔抓，面部和头皮是皮肤搔抓的好发部位[10]。表皮中主要分布着较细的轴突神经末梢或神经突，负责疼痛感知或伤害性感知，此外还包括自主神经纤维[18]。超过 90% 的表皮神经突由小直径的无髓 C 纤维和（或）较细的有髓 A-δ 纤维组成，参与疼痛的传感[18]。髓鞘的形成增加了轴突的直径和神经传导速度。痒觉通过无髓鞘 C 纤维亚群传递到中枢神经系统；这些神经纤维与疼痛传递有关的 C 纤维在解剖学上一致，但两者的功能不同[21]。瘙痒相关的传入 C 纤维通过脊髓丘脑束和丘脑向包括前扣带皮层和岛叶在内的高级中枢神经系统结构投射[22]。这些脑区在情绪调节和精神障碍中发挥作用，并可能解释皮肤感觉障碍中的精神因素的作用。岛叶也包含内感受的功能，为躯体所有的主观感觉提供了神经基础。与岛叶激活有关的起源于皮肤的部分内感受刺激包括瘙痒、灼烧感、刺痛感和血管舒张潮红等。传递痛觉和痒觉信号至中枢神经系统的表皮小纤维也具有重要的传出和营养作用[10]；小纤维参与介导血管舒缩，其传出功能通过刺激 P 物质和降钙素基因相关肽等的释放反过来又导致瘙痒[18,21]，瘙痒和其他感觉引起搔抓。皮肤中大多数传出性自主神经纤维属于交感神经，因此，当面临应激时，交感神经兴奋，这些皮肤反应有可能加重。

精神和社会心理因素

应激性皮肤搔抓可具有以下特点：（1）是一种由于应激引发或导致持续的原发性精神障碍。SP 可能是自主神经系统激活（如创伤后应激障碍）后引起的皮肤感觉异常的表现[13]。（2）SP 可能是一种条件反射，例如看电视时或临睡前容易出现搔抓皮肤，而此时皮肤的异常感觉的阈值较低，或者 SP 可能是属于强迫特质或强迫仪式的一部分[24]。（3）SP 可能是身体意象和内感受方面存在潜在问题及自我概念低下的体现[25]，如进食障碍和躯体变形障碍。SP 可能体现了患者对完美形象的期待，尤其是在面对应激时（如青少年痤疮患者皮损部位的表皮剥脱）。（4）SP 可以调节情绪[26-28]，特别是在交感神经兴奋性增强时。但同时，SP 也可以造成自我损伤。高水平的应激和解离常伴有搔抓、抠挖行为。面对严重应激，当情绪处于极端并且超出患者通常的应对能力或"忍耐窗口"的范围时，可以出现解离（图 8-1）[28]。解离是应激综合征（如创伤后应激障碍）的一个典型特征，它与痛觉阈值和皮肤麻木的增加有关[29]，可能是导致皮肤搔抓和人工性皮肤病的关键因素[30]。和焦虑一样，解离评分可以是轻微的、在非临床范围内（如偶尔心不在焉）到严重（如解离性身份障碍）。在非皮肤病学样本（包括精神病患者和社区非临床参与者）中，皮肤感觉症状的严重程度与解离评分直接相关（$r = 0.56$，$P < 0.001$）；麻木、疼痛和瘙痒是解离评分的最佳预测因子（调整后$r = 0.34$，$P < 0.001$）[31]。以上所讨论的四种主要机制并非相互排斥，而是彼此共存的，这取决于潜在的精神病理学。通常，在中度到高水平的应激下，发生的情绪调节困难（图 8-1）和解离，可能是临床皮肤搔抓发病机制中最重要的心身因素。

如果患者持续处于高警觉的状态，摩擦、抠挖、抓挠皮肤，咬甲癖、剔甲癖、拔毛癖等可能复发。大多数行为是过度兴奋的症状——有些则反映了患者自我调节的尝试，如通过这些行为达到自我舒缓的目的，降低兴奋性。自我造成的损伤的形成，可以看作是"非稳态负荷"的标志。

较高的交感神经张力可能与反复发作的特发性荨麻疹、胆碱能荨麻疹和皮肤反应性增高的皮肤划痕征有关，使患者倾向于搔抓皮肤，延长"瘙痒 – 搔抓循环"。

处于高警觉的情况下，一些患者可能出现解离症状，对自我造成的损伤很少或根本没有记忆；常见于拔毛癖、严重的皮肤搔抓和人工皮炎患者。

高水平解离与麻木和皮肤感觉降低有关，是引起皮肤搔抓和人工皮炎的原因之一，人工皮炎患者可借助化学品、尖锐物品造成自身大面积皮损，并对自我损伤没有记忆。

交感神经系统兴奋，汗腺活动增加，进而皮肤电导增加，皮肤的神经内分泌活动增加。

高警觉可能出现极度麻木的状态，患者会反复自我损伤，如搔抓障碍，人工皮炎。由于缺乏护理和患者的忽视，自我损害所致的皮损可能出现感染等并发症。

↑　↑　↑　↑　↑　↑　↑
交感神经高度兴奋状态
_____
"忍耐窗口" ——为患者能够调节紧张情绪的范围，不会对皮肤及附属器产生过度的影响。当应激状态终止时，自主神经系统恢复到基线水平，并维持内稳态
_____
副交感神经低兴奋状态
↓　↓　↓　↓　↓　↓　↓

图 8-1　情绪失调、自主神经系统反应性和皮肤的自身调控（包括皮肤搔抓）（改编自 Gupta）[28]

皮肤搔抓障碍（剥脱障碍）

在《精神障碍诊断与统计手册》第五版（DSM-5）中，反复的皮肤搔抓通常累及面部、上肢和手部，导致出现皮肤损害，给患者带来巨大的痛苦并影响其职业、社会或其他方面的功能，归属于强迫及相关障碍（obsessive-compulsive and related disorders, OCRD）中的皮肤剥脱障碍（skin-picking disorder, SPD）[4]。SPD 多始于青春期发生痤疮后，出现对痤疮皮损的抠、挤、挑等行为造成剥脱，但抠挖也可能发生在临床正常的皮肤、皮肤轻微的不规则性改变、粉刺、老茧或由自行剥离造成的疮痂[4]。SPD 可发生于所有年龄人群，并可首先发生于因事故或疾病而丧失活动能力的既往健康的患者[32]。SP 可能伴随一系列涉及皮肤或痂的仪式或行为。一些患者搔抓或抠挖皮肤时非常专注，伴有紧张的情绪，搔抓、抠挖后得到缓解，这些特征与强迫的症状相符[4]。有些患者则可能是自动搔抓、抠挖行为而似乎全然没有意识，行为之前也没有精神紧张，与解离的症状一致[5]。DSM-5 提及许多患者两种行为兼而有之（强迫和解离）。在发生 SP 行为前没有紧张情绪或完全没有意识到自己行为的患者，往往会有更高水平的应激和解离，这类患者需要稳定剂并评估其自杀风险[5]。众所周知，应激性生活事件与出现强迫的症状有关[33]，出现解离前也常伴有心理创伤和创伤性应激[34]。因此，应激可能先于皮肤剥脱障碍，也可能是皮肤剥脱障碍的结果。

躯体变形障碍

涉及痤疮或其他皮损的皮肤搔抓，可能是躯体变形障碍（body dysmorphic disorder, BDD）（DSM-5）中过度修饰的一个特征，也被归在强迫及相关障碍类别下。患者头脑中对于其自我感知的外表的缺陷有明显的先占观念 [4]。患者试图修正自我感知的皮肤缺陷的强迫性抠挖、搔抓行为可导致皮肤损伤和感染 [4]。这些行为并不能给患者带来愉悦的感觉，有时还会增加焦虑和烦躁，并导致有临床意义的显著的痛苦或社会、职业和其他领域的功能损害，但是患者自觉被驱使，必须执行抠挖、搔抓行为 [4]。

其他精神障碍

许多其他精神障碍都会出现搔抓行为，应激在这些疾病的发生或恶化中发挥作用 [4]。

重性抑郁障碍

重性抑郁障碍（major depressive disorder, MDD）是皮肤病最常合并的精神障碍。MDD 与瘙痒感知阈值的降低有关 [35]。MDD 可能与多种皮肤感觉异常的放大有关，这些皮肤感觉异常均可导致皮肤搔抓 [10]。

创伤后应激障碍

在创伤后应激障碍（posttraumatic stress disorder, PTSD）中，可能会以多种方式重新经历创伤事件，包括解离性情景再现，如皮肤感觉重现代表了创伤经历时的皮肤感觉。自主兴奋也可导致皮肤交感神经反应性增强，表现为皮肤感觉异常 [10]，这些症状可导致皮肤搔抓行为的发生。

解离障碍

解离障碍（dissociative disorders, DD）通常发生在极度紧张的状态下，这与明显的过度唤醒或低唤醒有关。皮肤可能是减少压力的行为靶点，表现为包括搔抓、抠挖等过度摆弄、处理皮肤及其附属器。

精神分裂症和其他精神障碍

躯体妄想和触觉幻觉可能与皮肤搔抓有关，包括寄生虫妄想症或其他与皮肤有关的感觉妄想。

皮肤疾病

至少在 1/3 的皮肤病患者中，心理应激和精神因素是重要的发病因素[36]。大量因心理应激而加重的皮肤病具有免疫学基础，并与瘙痒有关，如银屑病、特应性皮炎和慢性特发性荨麻疹。应激可促使这些患者发生皮肤搔抓。已发现银屑病患者的 HPA 轴皮质醇反应变弱，对应激源的交感神经反应增强[37-39]，这些因素可降低瘙痒感觉阈值，使患者容易发生搔抓行为。

鞠延娇 译 谢志强 审校

原著参考文献

[1] Goldstein DS, Kopin IJ. Evolution of concepts of stress. Stress. 2007;10(2):109–20.

[2] McEwen BS. Stress, adaptation, and disease. Allostasis and allostatic load. Ann N Y Acad Sci. 1998;840:33–44.

[3] McEwen BS, Stellar E. Stress and the individual. Mechanisms leading to disease. Arch Intern Med. 1993;153(18):2093–101.

[4] American Psychiatric Association. Obsessive-compulsive and related disorders. Diagnostic and statistical manual of mental disorders. 5th ed. Arlington, VA: American Psychiatric Association; 2013. p. 235–64.

[5] Gupta MA, Gupta AK. Current concepts in psychodermatology. Curr Psychiatry Rep. 2014;16(6):449.

[6] Slominski AT, Zmijewski MA, Skobowiat C, Zbytek B, Slominski RM, Steketee JD. Sensing the environment: regulation of local and global homeostasis by the skin's neuroendocrine system. Adv Anat Embryol Cell Biol. 2012;212:V, vii, 1–115.

[7] Hunter HJ, Momen SE, Kleyn CE. The impact of psychosocial stress on healthy skin. Clin Exp Dermatol. 2015;40(5):540–6.

[8] Gupta MA, Gupta AK. Stressful major life events are associated with a higher frequency of cutaneous sensory symptoms: an empirical study of non-clinical subjects. J Eur Acad Dermatol Venereol. 2004;18(5):560–5.

[9] Arck PC, Slominski A, Theoharides TC, Peters EM, Paus R. Neuroimmunology of stress: skin takes center stage. J Invest Dermatol. 2006;126(8):1697–704.

[10] Gupta MA, Gupta AK. Cutaneous sensory disorder. Semin Cutan Med Surg. 2013;32(2):110–8.

[11] Gupta MA, Levenson JL. Dermatology. In: Levenson JL, editor. The American Psychiatric Publishing textbook of psychosomatic medicine: psychiatric care of the medically ill. 2nd ed. Washington, DC: American Psychiatric

Association; 2011. p. 667–90.

[12] Boland EM, Ross RJ. Recent advances in the study of sleep in the anxiety disorders, obsessive-compulsive disorder, and posttraumatic stress disorder. Psychiatr Clin North Am. 2015;38(4):761–76.

[13] Gupta MA. Review of somatic symptoms in post-traumatic stress disorder. Int Rev Psychiatry. 2013;25(1):86–99.

[14] Gupta MA, Gupta AK. Sleep-wake disorders and dermatology. Clin Dermatol. 2013; 31(1):118–26.

[15] Yosipovitch G, Xiong GL, Haus E, Sackett-Lundeen L, Ashkenazi I, Maibach HI. Time-dependent variations of the skin barrier function in humans: transepidermal water loss, stratum corneum hydration, skin surface pH, and skin temperature. J Invest Dermatol. 1998; 110(1):20–3.

[16] Yosipovitch G, Sackett-Lundeen L, Goon A, Yiong Huak C, Leok Goh C, Haus E. Circadian and ultradian (12 h) variations of skin blood flow and barrier function in non-irritated and irritated skin-effect of topical corticosteroids. J Invest Dermatol. 2004;122(3):824–9.

[17] Jones SG, Benca RM. Circadian disruption in psychiatric disorders. Sleep Med Clin. 2015;10(4):481–93.

[18] Oaklander AL, Siegel SM. Cutaneous innervation: form and function. J Am Acad Dermatol. 2005;53(6):1027–37.

[19] Nolano M, Provitera V, Caporaso G, Stancanelli A, Leandri M, Biasiotta A, et al. Cutaneous innervation of the human face as assessed by skin biopsy. J Anat. 2013;222(2):161–9.

[20] Lauria G, Holland N, Hauer P, Cornblath DR, Griffin JW, McArthur JC. Epidermal innervation: changes with aging, topographic location, and in sensory neuropathy. J Neurol Sci. 1999;164(2):172–8.

[21] Oaklander AL. Common neuropathic itch syndromes. Acta Derm Venereol. 2012;92(2):118–25.

[22] Patel TS, Yosipovitch G. Central transmission: from skin to brain. In: Misery L, Stander S, editors. Pruritus. London: Springer; 2010. p. 23–6.

[23] Craig AD. The sentient self. Brain Struct Funct. 2010;214(5–6):563–77.

[24] Gupta MA, Gupta AK, Schork NJ. Psychosomatic study of self-excoriative behavior among male acne patients: preliminary observations. Int J Dermatol. 1994;33(12):846–8. 25.

[25] Gupta MA, Gupta AK, Schork NJ. Psychological factors affecting self-excoriative behavior in women with mild-to-moderate facial acne vulgaris. Psychosomatics. 1996;37(2):127–30.

[26] Roberts S, O' Connor K, Belanger C. Emotion regulation and other psychological models for body-focused repetitive behaviors. Clin Psychol Rev. 2013;33(6):745–62.

[27] Roberts S, O' Connor K, Aardema F, Belanger C. The impact of emotions on body-focused repetitive behaviors: evidence from a non-treatment-seeking sample. J Behav Ther Exp Psychiatry. 2015;46:189–97.

[28] Gupta MA. Emotional regulation, dissociation, and the self-induced dermatoses: clinical features and implications for treatment with mood stabilizers. Clin Dermatol. 2013;31(1): 110–7.

[29] van der Kolk BA, Greenberg MS, Orr SP, Pitman RK. Endogenous opioids, stress induced analgesia, and posttraumatic stress disorder. Psychopharmacol Bull. 1989;25(3):417–21.

[30] Gupta MA, Gupta AK, Vujcic B. Body-focused repetitive behaviors (hair-pulling, skin-picking, onychophagia) and dissociation: an under-recognized association. Biol Psychiatry. 2015;77(9):48S.

[31] Gupta MA, Gupta AK. Medically unexplained cutaneous sensory symptoms may represent somatoform dissociation: an empirical study. J Psychosom Res. 2006;60(2):131–6.

[32] Gupta MA, Gupta AK, Haberman HF. Neurotic excoriations: a review and some new perspectives. Compr Psychiatry. 1986;27(4):381–6.

[33] Goldberg X, Soriano-Mas C, Alonso P, Segalas C, Real E, Lopez-Sola C, et al. Predictive value of familiality, stressful life events and gender on the course of obsessive-compulsive disorder. J Affect Disord. 2015;185:129–34.

[34] Ford JD, Gomez JM. The relationship of psychological trauma and dissociative and posttraumatic stress disorders to nonsuicidal self-injury and suicidality: a review. J Trauma Dissociation. 2015;16(3):232–71.

[35] Gupta MA, Gupta AK, Schork NJ, Ellis CN. Depression modulates pruritus perception: a study of pruritus in psoriasis, atopic dermatitis, and chronic idiopathic urticaria. Psychosom Med. 1994;56(1):36–40.

[36] Gupta MA, Gupta AK. Psychodermatology: an update. J Am Acad Dermatol. 1996;34(6):1030–46.

[37] Arnetz BB, Fjellner B, Eneroth P, Kallner A. Stress and psoriasis: psychoendocrine and metabolic reactions in psoriatic patients during standardized stressor exposure. Psychosom Med. 1985;47(6):528–41.

[38] Richards HL, Ray DW, Kirby B, Mason D, Plant D, Main CJ, et al. Response of the hypothalamic-pituitary-adrenal axis to psychological stress in patients with psoriasis. Br J Dermatol. 2005;153(6):1114–20.

[39] Evers AW, Verhoeven EW, Kraaimaat FW, de Jong EM, de Brouwer SJ, Schalkwijk J, et al. How stress gets under the skin: cortisol and stress reactivity in psoriasis. Br J Dermatol. 2010;163(5):986–91.

第9章

应激在人工皮炎中的作用

Zeba Hasan Hafeez

人工皮炎（或称"人为性皮炎"）是一种原发性精神障碍，伴有继发的皮肤表现。"原发性精神障碍"一词表明了本病没有原发性皮肤病变[1]，其皮损是由患者的自我伤害造成的，但患者通常会否认这一点[2-3]。皮损的产生是为了通过患者的角色，满足被照护、被关心的潜意识的内心的心理需求[4-5]。《精神障碍诊断与统计手册》第五版（DSM-5）已将其归类于躯体症状及相关障碍部分[6]。

流行病学

据报道，在皮肤病患者中人工皮炎（dermatitis artefacta, DA）的发病率为0.3%[3]。皮损是使患者从潜在的精神困扰中转移注意力的一种"防御"方式[7]。患者或其近亲或多或少都有些健康方面的问题[8]。

人工皮炎的发病年龄范围很广，发病的年龄段为9~73岁，其中发病率最高的是青少年和30岁以下的成年人。女性更多受累，女性患者与男性患者的比例为20：1~4：1[9]。在10%~15%的健康儿童中观察到各种自伤行为，尤其是9~18个月的婴幼儿。3岁后仍然出现这些自伤行为具有病理学意义。研究发现，精神病住院患者[10]和老年男性中会出现人工皮炎[8,11-13]，老年人群中患病的男女比例为2：1，患者更容易造成一些细微的皮损，既往史常有假性癫痫，腹痛，晕厥，慢性疲劳，背痛等躯体化疾病。一项对43位患者的随访研究中，一名81岁的女性（被诊断为阿尔茨海默病）的腿上有一条被遗忘的橡皮筋，而另一名80岁的女性在她的结婚戒指下也发现了一条橡皮筋*。

临床表现

皮损表现多样，形态各异，经常表现为正常皮肤包绕的边界锐利、独特、几何状边缘的损害。可见渗液、结痂或瘢痕，并伴有炎症后色素减退或色素沉着。皮损的数量可以从一个、几个到几百个不等，在慢性病例中，瘢痕可能是唯一的特征。皮损分布于患者容易触及的部位（如面部、四肢伸侧面和上背部）。反复的自我搔抓会加重已存在的皮损[2]。单个皮损的形态特征与损害形成的方式有关，不符合任何已知的皮肤病的模式，并且难以愈合。可见水疱、紫癜、溃疡、红斑、水肿、窦道、结节，由指甲或其他尖锐物体导致的深度剥脱、化学和热灼伤，四肢或手指周围的血液循环受阻[2,8]。可见，人为的皮损具有极大的破坏性。

"空白病史"也是本病的一个临床表现。患者大都坚持说皮损的出现没有诱因，有时甚至坚称皮损是一夜之间或短时间内突然出现的[8,15]。患者通常表现为漠不关心，然而家庭成员则非常不安，经常愤怒并与患者针锋相对。通常情况下，患者及其家属已经咨询了不同专业的多个医生并进行了大量的检查[8]。

人工皮炎的鉴别诊断

需要与 Weber-Christian 综合征、大疱性类天疱疮、蜂窝织炎、血管炎、坏疽性脓皮病、深部真菌感染、节肢动物叮咬和胶原血管病相鉴别[2,8]。

应激和精神共病的作用

心理应激与多种皮肤病的发生或加重有关[16-17]。在文献中，"应激"一词被用来强调个体生命中经历的重大灾难的后果。这里，灾难既包括自然出现的，也包括意外发生的，如大地震或危及生命的事件。心理应激关注患者对自己应对生活境遇的能力的主观评价（如对罹患某种社会污名的皮肤病或者是亲人的意外死亡所引起的应激）[17]。躯体创伤是更为严重的应激形式，包括战争、酷刑、集中营经历、严重事故或疾病、儿童期虐待、性虐待、家庭暴力、人身攻击/躯体虐待[17]。

在抑郁症患者中，经常会发现应激导致的下丘脑－垂体－肾上腺轴[17]的激活，另外，

---

* 一些患者的皮肤问题（如缺血、变黑等）与皮筋长期压迫，血液循环受阻有关，提示医生要仔细检查。

在抑郁症患者中皮肤病也更为普遍，因此这种生物学因素可能具有重要的作用。由于存在内省和身体意象方面的问题，人工皮炎常与神经性厌食症相提并论，两者确实也经常共病[10]。人工皮炎患者大多性格内向，以自我为中心，情绪不成熟。成年后，对于应激的状况，由于不成熟的人格类型[2]，患者往往比较冲动。应激时，患者感觉非常困难，自身较差的沟通能力更进一步加剧了他们的不适感[7,18]。已发现个体在成长阶段情感障碍的背景可以导致其后生活的不安全感与孤独感。人工皮炎的发生与重大生活事件的心理应激密切相关。肉眼可见的皮损代表患者尝试着用无声的方式表达内心的渴求[7]。

由人为所致疾病的患者通常对医疗系统有依赖性，他们具有适应不良的应对技能。这种行为通常发生在丧失的场景下，如亲人离世或者失业。设法得到家人、朋友和医学专业人士的关注可能是获得情感安慰的一种方式。他们有装病的动机，最初是在家庭内部，随后发展至医疗场所。行为理论的假设是，在生命的早期，这些人的患病的角色曾被强化。患者可能有自我怨恨和内疚的感觉，病态的不适当退行和逃避成年的责任[9]。据报道，性虐待的心理创伤可促发人工皮炎[9-10,19]。人工皮炎也可象征愤怒和与权威人物的冲突（学校恐惧症就是一个恰当的例子）。他们通常在童年经历过情感剥夺，导致身体意象不稳定，需要被照顾[7]。面对亲子关系失衡（如拒绝型的母亲，缺席的父亲）、霸凌、身体变化和使用毒品时，儿童和青少年常会产生焦虑和不成熟的应对方式。自伤引发的疼痛的感觉和躯体的损害可以减轻他们的孤立感和痛苦，甚至帮助他们建立认同感[1]。慢性患者通常伴有人格障碍，尤其是边缘型人格障碍女性的歇斯底里和偏执型人格障碍的男性[7,9]。

在一项对平均年龄为 18 岁的 30 名住院患者（29 名女性和 1 名男性）的观察研究中，30% 的患者来自单亲家庭，30% 童年时期曾遭到过躯体或性虐待，高达 73% 的患者曾有自杀企图，63% 曾住院治疗。每位患者至少有两个针对不同身体部位的自伤经历：前臂 90%、大腿 26.7%、小腿 16.7%、胸部 10%、腹部 10%、手和脸 6.9%、手臂 6.7%、足部 3.3%；物质滥用：烟草 46.7%、酒精 23.3%、毒品 16.7%；进食障碍：50% 患有限制性神经厌食症。精神障碍的诊断包括抑郁障碍（36%），人格障碍（20%），精神病（10%）及伴有人格障碍的抑郁障碍（33.3%）[10]。

心因性紫癜，也称 Gardner-Diamond 综合征或自体红细胞致敏综合征，是一种罕见病，其特征是自发性的、无法解释的和疼痛性的瘀斑，主要见于四肢和躯干，但也可能发生在身体的其他部位。皮损发生之前常有严重的应激和情感创伤。女性多见，但是也有个案报道青少年和男性发病[20]。

一般来说，人工皮炎患者的自杀率通常较低[2]。然而，有研究发现，易感个体，特别是有习惯性自伤的女性患者存在自杀倾向[21]。观察发现，人为损伤可以暂时缓解患者的冲动念头、人格解体和显著的焦虑症状。这些人群常合并进食障碍、物质滥用[21]。人工皮炎与解离性身份障碍有关[22-23]。

治疗

尽管皮肤科医生与精神科医生合作治疗具有很大的挑战性，但对于管理心身性皮肤病患者，的确可以达到最佳效果。可以转诊到精神科或多学科诊所[11,13]，但患者往往并不情愿接受转诊至精神科的安排。人工皮炎的治疗包括医患的关系、局部和系统的治疗。任何成功的治疗都需要支持、信任、非评判的关系，可以通过共情、表达承诺[15]，仔细回顾患者携带的全部资料和既往的记录而逐步建立[11,14]。临床医生应该避免与患者直面其行为或皮损产生具体原因的讨论，因为这可能会适得其反。当讨论皮肤损害时，强调压力或抑郁是引发皮损的诱因可能是有益的，这样做更容易让患者接受进一步咨询精神科医生的转诊建议[1]。

需要详细评估患者的病史，包括慢性皮肤病、各种慢性疾病、精神病和社会心理问题。根据皮损的严重程度和自杀风险的评估结果，有些患者可能需要住院接受治疗。一般的皮肤护理措施包括洗浴、清创、润肤剂和局部抗菌剂。封闭性敷料的使用可以促进愈合[11,13]。由于很可能出现依赖性，故应避免使用止痛药物。系统治疗可能包括使用皮肤类、精神类药物。根据微生物培养和实验结果可能需要口服抗生素或抗真菌药物，另外还可以使用抗组胺药（用于瘙痒）和营养补充剂（如铁剂或维生素 B_{12}）[11]。患者常见焦虑，可酌情使用选择性 5- 羟色胺再摄取抑制剂，或选择丁螺环酮或苯二氮䓬类[1] 等抗焦虑药物进行缓解。SSRIs 是治疗抑郁症的一线药物，较高剂量可用于治疗强迫和自伤行为。最近，对一名 15 岁的心因性紫癜的女孩予以严格支持治疗，同时使用 10 mg 艾司西酞普兰以缓解她的抑郁状况。3 个月和 6 个月随访时患者的症状已完全缓解，情绪症状明显改善[20]。

三环类抗抑郁药（tricyclic antidepressant, TCA）具有抗组胺、止痒和抗抑郁特性（如多塞平），推荐用于伴或不伴焦虑的以瘙痒为主要症状的抑郁患者。具有镇痛作用（如阿米替林）的 TCA 适用于以疼痛（如灼烧感或刺痛感）为首要症状的抑郁患者[24]。当皮损与精神病或妄想症状相关时，可考虑短期使用低剂量的典型（如匹莫齐特）和非典型抗精神病药物（如奥氮平[25]、阿立哌唑[8]、利培酮和喹硫平）。

可以考虑非药物补充替代治疗。这些治疗可能包括针灸、认知行为疗法（如厌恶疗法，全身脱敏或强化疗法）、生物反馈、芳香疗法和催眠[26]。

病程和预后

人工皮炎的病程和预后各不相同，且很可能与潜在的精神障碍的状况有关。有些病例在接受基本的精神科治疗后即可康复，然而对其他病例来说，疾病可能会持续几十年[7]。在一项对 43 名患者进行的持续 22 年[14] 随访研究中，观察到 30% 的患者在最初症状发作后的 12.4 年持续出现皮损。除了儿童期的症状可能是当时的社会心理应激的短暂反应外，多数患者的预后不良，病情似乎随着患者生活境遇的变化而消长[8,11,13,14]。

黄　妍　王晓旭　译　张广中　审校

原著参考文献

[1] Wong JW, Nguyen Tien V, Koo JYM. Primary psychiatric conditions: dermatitis artefacta, trichotillomania and neurotic excoriations. Indian J Dermatol. 2013;58(1):44–8.

[2] Gupta MA, Gupta AK, Haberman HF. The self-inflicted dermatoses: a critical review. Gen Hosp Psychiatry. 1987;9:45–52.

[3] Griesemer RD, Nadelson T. Emotional aspects of cutaneous disease. In: Fitzpatrick TB, Eisen HZ, Wolff K, Freedberg IM, Austen KF, editors. Dermatology in general medicine. New York: McGraw-Hill; 1979. p. 1353–13632.

[4] Koblenzer CS. Neurotic excoriations and dermatitis artefacta. Dermatol Clin. 1996;14:447–55.

[5] Taylor S, Hyler SE. Update on factitious disorders. Int J Psychiatry Med. 1993;23:81–94.

[6] Reynolds CF. Somatic symptom disorders. Diagnostic and statistical manual of mental disorders. In: American Psychiatric Association. fifthth ed. Arlington VA: American Psychiatric Publishing; 2013.

[7] Fabisch W. Psychiatric aspects of dermatitis artefacta. Br J Dermatol. 1980;102(1):29–34.

[8] Koblenzer CS, Gupta R. Neurotic excoriations and dermatitis artefacta. Semin Cutan Med Surg. 2013;32:95–100.

[9] Millard LG, Millard J. Psychocutaneous disorders. In: Burns T, Creathnach S, Cox N, Griffiths C, editors. Rook's textbook of dermatology, vol. 3. 8th ed. Oxford: Wiley-Blackwell; 2010. p. 64.35.

[10] Baguelin-Pinaud A, Seguy C, Thibaut F. Self-mutilating behaviour: a study on 30 inpatients. Encéphale. 2009;35(6):538–43.

[11] Koblenzer CS. Dermatitis artefacta. Clinical features and approaches to treatment. Am J Clin Dermatol. 2000;1(1):47–55.

[12] Meadow SR. Who's to blame–mothers, Munchausen or medicine? J R Coll Physicians Lond. 1994;28(4):332–7.

[13] Gattu S, Rashid RM, Khachemoune A. Self-induced skin lesions: a review of dermatitis artefacta. Cutis. 2009;84(5):247–51.

[14] Sneddon I, Sneddon J. Self-inflicted injury: a follow-up study of 43 patients. Br Med J. 1975;1:527–30.

[15] Van Moffaert M. The spectrum of dermatological self-mutilation and self-destruction including dermatitis artefacta and neurotic excoriations. In: Koo JYM, Lee CS, editors. Psychocutaneous medicine. New York: Marcel Decker; 2003. p. 169–89.

[16] Gupta MA, Gupta AK. Psychodermatology: an update. J Am Acad Dermatol. 1996;34:1030–46.

[17] Gupta MA, Lanius RA, Van der Kolk BA. Psychologic trauma, posttraumatic stress disorder, and dermatology. Dermatol Clin. 2005;23(4):649–56.

[18] Doran AR, Roy A, Wolkowitz OM. Self-destructive dermatoses. Psychiatr Clin North Am. 1985;8(2):291–8.

[19] Gupta MA, Gupta AK. Dermatitis artefacta and sexual abuse. Int J Dermatol. 1993;32(11):825–6.

[20] Jafferany M, Bhattacharya G. Psychogenic Purpura (Gardner-Diamond Syndrome). Prim Care Companion CNS Disord. 2015;17(1). doi:10.4088/PCC.14br01697.

[21] Favazza AR, Conterio K. Female habitual self-mutilators. Acta Psychiatr Scand. 1989;79(3):283–9.

[22] Saxe GN, Chawla N, Van der Kolk B. Self-destructive behavior in patients with dissociative disorders. Suicide Life Threat Behav. 2002;32(3):313–20.

[23] Shelley WB. Dermatitis artefacta induced in a patient by one of her multiple personalities. Br J Dermatol. 1981;105(5):587–9.

[24] Lee CS, Koo J. Psychopharmacologic therapies in dermatology: an update. Dermatol Clin. 2005;23(4):735–44.

[25] Lowry CL, Bewley A, Taylor R. Facial ulcer treated with olanzapine. Clin Exp Dermatol. 2013;38(5):504–6.

[26] Shenefelt PD. Complementary psychocutaneous therapies in dermatology. Dermatol Clin. 2005;23(4):723–34.

第10章

皮肤心身肿瘤学与应激

Katlein França and Torello Lotti

引言

皮肤癌作为世界上最常见的一类恶性肿瘤，主要多见于肤色白皙的人群。由于发病率和死亡率的攀升，皮肤癌对公众健康构成威胁[1]。皮肤癌的危险因素包括紫外线辐射、年龄、遗传易感性、男性和体质因素，如头发颜色、色素痣的数量、皮肤颜色和皮肤的光反应类型[2-3]。其中紫外线辐射是导致皮肤癌的最重要原因。过度曝晒和晒伤所造成的累积损伤进而会导致免疫抑制和皮肤癌的发生[1]。

皮肤癌包括三种类型：基底细胞癌（basal cell carcinoma, BCC）、鳞状细胞癌（squamous cell carcinoma, SCC）和黑色素瘤，分别起源于表皮最主要的三种类型的细胞[3]。最常见的是基底细胞癌，其次是鳞状细胞癌，这两种类型被称为非黑素瘤性皮肤癌（nonmelanoma skin cancers, NMSC）。基底细胞癌约占 NMSC 病例的 75%，剩余的大多数 NMSC 病例是鳞状细胞[4]。这两型的癌症很少累及和侵犯身体的其他脏器。黑色素瘤属于少见的皮肤癌类型，可以引起转移[5]。

应激可以影响、诱发甚至加剧多种皮肤疾病。应激抑制免疫功能，从而增加感染的易感性，促进皮肤病的发生[6]。另外，皮肤疾病会导致不同程度的情绪压力[7-8]。得知皮肤癌的诊断本身就是一个应激事件，可能会使患者经历一系列的情感反应，包括焦虑和抑郁。患者可能会害怕治疗造成的瘢痕和毁容。尤其是面临接受多次手术和植皮来矫正缺损的皮肤癌患者，特别容易受到情绪压力和抑郁的影响[9-10]。

慢性应激、短期应激与皮肤癌

应激意味着对生物体的生理平衡或心理健康的真实或感知的挑战[11]。美国心理学会指出，一定时间内的适量应激可能是有益的，能产生积极的作用，可以提供驱动力和充足的精力来帮助人们度过如考试或在最后限期内高效率地完成工作这类困扰。然而，他们也同时强调，过度的应激对健康不利，会损害心血管、免疫、神经内分泌和中枢神经系统[12]。因此，应激会导致心理和躯体的健康问题。

慢性应激是指持续数小时、数天、数周、数月或数年的应激，它被证明具有免疫抑制的作用，会引起皮肤的细胞免疫功能受抑制[13]。

紫外线辐射因其致突变和非特异性损伤的特性被认为是一种"绝对的致癌物"，可以引发和促进肿瘤[14]。UVB 辐射会导致 DNA 损伤、表皮增生、炎症和随后的肿瘤发展[15]。

Saul 等进行了一项研究来验证慢性应激可能会加速 UVB 诱导的鳞状细胞癌的发生和发展，并能抑制癌症的消退。研究者在小鼠模型上观察了慢性应激对低剂量紫外线辐射诱发的鳞状细胞癌发生、进展和消退的影响，他们发现，慢性应激能有效抑制 1 型细胞因子和保护性 T 细胞，增加调节性/抑制性 T 细胞的数量。这些反应增加了该小鼠模型对紫外线诱导鳞状细胞癌的易感性。研究者进一步分析，因为鳞状细胞癌和基底细胞癌都属于免疫原性非黑素瘤性皮肤癌，因此这些发现也适用于基底细胞癌[13]。

与抑制免疫功能的慢性应激相比，急性或短期应激反应会激活免疫并增强先天性免疫和适应性免疫。Dhabhar 等进行了一项研究，评估短期应激对鳞状细胞癌的细胞免疫和机体对肿瘤防御能力的影响。研究者比较了对照组和短期应激组的小鼠，除施加短期应激外，两组小鼠均接受相同的处理，共给予为期 10 周的紫外线暴露方案，在第 4 到第 6 周，实验组的小鼠在每周 9 次的紫外线暴露前限制活动 2.5 小时。每周测量肿瘤大小，并在第 7 周、第 20 周和第 32 周收集组织。与对照组相比，实验组中的短期应激在 UV 暴露实验中/实验后的生理性激活包括趋化因子表达上调，T 细胞的迁移和（或）功能增强，对抗 SCC 极为重要的 1 型细胞因子介导的细胞免疫增强。这项研究表明，短期应激有类似佐剂样的免疫增强效应，可能提供了一种新的增强免疫系统介导的肿瘤监视与清除的机制[16]。

较高水平的焦虑可能会促进鳞状细胞癌的进展。Dhabhar 等进行的另一项研究发现，高水平焦虑、应激倾向的行为表型会导致更高的慢性应激负担，降低保护性免疫，加快这种免疫反应性皮肤癌的进展。研究人员发现高焦虑特质的不良后果可能包括生活应激可加剧焦虑，癌症诊疗产生的应激可加重焦虑，并可能促进肿瘤的进展和（或）转移。在诊断后和治疗期间使用抗焦虑药物治疗可以改善疾病的预后[17]。

童年时期的应激事件可能会使个体容易罹患基底细胞癌。情绪虐待会导致儿童持久的免疫失调，在近期的生活应激下，这种失调可能会进一步加剧。Fagundes 等研究了 91 例被诊断为基底细胞癌的患者，发现童年期来自母和父的情绪虐待与重大生活事件有关，并可以预测肿瘤的局部免疫反应。作者同时在基底细胞及其周围基质组织中观察到抗肿瘤特异性免疫反应会因应激而改变[18]。

氧化应激与皮肤癌

氧化应激的定义是活性氧（自由基）的产生和抗氧化防御之间的平衡失调[19]。正常的细胞功能包括自由基的产生，可发生于所有体细胞。内外因素导致产生的过量自由基促进包括皮肤癌在内的多种疾病的发展[20]。氧化因子数量的增加会引发慢性炎症、胶原断裂和皮肤细胞功能的破坏，从而导致皮肤癌。氧化应激也参与了肿瘤形成的过程[21]。Sander 等分析认为，黑色素瘤细胞表现为氧化应激增加，造成组织损伤并导致肿瘤转移。在非黑素瘤性皮肤癌中，长期暴露于紫外线引发的抗氧化防御能力降低，促进了复杂的多步骤癌变过程[22]。

抗氧化剂的功能包括降低氧化应激、DNA 损伤和恶性转化。它们可以减弱活性氧（ROS）的破坏作用，减轻和（或）逆转许多导致表皮毒性和疾病的因素，并且能降低某些类型癌症如皮肤癌的发病率[23-24]。已有研究将口服或外用不同类型的外源性抗氧化剂作为预防皮肤癌的佐剂[25]。如 β - 胡萝卜素、维生素 C、维生素 E、咖啡因、维甲酸、绿茶、谷胱甘肽和水飞蓟素[24-25]。

皮肤癌造成的心理应激和痛苦

知晓皮肤癌诊断时的情绪压力及对复发和治疗过程与结局的担心会使患者产生新的心理应激或会加重原有的应激[26]。

黑色素瘤是皮肤病致死的首要原因。França 等解释该肿瘤的复发、转移和死亡率水平均可能与心理痛苦有关[27]。在所有被诊断为这类癌症的患者中，30% 的人所报告的心理困扰的程度达到了需要给予临床干预的水平。出现心理困扰的高危因素包括年龄较小、女性、受教育程度较低、病变位于暴露部位、缺乏社会支持和对黑色素瘤的负面评价[28]。

黑色素瘤造成的情感影响是持久而深远的，严重影响患者及其家庭成员的生活质量[29]。Baesley 等对 386 名患者进行了一项研究，发现 32% 的患者伴有焦虑，15% 伴有抑郁。46% 的患者报告自己的需求没有得到满足。三项最高的求助需求分别是对于癌症扩散的恐惧和担心（17%）、关于复发风险因素的信息（17%）和发生扩散的后果及预后（16%）。研究者强调需要为患者提供更多的针对黑色素瘤的信息和更好的心理支持[30]。Erim 等调查了 70 例参加了癌症后护理的黑色素瘤患者，使用心理测评量表包括医院焦虑和抑郁量表（hospital anxiety and depression scale，HADS），创伤后症状量表（posttraumatic symptom scale, PTSS-10）和恐惧疾病进展量表（fear of progression questionnaire, FoP-Q），用来评估患者的焦虑、创伤后应激和对癌症进展的恐惧。研究者报告三个量表的焦虑指数的得分较低，但 7% 的患者 HADS 评分增加，17% 的患者 PTSS-10 分值增加。这些患者需要得到针对他们特定痛苦的支持与帮助。该研究的另一个发现是患者对身体残疾的惧怕高于精神痛苦或社会支持的缺乏[31]。

皮肤科医生必须接受培训以确定患者所需，并筛选出需要进一步给予心理支持的患者[32]。患者的年龄较轻、受教育程度低、痛苦和社会隔离是可能出现更多心理问题的风险因素[33]。黑色素瘤治疗后患者的焦虑和抑郁症状可能会持续多年。根据 Beutel 等研究，害怕复发、缺乏社会支持、悲观和自责是患者可能持续经历痛苦和生活质量下降的预测指标[34]。

关于非黑素瘤性皮肤癌心理影响的研究较少。非黑素瘤性皮肤癌的侵袭性显著低于黑色素瘤，且治愈率高。虽然这些类型的癌症很少导致死亡，也有可能因毁容或瘢痕造成心理应激。当癌症的最初征象出现时，患者可能会因为不去就诊而耽误了诊断。患者延迟就诊的最常见原因之一，是出于对手术治疗的恐惧[35]。延迟的时间与肿瘤的生长相关。很多患者会否认肿瘤的存在。根据 Alam 等的研究，患者有皮肤癌病史，年龄小于 65 岁，有重大生活事件，且有任何类型的肿瘤病史都非常有可能造成其延迟就医[36]。

Hextall 等对 76 位非黑素瘤性皮肤癌患者进行了定性和定量研究，评估其身体意象、心理疾病和生活质量。研究者发现，患者对皮肤癌的诊断显示出焦虑，但也并不比普通人群抑郁或焦虑的程度更高。患者的生活质量指数随着时间的推移有所改善，但他们掌握的关于 NMSC 的知识并未随着接受治疗而增加。大多数患者都知晓定期检查皮肤上可疑病变的重要性，但是并不确定具体筛查什么[37]。

筛选和识别有抑郁和焦虑风险的患者非常重要。加入皮肤肿瘤学小组的心身性皮肤科医生可以为患者提供更好的帮助，并在诊断、治疗过程中和治疗以后给予患者适当的心理支持。

结论

　　皮肤癌是最常见的癌症类型。发生皮肤癌的危险因素包括紫外线照射、年龄、遗传易感性、男性和如头发颜色、色素痣数目、肤色和皮肤的光反应类型等体质性因素。应激在皮肤癌的发病机制中起着不同的作用。慢性应激已被证明具有免疫抑制作用，可造成皮肤细胞介导的免疫受抑，从而导致皮肤癌的发生。氧化应激被定义为活性氧（自由基）的产生和抗氧化防御之间的平衡失调。过量的氧化剂会造成慢性炎症，胶原蛋白断裂和皮肤细胞的功能破坏，诱发皮肤癌。口服和局部外用抗氧化剂，如 β - 胡萝卜素、维生素 C、维生素 E、咖啡因、维甲酸、绿茶、谷胱甘肽和水飞蓟素已被作为佐剂用于预防皮肤癌的研究中，但尚需进一步的研究来阐明它们对皮肤癌的预防功效。接受任何类型皮肤癌的诊断都可能导致心理应激。黑色素瘤对情绪的影响深远而长久，严重影响患者和家庭成员的生活质量。与这种皮肤肿瘤相关的转移可能性、复发率和死亡率水平可能会导致患者的痛苦、抑郁和焦虑。虽然非黑素瘤性皮肤癌很少会直接导致死亡，但患者会因毁容、瘢痕和对新病变的恐惧而产生心理应激。防晒对预防皮肤癌至关重要。患者可能会因为没能预防自己的皮肤癌而自责。筛查抑郁和焦虑风险的患者非常重要，皮肤科医生应该为患者提供足够的关于诊断、治疗选择和预后的信息，并鼓励患者共同参与决策。心理或精神咨询可使皮肤肿瘤患者受益。

穆 欣 译　张海萍 审校

原著参考文献

[1] Saladi RN, Persaud AN. The causes of skin cancer: a comprehensive review. Drugs Today(Barc). 2005;41(1):37–53.

[2] Naldi L, Altieri A, Imberti GL, Giordano L, Gallus S, et al. Cutaneous malignant melanoma in women. Phenotypic characteristics, Sun exposure, and hormonal factors: a case–control study from Italy. Ann Epidemiol. 2005;15:545–50.

[3] Xie J, Qureshi AA, Li Y, Han J. ABO blood group and incidence of skin cancer. Chan A-W, ed. PLoS One. 2010;5(8):e11972. doi:10.1371/journal.pone.0011972.

[4] Samarasinghe V, Madan V. Nonmelanoma skin cancer. J Cutan Aesthet Surg. 2012;5(1):3–10. doi:10.4103/0974-2077.94323.

[5] National Cancer Institute: PDQ® Skin cancer treatment. Bethesda: National Cancer Institute. Date last modified 20 Nov 2015. Available at: http://www.cancer.gov/types/skin/patient/skin-treatment-pdq. Accessed 20 Nov 2015.

[6] Dhabhar FS. Psychological stress and immunoprotection versus immunopathology in the skin. Clin Dermatol. 2013;31(1):18–30. doi:10.1016/j.clindermatol.2011.11.003.

[7] Reich A, Wójcik-Maciejewicz A, Slominski AT. Stress and the skin. G Ital Dermatol Venereol. 2010;145(2):213–9.

[8] França K, Chacon A, Ledon J, Savas J, Nouri K. Pyschodermatology: a trip through history. An Bras Dermatol. 2013;88(5):842–3. doi:10.1590/abd1806-4841.20132059.

[9] Winterbottom A, Harcourt D. Patients' experience of the diagnosis and treatment of skin cancer. J Adv Nurs. 2004;48(3):226–33.

[10] Me Marely. Skin cancer. Available at: http://www.healthcentral.com/skin-cancer/c/640929/116000/depression/#sthash. rU8UVqwi.dpuf. Accessed 11 Nov 2015.

[11] National Research Council (US). Committee on recognition and alleviation of distress in laboratory animals. Recognition and alleviation of distress in laboratory animals. Washington(DC): National Academies Press (US); 2008. 2. Stress and Distress: Definitions. Available from: http://www.ncbi.nlm.nih.gov/books/NBK4027/.

[12] No author listed. Understanding chronic stress. Available at: http://www.apa.org/helpcenter/understanding-chronic-stress.aspx. Accessed 11 Nov 2015.

[13] Saul AN, Oberyszyn TM, Daugherty C, et al. Chronic stress and susceptibility to skin cancer. J Natl Cancer Inst. 2005;97(23):1760–7. doi:10.1093/jnci/dji401.

[14] D' Orazio J, Jarrett S, Amaro-Ortiz A, Scott T. UV radiation and the skin. Int J Mol Sci. 2013;14(6):12222–48. doi:10.3390/ijms140612222.

[15] Berton TR, Pavone A, Fischer SM. Ultraviolet-B irradiation alters the cell cycle machinery in murine epidermis in vivo. J Invest Dermatol. 2001;117(5):1171–8.

[16] Dhabhar FS, Saul AN, Daugherty C, Holmes TH, Bouley DM, Oberyszyn TM. Short-term stress enhances cellular immunity and increases early resistance to squamous cell carcinoma. Brain Behav Immun. 2010;24(1):127–37. doi:10.1016/j.bbi.2009.09.004.

[17] Dhabhar FS, Saul AN, Holmes TH, et al. High-anxious individuals show increased chronic stress burden, decreased protective immunity, and increased cancer progression in a mouse model of squamous cell carcinoma. Rameshwar P, ed. PLoS One. 2012;7(4):e33069. doi:10.1371/journal.pone.0033069.

[18] Fagundes CP, Glaser R, Johnson SL, et al. Basal cell carcinoma: stressful life events and the tumor environment. Arch Gen Psychiatry. 2012;69(6):618–26. doi:10.1001/archgenpsychiatry.2011.1535.

[19] Betteridge DJ. What is oxidative stress? Metabolism. 2000;49(2 Suppl 1):3–8.

[20] Young I, Woodside J. Antioxidants in health and disease. J Clin Pathol. 2001;54(3):176–86. doi:10.1136/jcp.54.3.176.

[21] Kruk J, Duchnik E. Oxidative stress and skin diseases: possible role of physical activity. Asian Pac J Cancer Prev. 2014;15(2):561–8.

[22] Sander CS, Hamm F, Elsner P, Thiele JJ. Oxidative stress in malignant melanoma and non-melanoma skin cancer. Br J Dermatol. 2003;148(5):913–22.

[23] Trouba KJ, Hamadeh HK, Amin RP, Germolec DR. Oxidative stress and its role in skin disease. Antioxid Redox Signal. 2002;4(4):665–73.

[24] Godic A, Poljšak B, Adamic M, Dahmane R. The role of antioxidants in skin cancer prevention and treatment. Oxid Med Cell Longev. 2014;2014:860479. doi:10.1155/2014/860479.

[25] França K, Cohen JL, Grunebaum L. Cosmeceuticals for recurrence prevention after prior skin cancer: an overview. J Drugs Dermatol. 2013;12(5):516–8.

[26] Institute of Medicine (US). Committee on psychosocial services to cancer patients/families in a community setting: Adler NE, Page AEK, editors. Cancer care for the whole patient: meeting psychosocial health needs. Washington (DC): National Academies Press (US); 2008. 1, The psychosocial needs of cancer patients. Available from: http://www.ncbi. nlm.nih.gov/books/NBK4011/.

[27] França K, Nouri K. Psychodermato-oncology: skin cancers in the elderly. NovaSci Publ. 2015;1:187–93.

[28] Kasparian NA. Psychological stress and melanoma: are we meeting our patients' psychological needs? Clin Dermatol.

2013;31(1):41–6. doi:10.1016/j.clindermatol.2011.11.005.

[29] Vurnek Zivković M, Buljan M, Blajić I, Situm M. Psychological status and illness perceptions in patients with melanoma. Coll Antropol. 2008;32 Suppl 2:75–8.

[30] Beesley VL, et al. Supportive care needs, anxiety, depression and quality of life amongst newly diagnosed patients with localised invasive cutaneous melanoma in Queensland, Australia. Psychooncology. 2015;24(7):763–70. doi:10.1002/pon.3718. Epub 2014 Oct 29.

[31] Erim Y, Loquai C, Schultheis U, Lindner M, Beckmann M, Schadendorf C, Senf W. Anxiety, posttraumatic stress, and fear of cancer progression in patients with melanoma in cancer aftercare. Onkologie. 2013;36:540–4.

[32] Körner A, Fritzsche K. Psychosomatic services for melanoma patients in tertiary care. Int J Dermatol. 2012;51(9):1060–7. doi:10.1111/j.1365-4632.2011.05228.x.

[33] Molassiotis A, Brunton L, Hodgetts J, Green AC, Beesley VL, Mulatero C, Newton-Bishop JA, Lorigan P. Prevalence and correlates of unmet supportive care needs in patients with resected invasive cutaneous melanoma. Ann Oncol. 2014;25(10):2052–8. doi:10.1093/annonc/mdu366. Epub 2014 Jul 31.

[34] Beutel ME, Fischbeck S, Binder H, Blettner M, Brähler E, Emrich K, Friedrich-Mai P, Imruck BH, Weyer V, Zeissig SR. Depression, anxiety and quality of life in long-term survivors of malignant melanoma: a register-based cohort study. PLoS One. 2015;10(1):e0116440.

[35] Antoszewski B, Kasielska A, Fijałkowska M. Face skin neoplasms--reasons for delayed treatment. Pol Przegl Chir. 2011;83(7):361–6. doi:10.2478/v10035-011-0057-x.

[36] Alam M, Goldberg LH, Silapunt S, Gardner ES, Strom SS, Rademaker AW, Margolis DJ. Delayed treatment and continued growth of nonmelanoma skin cancer. J Am Acad Dermatol. 2011;64(5):839–48. doi:10.1016/j.jaad.2010.06.028. Epub 2010 Nov 5.

[37] Bath-Hextall F, Jenkinson C, Kumar A, Leonardi-Bee J, Perkins W, Cox K, Glazebrook C. Longitudinal, mixed method study to look at the experiences and knowledge of non melanoma skin cancer from diagnosis to one year. BMC Dermatol. 2013;13:13. doi:10.1186/1471-5945-13-13.

第**11**章

应激在躯体变形障碍中的作用

Sarah H. Hsu and Neelam A. Vashi

躯体变形障碍（body dysmorphic disorder，BDD），于 1981 年最先被 Enrique Morselli 称为畸形恐惧（dysmorphophobia）。该词源于希腊语 dysmorphia，意为丑陋，尤指面部的丑陋。虽然绝大多数人承认自己的外貌存在些许不尽完美之处，但是躯体变形障碍患者则会发展为持续存在的与形象或轻微缺陷有关的侵入性先占观念。他们被迫执行重复性、强制性的行为以响应自己对外貌的关注。这些强迫可以是行为（如过度对着镜子检查自己）或者精神活动（如把一个人的外貌与其他人作比较）。很多时候，他们被这些强迫思维和行为所消耗，甚至影响自己的日常功能。99% 的躯体变形障碍受访者表示他们的症状对于其社会功能的影响程度达到中到重度，80% 的受访者表示这些症状干扰他们的职业或学业 [1]。此外，大约 30% 的患者表示由于症状恶化不得不在家里至少待一个星期以求得缓解 [1-2]。

有很多关于躯体变形障碍患者社会心理功能明显受损的报道，但针对 BDD 患者生活质量影响的研究仍然较少。第一个评估 BDD 患者生活质量的研究报告发表于 2000 年 [3]。这份报告介绍了相对于普通人群，抑郁症患者、突发性疾病患者（如新近心肌梗死）及慢性病患者（如 2 型糖尿病）、BDD 患者与心理健康相关的生活质量明显更为糟糕，BBD 患者合并存在的抑郁症状并不能完全解释该研究的这些结果。

以上发现在随后的一项更大样本的研究中得到了证实，该研究在评价社会心理功能的基础上对生活质量进行了类似评估 [4]。躯体变形障碍患者在所有的功能性和心理健康方面的得分都很低，包括心理困扰、情绪的幸福感、工作、学业、角色活动、休闲活动、家庭功能、社会功能的所有组分（包括朋友、广义的家庭、双亲、家庭单位

及主要关系）及生活满意度。受试者处于失业状态的比例相当高（36%），79% 的人认
为 BDD 是其最大的问题。同样，另一项研究表明，与正常人群相比，BDD 患者收入
更低、与伴侣共同生活的可能性更低并且失业率更高[5-6]。

使用体象生活质量清单评估体象障碍疾病，与如神经性厌食（anorexianervosa，
AN）和神经性贪食（bulimianervosa，BN）相比，躯体变形障碍对生活质量的负面影
响更大[6-7]。类似的研究对某精神病医院住院的青少年患者的评估表明，1/3 的患者有
体象障碍，和罹患其他精神障碍的青少年相比，这些患者的抑郁和焦虑症状更明显。
意料之内的是 BDD 患者显示出更高的压力感知，自觉压力得分高于全国（美国）大样
本抽查结果均值的 2.3 个标准差（即更差）[9]。

报告中糟糕的生活质量和感知的高水平压力已转化为可怕的统计数据。这些患者
的精神病医院住院率（48%）、自杀意念（45%~82%）和自杀企图（22%~24%）更高[1,10]。
另一项研究也发现，与正常人群相比，BDD 患者的自杀意念与自杀企图比例更高（分
别为 31% 对 3.5% 和 22% 对 2%）[7]。

早期应激与 BDD 形成的联系

BDD 与社会心理功能损害、自我感知压力水平升高及患者的生活质量下降密切相
关。一个问题浮出水面：这些个体是否也存在着潜在的更大的应激源及创伤经历，并因
此导致了 BDD 的形成？

对年龄在 17~49 岁的 18 例 BDD 患者和 18 例正常对照者进行半结构式访谈[11]。从
观察者的角度来看，BDD 患者较正常患者更容易反复自发地浮现负面的图像。也就是说，
他们更多地报告由于自己外貌的问题而被欺负或嘲笑这类令人痛苦场景的图像。这表明，
负面的自我认知形象可能在这些患者早期阶段就已逐渐形成，从而导致 BDD 症状的发展。

除了特定的与外貌相关的童年事件外，已证明早年的创伤或应激经历也是 BDD 发
展的危险因素。多数 BDD 患者报告曾有童年受虐史（79%），包括情感忽视（68%）、
情感虐待（56%）、躯体虐待（35%）、躯体忽视（33%）和性虐待（28%）[12]。而且，
所有患者都认为他们的创伤经历发生早于 BDD 症状的出现。

研究表明，与正常人群相比，BDD 患者在童年或者青春期经历创伤性事件的比例
更高。与对照组相比，患者明显经历更多的躯体虐待、性虐待及精神虐待[13]。参照性
虐待劫后余生的经历，可以推测出早期创伤性经历与 BDD 发展之间的关系。性虐待
幸存者对他们的身体，尤其是受虐部位持有一种扭曲的看法，并且经常形成对这个部
位的不满、羞耻和愤恨的情绪[13-15]。因此可以假设，早年的创伤经历可能塑造了他们
个人的负性核心观念，灌输自卑和缺陷感，从而导致他们对自己外表的消极感知。这

也部分解释了 BDD 患者的较高比例自杀企图的原因。除了 BDD 症状所造成的困扰外，已经发现有过创伤性经历的患者也有更高比例的自杀倾向[12]。

在各种各样的环境因素中，毋庸置疑的是家庭对孩子的发展具有着最深刻的影响。一篇综述专门研究了患有强迫及相关障碍儿童的家庭环境。强迫障碍包括躯体变形障碍、拔毛癖、搔抓障碍和囤积癖。强迫症（obsessive compulsive disorder, OCD）与其父母精神健康异常的关联性很强，OCD 患儿的父母往往有焦虑、紧张及抑郁症状。此外，父母的教养方式往往会在孩子身上引发相互冲突的控制信念（如对自己生活的控制程度较低，同时又渴望加强控制）。OCD 也与家庭动力（低家庭凝聚力、家庭暴力和痛苦）、家庭情感氛围（父母高度的内疚、担忧和愤怒）及父母的冷淡之间存在相关性。这些发现再次表明，早年在家庭单元中的生活经历，对一个孩子的认知和行为发展极为重要。此外，消极负面和潜在压力的环境似乎增加了罹患强迫及相关障碍的风险。

有趣的是，一项比较躯体变形障碍和 OCD 患者的研究特别报道了 BDD 中更高的虐待发生率，38% 的 BDD 患者有童年虐待史而 OCD 患者仅为 14%[17]。此外，BDD 患者精神虐待和性虐待经历发生率明显大于强迫障碍患者（分别为 28% vs. 2% 和 22% vs. 6%）。尽管如此，对于这两种疾病，虐待的发生率都远远高于全国（美国）平均水平。

躯体变形障碍是一种多因素导致的复杂疾病。确切的事件顺序，包括在 BDD 形成中至关重要的风险因素仍然未知。本章所讨论的所有研究都强调了早年生活的应激源和创伤事件与 BDD 形成的相关性。虽然尚不能作出创伤导致 BDD 发生的最终结论，但理解这种联系为治疗这一挑战性的疾病，提供了一个潜在的靶标。

减轻压力 / 焦虑与正念疗法在 BDD 治疗中的作用

BDD 的一线治疗方法包括精神类药物（主要是选择性 5- 羟色胺再摄取抑制剂）和认知行为治疗（cognitive behavioral therapy，CBT）。本节将针对 BDD 患者经常合并存在的困扰，重点介绍焦虑管理和正念的作用。

研究表明，焦虑障碍，尤其是社交焦虑障碍（social anxietyd isorder，SAD），与躯体变形障碍之间存在显著的相关性。12% 的 SAD 患者符合 BDD 的诊断标准，12%~69% 的 BDD 患者符合 SAD 的诊断标准[18-19]。此外，所有 SAD、BDD 共病的患者，SAD 的发病时间均早于 BDD[18,20]。基于 SAD 可能是 BDD 发生的危险因素这一假说，针对诊断为 SAD 的患者进行 SAD 心理治疗能否改善 BDD 的症状开展了研究，结果发现，CBT 和注意力训练这两种干预都可以减轻患者对躯体畸形的关注[18]。

另一项研究比较了针对 BDD 的行为认知疗法和焦虑管理技巧。焦虑管理包括练习渐进式的肌肉放松、日常呼吸练习、识别出与形象相关的焦虑的触发因素，并在此时运用短暂肌肉放松和呼吸技术应对触发焦虑的状态 [21]。CBT 治疗的过程包括对核心问题的逐步理解，重建另一种认知，以及利用图像记录过往与 BDD 症状发作相关的不愉快的记忆。CBT 和焦虑管理都可以减少 BDD 的症状，但是 CBT 更加有效。在 16 次CBT 治疗后，有效者（耶鲁布朗强迫障碍严重程度下降 30% 及以上）的比例为 52%，这与氟西汀的随机安慰剂对照治疗躯体变形障碍的结果相似。

接纳承诺疗法（acceptance and commitment therapy, ACT）是在 CBT 基础上提出的更新的针对适应不良的观念的一种认知疗法 [23]。ACT 围绕心理弹性的概念而构建。心理弹性的 6 个特征性的行为要素包括活在当下、认知解离、经验性回避、概念化的自我、明确价值及接纳行为。目前认为，认知解离（如使人区分开想法与现实，并且意识到想法只是想法）、接受（如学习避免经验性回避）及正念（如学会聚焦于当下的时刻）对于处理侵入性的与容貌有关的想法大有裨益 [23]。

针对 BDD 和神经性厌食症者的外貌相关性负性思维，有研究比较了短期接受正念（acceptance/mindfulness，AC）和认知重建（cognitive restructuring，CR）两种治疗方法的疗效 [23]，并与分散注意力的策略进行了进一步的比较。结果表明，所有方法都能降低负性思维的发生频率，也能减少疾病相关的不适和困扰。此外，通过一个 20 项量表衡量患者当下的感受，AC 治疗似乎通过增加积极的影响让 BDD 患者获得了额外的益处。

结论

不可否认的是，躯体变形障碍与社会心理功能受损、更多的应激经历及患者的生活质量下降密切相关。BDD 症状的本身给患者造成了极大的困扰，很多患者都谈及自己早年曾经历过的如被虐待、受轻视这样的应激或令人焦虑的生活经历，据此推断这样的早年经历与 BDD 的形成有关。研究人员提出了针对负性思维及与疾病相伴困扰的解决办法，包括减少焦虑、认知重建和提升正念的方法。已经证明所有这些方法可以在一定程度上减轻症状，但 BDD 的治疗仍具有挑战性。

杜娟　译　张海萍　审校

原著参考文献

[1] Phillips KA, Diaz SF. Gender differences in body dysmorphic disorder. J Nerv Ment Dis. 1997;185:570–7.

[2] Phillips KA, Menard W, Fay C, Weisberg R. Demographic characteristics, phenomenology, comorbidity, and family history in 200 individuals with body dysmorphic disorder.Psychosomatics. 2005;46:317–25.

[3] Phillips KA. Quality of life for patients with body dysmorphic disorder. J Nerv Ment Dis. 2000;188:170–5.

[4] Phillips KA, Menard W, Fay C, Pagano ME. Psychosocial functioning and quality of life in body dysmorphic disorder. Compr Psychiatry. 2005;46:254–60.

[5] Buhlmann U, Glaesmer H, Mewes R, Fama JM, Wilhelm S, Brähler E, Rief W. Updates on the prevalence of body dysmorphic disorder: a population-based survey. Psychiatry Res. 2010;178:171–5.

[6] IsHak WW, Bolton MA, Bensoussan JC, Dous GV, Nguyen TT, Powell-Hicks AL, Gardner JE, Ponton KM. Quality of life in body dysmorphic disorder. CNS Spectr. 2012;17:167–75.

[7] Hrabosky JI, Cash TF, Veale D, Neziroglu F, Soll EA, Garner DM, Strachan-Kinser M, Bakke B, Clauss LJ, Phillips KA. Multidimensional body image comparisons among patients with eating disorders, body dysmorphic disorder, and clinical controls: a multisite study. Body Image. 2009;6:155–63.

[8] Dyl J, Kittler J, Phillips KA, Hunt JI. Body dysmorphic disorder and other clinically significant body image concerns in adolescent psychiatric inpatients: prevalence and clinical characteristics. Child Psychiatry Hum Dev. 2006;36:369–82.

[9] DeMarco LM, Li LC, Phillips KA, et al. Perceived stress in body dysmorphic disorder. J Nerv Ment Dis. 1998;186:724–6.

[10] Veale D, Boocock A, Gournay K, Dryden W, Shah F, Willson R, Walburn J. Body dysmorphic disorder: a survey of fifty cases. Br J Psychiatry. 1996;169:196–201.

[11] Osman S, Cooper M, Hackmann A, Veale D. Spontaneously occurring images and early memories in people with body dysmorphic disorder. Memory. 2004;12:428–36.

[12] Didie ER, Tortolani CC, Pope CG, Menard W, Fay C, Phillips KA. Childhood abuse and neglect in body dysmorphic disorder. Child Abuse Negl. 2006;30:1105–15.

[13] Buhlmann U, Marques LM, Wilhelm S. Traumatic experiences in individuals with body dysmorphic disorder. J Nerv Ment Dis. 2012;200:95–8.

[14] Kremer I, Orbach I, Rosenbloom T. Body image among victims of sexual and physical abuse. Violence Vict. 2013;28:259–73.

[15] Kearney-Cooke A, Ackard DM. The effects of sexual abuse on body image, self-image, and sexual activity of women. J Gend Specif Med. 2000;3:54–60.

[16] Murphy YE, Flessner CA. Family functioning in paediatric obsessive compulsive and related disorders. Br J Clin Psychol. 2015;54:414–34.

[17] Neziroglu F, Khemlani-Patel S, Veale D. Social learning theory and cognitive behavioral models of body dysmorphic disorder. Body Image. 2008;5:28–38.

[18] Fang A, Sawyer AT, Aderka IM, Hofmann SG. Psychological treatment of social anxiety disorder improves body dysmorphic concerns. J Anxiety Disord. 2013;27(7):684–91.

[19] Fang A, Hofmann SG. Relationship between social anxiety disorder and body dysmorphic disorder. Clin Psychol Rev. 2010;30:1040–8.

[20] Wilhelm S, Otto MW, Zucker BG, Pollack MH. Prevalence of body dysmorphic disorder in patients with anxiety disorders. J Anxiety Disord. 1997;11:499–502.

[21] Veale D, Anson M, Miles S, Pieta M, Costa A, Ellison N. Efficacy of cognitive behaviour therapy versus anxiety management for body dysmorphic disorder: a randomised controlled trial. Psychother Psychosom. 2014;83:341–53.

[22] Phillips KA, Albertini RS, Rasmussen SA. A randomized placebo-controlled trial of fluoxetine in body dysmorphic disorder. Arch Gen Psychiatry. 2002;59:381–8.

[23] Hartmann AS, Thomas JJ, Greenberg JL, Rosenfield EH, Wilhelm S. Accept, distract, or reframe? an exploratory experimental comparison of strategies for coping with intrusive body image thoughts in anorexia nervosa and body dysmorphic disorder. Psychiatry Res. 2015;225(3):643–50.

第**12**章

应激与特应性皮炎

Christopher Bridgett and Peter Norén

引言

尽管应激和常见皮肤病密切相关的观点已被公认
（图 12-1）[1]，但是特应性皮炎（atopic dermatitis，AD）
的治疗仍未很好地与社会心理因素联系起来。虽然 20 世
纪中叶 AD 已经被视为一种重要的心身疾病，然而最初
心身性皮肤病学文献以弗洛伊德的精神分析理论为基础，
当时许多皮肤科医生似乎仍认为 AD "不重要和不能控
制"[3]。早期这种对心身性皮肤病学的负面反应可以部分
解释为什么自此以后，AD 心理生物学[4] 和行为学[5] 方
面的科学发现没有被纳入常规 AD 的主流治疗。尤其是

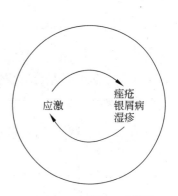

图 12-1 应激与三种常见
皮肤病间的关系

难治性 AD，现在越来越多地进行系统治疗，这些治疗经常导致发生严重不良事件发
生，十分令人遗憾。其实现有一些简单的心身性皮肤病治疗方法，既经济又不需要非
常专业的知识来理解和运用[6]。本章介绍一种非常实用的方法，着重强调应激的作用，
但需要注意的是，本书成功治疗慢性湿疹的主要目的并非是缓解慢性湿疹带来的压力，
尽管慢性湿疹的压力释放是一种重要且常见的治疗反应。

特应性皮炎的联合治疗 [7-8]

背景

1891 年，法国皮肤科医生 Brocq 和 Jacquet[9] 根据 AD 的一些神经源性特点，创造了"神经性皮炎"一词，用来形容慢性 AD 患者皮肤的苔藓化特征。此类慢性湿疹好发在容易擦伤和搓揉的部位，如面部、颈部和手部。20 世纪 50 年代，人们在正常皮肤上使用机械搔抓，结果发现仅搔抓就可以产生慢性 AD 的病理学表现[10]。20 世纪 80 年代，一种称为"习惯逆转"的行为矫正技术与 AD 的标准外用治疗方法联合应用，结果发现减少搔抓和改善皮肤状况之间有很强的相关性[11]。这项研究促进了常规应用于临床的联合疗法的发展，压力管理是其重要的组成部分之一。

成人和大龄儿童的治疗方案

医务人员手册[7] 中介绍了具体的 5~7 周内门诊及复诊的安排，包括首次病情评估、接下来多次复诊重点是介绍治疗过程、然后解决难题、最后是随访（图 12-2）。严格执行这一治疗方案的结构非常重要。每个阶段都有一本患者手册和介绍该方案的网站[8] 供参考。联合疗法具有很强的教育性，更加重视患者的观点及在门诊之外、每次预约之间发生的事件，是行为皮肤病学的临床实践。联合疗法要给患者和其他人传递积极的乐观态度，用新的态度逐步取代慢性 AD 患者在治疗中常见的被动悲观情绪，通过联合治疗，可以告诉患者如何控制皮炎，而不是为其所困。

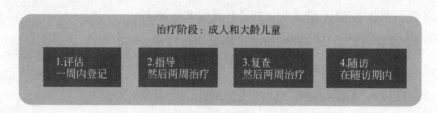

图 12-2　联合治疗的阶段

第一次门诊评估应包括慢性 AD 对患者生活质量的影响，以及应激在湿疹复发中的作用。生活质量量表的评分可以反映 AD 导致的心理压力水平[12]，患者报告的急性发作和紧张生活之间的关联也表明应激是 AD 的诱因。许多接受治疗的患者在开始治疗的两周内皮肤状况改善非常显著，与 AD 相关的压力立即缓解。睡眠改善是首先出现的连锁反应之一，患者与其同眠者的睡眠都可以得到改善。因此，在第三次复诊之前，通常不需再考虑使用特殊的压力治疗方法。评估应在第二次复诊之前完成，让患者使用手动计数器记录一周内搔抓频率的基线（最初搔抓频率的基础数值）。通过评估，人们能逐渐意识到正常瘙痒的搔抓反应是如何转变为一种不正常的、自动的、无意识的、习惯性的自我伤害行为，这种行为不仅与瘙痒有关，还由一系列环境和情绪状态（包括应激）触发。计数器持续应用于整个疗程，用于衡量习惯逆转的进度。接下来，计数器常被认为是治疗计划中最有用的部分，代表压力的缓解，并随着患者学会如何控制以前适得其反的习惯性皮肤损伤行为后带来的舒适感。

第二次复诊完成评估和介绍治疗方案，回顾分析患者的搔抓频率和相关情况，与患者的讨论可以进一步扩展，以确定患者采用的搔抓方式。应告知所有机械刺激皮肤的方法（包括摩擦和按摩）都有潜在损伤的可能，尽量识别出患者辅助搔抓的器具，并使其了解应用器具止痒的不必要性。

联合疗法在习惯逆转训练中增加了优化的常规外用治疗，治疗分为三个阶段，每个阶段分别与慢性 AD 恶性循环的三个阶段相对应（图 12-3）。需要注意的是，恶性循环的每个阶段，即皮肤干燥[13]、湿疹和瘙痒[4]、搔抓[14]，都可能因心理压力而加重。病情加重常见于患者对常规治疗的原理了解甚少，乱用或者不能有效运用医生推荐的局部治疗[15]。联合疗法中使润肤剂和外用类固醇药物的效果最大化极为重要，两者都要详细讨论，可以参考患者手册和网站（www.atopicskindisease.com）。第一周后，回顾习惯逆转指导后的搔抓和摩擦行为记录，参考手动计数仪可以发现搔抓的频率往往高于患者自己事先的预估，搔抓和摩擦行为不仅与瘙痒有关，还与环境、活动和应激有关。

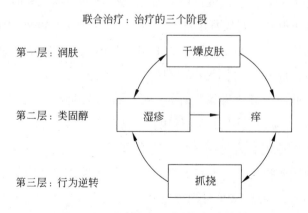

图 12-3　联合治疗：治疗的三个阶段

通过行为矫正消除习惯性搔抓的方法易于理解和解释，重点强调要做什么，而不是不要做什么。具体方法是当搔抓欲望产生时用紧紧握拳 30 秒来代替搔抓的行为，然后轻捏或用手指按压任何发痒的皮肤，直到瘙痒消失（图 12-4）。我们的经验是，最初几天无论是否有搔抓冲动，每天反复练习这个方法非常重要。这种"带妆彩排"，再加上利用所有机会向他人解释习惯逆转的含义，有助于将这种方法确立为一种重要的、新的行为方式。另外，从现在起要增加应对特殊状况的指导，重点是提前计划、迅速反应和确保双手一直被占用。必须要强调的是，习惯逆转只需要很短的一段时间——4~6 周，大部分患者在前 2 周就可以让慢性 AD 痊愈。接下来，习惯逆转就不再是治疗计划的一部分了。

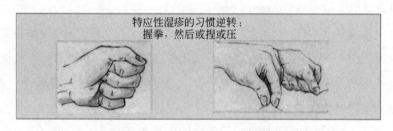

图 12-4　特应性皮炎的习惯逆转

第三次复诊治疗计划已经完整执行了 2 周或 3 周，回顾一下会发现搔抓频率降低到基线频率的 10%，皮肤状况明显好转，生活质量也随之改善。此时回顾治疗的每个阶段，确保患者充分理解和遵守治疗方法非常有用，特别是在皮损看起来治愈后的一段时间应当继续外用类固醇药物，能够避免早期复发。慢性湿疹的外用类固醇药物治疗似乎经常疗效欠佳[15]，采用联合疗法获得最佳疗效通常需要数周。从现在起，习惯逆转要特别关注搔抓最可能发生的时间（通常指早上的第一件事、晚上的最后一件事），尤其是患者能够预见到的、需要应用习惯逆转方法的时间，据此制订未来两周的个人计划或行为处方。如果在第三次复诊时治疗未能按计划完成，有时可能需要重视应激的影响。如果非 AD 相关的应激因素非常突出，则有必要引入额外的压力管理技术（见第 22 章）。个人的应激源可能是暂时的，制订治疗时间计划时应考虑避免应激，集中精力实施治疗计划，否则，治疗计划应再持续 2~3 周。

第四次复诊时间应与湿疹清除的时间一致，即在为期 4~6 周的、三个阶段的治疗结束后。此后，继续正确使用润肤剂和外用类固醇治疗，不再需要联合习惯逆转的方法。需要针对急性发作的原因、应对和治疗对患者进行说明，提高其认识，重点是管理压力等触发因素，使用润肤剂防止皮肤干燥及外用适当强度的类固醇药物。如果有必要，也可以间隔几天用药。经过 12 个月以后的随访发现，联合治疗之后的患者连续搔抓发作变得越来越轻（图 12-5）。联合方法的成功使用，明显使患者能够快速恢复并获得应对其他应激源的能力，患者会认为仅是 AD 急性发作非常容易控制。

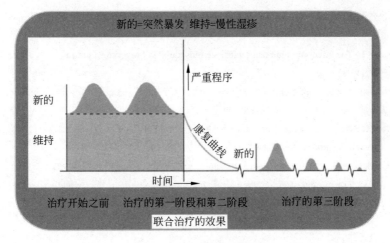

图 12-5　联合治疗的效果

结论

　　联合疗法治疗 AD 的临床经验充分证明，应激不仅是 AD 的重要病因，也是 AD 治疗不当的重要后果。患有慢性特应性皮炎会使人沮丧、气馁，而且花费巨大[16]。本章提供了一种简单经济的方法可以成功地治疗慢性 AD，无须系统治疗，有助于显著改善患者及其家庭的生活质量。

田亚平　译　谢志强　审校

原著参考文献

[1] Panconesi E. Stress and skin diseases: psychosomatic. Clin Dermatol. 1984;2(4):89–179.

[2] Obermeyer M. Psychocutaneous medicine. Springfield: Thomas; 1955.

[3] Rook A. Foreword pp v–vi. In: Whitlock FA, editor. Psychophysiological aspects of skin disease. London: Saunders; 1976.

[4] Suarez AL, et al. Psychoneuroimmunology of psychological stress and atopic dermatitis: pathophysiologic and therapeutic updates. Acta Derm Venereol. 2012;92:7–15.

[5] Norén P. Habit reversal; a turning point in the treatment of atopic dermatitis. Clin Exper Derm. 1995;20(1):2–5.

[6] Daunton A, et al. Habit reversal for refractory atopic dermatitis; a review. Br J Dermatol. 2016;174:657–9. doi:10.1111/bjd.141762015.

[7] Bridgett C, et al. Atopic skin disease: a manual for practitioners. Petersfield: Wrightson; 1996.

[8] http://www.atopicskindisease.com.

[9] Brocq L, Jacquet L. Note pour servir à l' histoire des neurodermites. Ann Dermatol Syphiligr. 1891;2:634.

[10] Goldblum RW, Piper WN. Artificial lichenification produced by scratching machine. J Invest Dermatol. 1954;22:405–15.

[11] Norén P, Melin L. The effect of combined topical steroids and habit reversal in patients with atopic dermatitis. Br J Dermatol. 1989;115:359–66.

[12] Wittkowski A, et al. The impact of psychological and clinical factors on quality of life in individuals with atopic dermatitis. J Psychosom Res. 2004;57(2):195–200.

[13] Orion E, Wolf R. Psychological stress and epidermal barrier function. Clinics in Dermatol. 2011;30(3):280–5.

[14] Musaph H. Psychodermatology Psychother Psychosom. 1974;24:79–85.

[15] Williams H. Perspective: acting on the evidence. Nature. 2011;479:S16. doi:10.1038/479S16a.

[16] Carroll CL, et al. The burden of atopic dermatitis: impact on the patient, family and society. Pediatr Dermatol. 2005;22(3):192–9.

白 癜 风

Ladan Mostaghimi

引言

白癜风是一种获得性色素脱失性皮肤病，影响 0.5%~1% 的人口 [1-2]，由于表皮中黑素小体和黑素细胞的缺失，从而导致皮肤出现脱色性白色斑疹或斑片。

虽然白癜风不引起疼痛或瘙痒等自觉症状，却是一种易受歧视的皮肤病。快速回顾一下各种医学文献和网络资源就可以看出，白癜风均被归类为损容性疾病。"损容"具有负面含义，严重影响受累者的身心健康。白癜风可以引起严重的心理问题，尤其对于深肤色患者，因皮损和正常肤色对比强烈而使问题显得更加突出。

本病可发生于任何年龄段，最常见于 10~30 岁。无年龄、性别或种族之间的差异 [3-4]。

发病机制

白癜风病因复杂，包括遗传易感性、环境触发因素、免疫反应改变及代谢异常等因素均参与发病，20%~30% 的患者有家族遗传史。

存在针对黑素细胞的自身免疫反应，也有学者推测除了自身免疫反应，内源性黑素细胞异常，产生错误信号激活免疫系统，引起针对黑素细胞的自身细胞毒性反应 [2]。

细胞免疫、体液免疫和各种细胞因子在发病机制中协同作用。Up To Date 数据库的文献详细阐述了白癜风最新的发病机制进展 [1]，简要总结如下：

在白癜风患者的皮损中，存在异常表达的 IL-6、IFN-γ、TNF-α，还有 GM-CSF、SCF 和 bFGF，研究证实患者外周血中 TGF-β 的水平降低。以上这些因素在黑素细胞的功能和调节自身免疫反应中发挥作用[1]。

IL-6 可抑制黑素细胞增殖，IFN-γ 促进黑素细胞凋亡，TNF-α 对两者都有作用[1]。

GM-CSF, SCF, 和 bFGF 可以刺激黑素细胞生长，在白癜风皮损中表达下调[1]。

白癜风患者伴发其他自身免疫疾病的风险增加（甲状腺疾病、恶性贫血、Addison 病和系统性红斑狼疮）。白癜风还是自身免疫性多内分泌腺病综合征 2 型的一个表现，其他疾病还有 Graves 病、1 型糖尿病、原发性肾上腺分泌不足、垂体功能不足等[1]。

白癜风发病的其他因素还包括黑素细胞的内源性异常，局部儿茶酚胺释放增加，对自由基和巨细胞病毒的防御能力下降[1]。

应激是很多白癜风患者发病的触发因素[5-6]。环境因素和特定化学成分暴露也可能与白癜风发病有关[7]。

应激系统

应激通过以下机制调节免疫系统：急性应激增加 IFN-γ，上调免疫系统；慢性应激通过糖皮质激素和 HPA 轴引起免疫抑制。部分患者应激反应迟钝和 HPA 轴功能异常导致自身免疫反应易感性增加。

生理或心理应激影响大脑，导致下丘脑室旁核（hypothalamus paraventricular nucleus, PVN）分泌促肾上腺素皮质激素释放激素（corticotropin-releasing hormone, CRH），CRH 作用于垂体前叶，刺激阿黑皮素原（pro-opiomelanocortin, POMC）衍生肽的分泌，包括促肾上腺皮质激素（adrenocorticotropic hormone, ATCH）、黑素细胞刺激素（melanocyte-stimulating hormone, MSH）和内啡肽。ATCH 可刺激肾上腺分泌皮质醇和肾上腺素，并导致巨噬细胞释放 IL-1、IL-6 和 TNF-α，这些细胞因子向大脑发出信号，导致病态行为和嗜睡症状，外周血皮质醇浓度升高可抑制 HPA 轴的活动，形成一种负反馈调节通路。

应激可以激活脑桥（脑干的一部分）中的蓝斑（locus ceruleus, LC），增加去甲肾上腺素的合成，引起交感神经系统活跃。

在真皮神经末梢，应激可以引起包括 P 物质、血管活性肠肽（vasoactive intestinal peptide, VIP）在内的多种神经肽和神经营养因子的释放，影响皮肤的不同功能，如激活免疫反应和肥大细胞脱颗粒。

人类皮肤也有自己的局部应激反应系统，可以产生 CRH 和 POMC 多肽，并通过炎症和自分泌机制进行调节（图 13-1）。

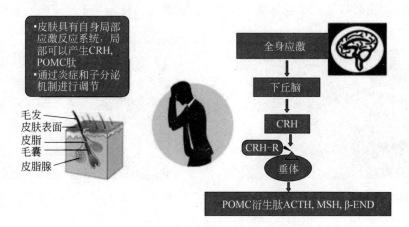

图 13-1 中枢神经系统和局部皮肤应激反应

应激反应与遗传易感性、环境因素协同作用，在易感个体中，引起如白癜风、银屑病、特应性皮炎等与应激有关的各种疾病。

心理应激可能是白癜风患者的潜在诱因，所以应该仔细筛查、寻找应激源[8]。

Trapp 等的研究表明，与年龄、性别相匹配的健康对照组人群相比，白癜风患者的自主神经系统兴奋性明显增高[9]。

临床特点

白癜风发病年龄不定，高峰期在 10~30 岁，无年龄、性别或种族差异[3-4]。

白癜风有以下临床亚型：

泛发型白癜风（寻常型白癜风）是最常见的类型，对称性、多发性脱色性白斑，好发于肢端、体表伸侧或腔口部位。

面部肢端型白癜风指皮损局限于腔口和肢端部位。

同形反应指在外伤部位出现新的皮损，除了白癜风，在其他皮肤病如银屑病中也可出现类似情况。

节段性白癜风的皮损呈单侧沿皮区分布，常早年发病，并且进展较快。

混合型白癜风指节段型和泛发型白癜风并存，常开始表现为节段型，后期出现扩散。出现晕痣和白发经常是混合型白癜风的前兆[10]。

局灶型白癜风的白斑常孤立，黏膜型白癜风只累及黏膜。全身型白癜风指周身全部或者基本全部色素脱失。

临床亚型还包括：白斑上有彩色碎纸屑样的白癜风，有红色炎性边缘的炎症性白癜风，三色或四色白癜风是指从脱色区到正常皮肤间可以见到不同色调的斑疹。

图13-2和图13-3表现了在深浅不同人种白癜风患者皮损与正常皮肤间差别的对比。

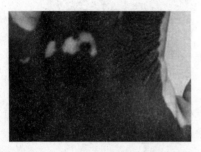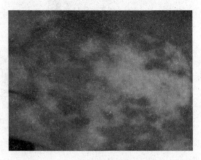

图 13-2　Fitzpatrick Ⅵ型皮肤的白癜风　　　　图 13-3　Fitzpatrick Ⅱ型皮肤的白癜风

鉴别诊断

需要与以下色素减退和色素脱失性疾病相鉴别：

无色素痣：常单发，出生时或出生后不久出现，皮损保持稳定。

特发性点状白斑：四肢多发性小而圆的脱色斑。

炎症后色素减退：常见于皮肤外伤或炎症后。

化学性脱色：使用苯酚或其他脱色化学品染发引起的脱色。咪喹莫特也能引起白癜风。

花斑癣：在深肤色个体，可见表面有细小鳞屑的色素减退斑。

白色糠疹：轻度湿疹皮炎引起的小片色素减退斑，多发生于儿童面部，也可见于四肢，常有特应性皮炎病史。

斑驳病：一种遗传性色素异常性疾病，表现为色素脱失斑，边缘有色素沉着，位于身体正中线和额部。

Ito 黑素减少症（失色素性色素失禁症）：出生时或出生后不久，出现典型沿Blaschko线分布的色素减退性斑疹，可伴有神经系统、眼和骨骼异常。

硬皮病：色素减退部位皮肤变硬，纹理改变。

硬化性苔藓：皮损区皮肤纹理萎缩、变薄或有炎症表现。

麻风：皮肤出现感觉减退的色素减退斑。在过去，某些地区的白癜风患者会被误认为麻风而被驱赶出居住地。

Vogt-Koyanagi-Harada 综合征：伴发神经系统、眼科和皮肤表现，包括脑膜炎、葡萄膜炎、骨质疏松症、白癜风和脱发。

有时黑色素瘤出现前可出现白癜风样色素减退斑，详细的皮肤检查有助于排除黑色素瘤。

诊断

通常，根据临床表现诊断白癜风并不困难。伍德灯有助于区分色素脱失斑和色素减退斑，除非怀疑硬皮病或硬化性萎缩性苔藓，一般不需要病理活检。

诊断流程需要筛查自身免疫性疾病：包括评估甲状腺功能（TSH，抗甲状腺抗体）、空腹血糖检测、全血计数及分类、维生素 B_{12} 水平测定（R/O 恶性贫血）及基于临床鉴别诊断和家族史的其他自身抗体的检测。

对于偶发伴有眼部异常症状的患者，眼科检查也很重要。

治疗

白癜风令患者非常困扰，是病耻感最强的皮肤病之一，严重影响患者的社会功能和亲密关系。

在帮助患者正确应对疾病的过程中，支持性的组织机构起到了非常重要的作用。例如，国际白癜风支持组织（https://www.Vitiligosupport.org/）和美国白癜风研究基金会（http://www.avrf.org/）。

针对白癜风易感基因的研究，目前已有突破性结果，这将在未来的治疗中起重要作用。

在治疗策略中，保护白癜风受累皮肤非常重要，以免晒伤和增加皮肤肿瘤的风险。

采用化妆遮盖或晒黑乳液可以有效改善外观，帮助患者减少心理不适[11]。

白癜风的治疗非常具有挑战性，尚无法彻底治愈。需要反复多次治疗数月才能见到疗效。

治疗方案包括局部和系统治疗[4]。

类固醇激素局部外用是一线方案。在面部等易发生类固醇萎缩的部位，可改为钙调磷酸酶抑制剂外用。

卡泊三醇是一种外用钙调磷酸酶抑制剂，常与外用类固醇激素和 UV 联合使用。

外用药物疗效不佳时，可以选择局部和全身光化学疗法，补骨脂素加 UVA（psoralen plus ultraviolet A, PUVA），窄谱 UVB（NB-UVB），NB-UVB 联合口服抗氧化剂，准分子激光（308nm），外用药物联合光疗，单色准分子光等。

对严重和广泛的白癜风患者可采用对苯二酚单苄醚脱色治疗，每天外用两次，持续 1 年。

有报道皮肤磨削联合氟尿嘧啶乳膏取得了良好的复色效果，但该研究样本量较小[12]。

外科疗法包括通过表皮皮瓣或培养的黑素细胞悬液进行的自体黑素细胞移植，均具有一定的复色效果。对于稳定期患者，薄片、钻孔和负压吸疱移植是最有效的外科疗法[4]。

在 66 例患者中，钻孔移植联合 NB-UVB 取得了满意疗效，复色率达 86.36%[13]。

其他类型的激光如红宝石激光也用于治疗白癜风。

对于稳定期患者，皮损处进行美容纹身也是一种治疗选择[14]。

心理干预

白癜风导致异常的皮肤颜色，根据发病年龄、皮损部位、患者的肤色及病变的可见程度等，给患者带来了严重的心理困扰。位于身体可见区域或生殖器部位的病变而引起的问题尤其严重，肤色较深的患者皮损则更为明显，在这些患者中，使用遮盖治疗的难度更大，也更耗时间。

由于目前无法治愈，且病程慢性，所以考虑患者的心理需求就显得非常重要。

白癜风令许多患者感到害怕、尴尬，患者觉得受到他人的歧视，同时许多患者反馈没有得到医生给予的足够支持[15]。

一些研究表明，使用遮盖剂的白癜风患者生活质量得到提高[11,16]。然而，正确使用遮盖剂需要规范的指导，而且耗时。

如前所述，慢性持续性应激反应与自身免疫问题有关，可能也在白癜风的发病中发挥作用。

同时，不安全的依恋关系、缺乏社会支持、述情障碍（一种无法识别和描述自我情绪的人格特质）也增加了白癜风的易感性[17]。

对有自身免疫性疾病家族史和白癜风遗传倾向的儿童，尽早开始教育应对本病的技巧、提高抗压能力，具有保护作用。这需要进行前瞻性的公共卫生研究，识别出高危儿童，并使用幼儿正念训练等方法，将有助于提高处理问题和情感自我调节的能力。

应激是白癜风患者病情加重的因素[6]。

发病年龄很重要。有研究表明，青春期前的儿童可以更好地应对白癜风[18]。

一些支持组织，如国际白癜风支持组织和美国白癜风研究基金会，在帮助患者和他们的家庭中发挥了重要的作用。网站提供白癜风的相关信息，有助于对学校、教师和同龄人进行该病的宣教，防止发生歧视和霸凌。

大多数研究显示，中学是霸凌发生的最常见的阶段，这也是孩子成长的关键时期。帮助孩子提高自尊（凭借与外貌无关的其他才能）和解决问题的技能、处理霸凌和改善人际关系，都是治疗计划不可或缺的重要部分。

可用于白癜风患者的心理治疗包括认知行为疗法、放松技巧（改善社交活动参与度，减少社交焦虑）、支持疗法、人际关系疗法、家庭治疗、团体治疗，根据患者的具体需求确定适合的干预方法。也有关于催眠治疗白癜风，改善病情的报道[19]。

一些励志故事（如顶级名模 Chantelle Brown-Young 就是白癜风患者），可以帮助孩子们了解并发现自己的独特之处[20]。

白癜风也影响患者父母的生活质量和心理健康[21]。支持组织和对患儿父母的心理教育，有助于父母可以更好地满足孩子在情感上的需求，更好地应对作为慢性皮肤病孩子家长的困扰。

最后，如果临床医生发现患者有抑郁和焦虑症状，及时合理地转诊进行心理干预治疗，将有助于提高皮肤科治疗的依从性，并提高生活质量。在皮肤科诊所利用自评量表筛查抑郁、焦虑，有助于正确识别患者的心理状态，并给予正确干预。

心身性皮肤病诊所可以作为综合分析、整体治疗和兼顾患者身心需求之间的一座桥梁。

徐 斌 译　张海萍 审校

原著参考文献

[1] Goldstein BG, Goldstein AD, Dellavalle RP, Levy ML, Vitiligo, UpToDate, www.uptodate.com@2015 up to Date, updated Jan 19, 2015. Accessed 5 Dec 2015.

[2] Boniface K, Taïb A, Seneschal J, New insights into immune mechanisms of Vitiligo, G Ital Dermatol Venereol. 2015. (Epub ahead of print).

[3] Honda S, Kaur I. Vitiligo: clinical findings in 1436 patients. J Dermatol. 1999;26:653.

[4] Lebwohl MG, Heymann WR, Berth-Jones J, Coulson I. Chapter 245. Vitiligo. In: Hadi SM, Spencer JM, editors. Treatment of skin diseases. 4th ed. 2014, p. 794–8.

[5] Papandopoulos L, Bor R, Legg C, Hawk JL. Impact of life events on the onset of Vitiligo in adults: preliminary evidence for a psychological dimension in aetiology. Clin Exp Dermatol. 1998;23:243.

[6] Manolache L, Benea V. Stress in patients with alopecia areata and Vitiligo. J Eur Acad Dermatol Venereol. 2007;21(7):921–8.

[7] O' Sullivan JJ, Stevenson CJ. Screening for occupational Vitiligo in workers exposed to hydroquinone monomethyl ether and to paratertiary-amyl-phenol. Br J Ind Med. 1981;38:381.

[8] Silverberg JI, Silverberg NB. Vitiligo disease triggers: psychological stressors preceding the onset of the disease.

[9] Trapp EM, Trapp M, Sampogna F, Rohrer PM, Egger JW, Wolf P, Kapfhammer HP, Linder MD, Richtig E, Baulmann J, Hofer A. Autonomic nervous tone in Vitiligo patients-a case control study. Acta Derm Venereol. 2015;95(2):169–72.

[10] Ezzedine K, Lim HW, Suzuki T, et al. Revised classification/nomenclature of Vitiligo and related issues: the Vitiligo global issues consensus conference. Pigment Cell Melanoma Res. 2012;25:E1.

[11] Tanioka M, Yamamoto Y, Kato M, Miyachi Y. Camouflage for patients with Vitiligo vulgaris improved their quality of life. J Cosmet Dermatol. 2010;9(1):72–5.

[12] Sethi S, Mahajan BB, Gupta RR, Ohri A. Comparative evaluation of the therapeutic efficacy of dermabrasion, dermabrasion combined with topical 5 % 5-fluorouracil cream and dermabrasion combined with topical placentrex gel in localized stable Vitiligo. Int J Dermatol. 2007;46:875–9.

[13] Lahiri K, Malakar S, Sarma N, Banerjee U. Repigmentation of Vitiligo with punch grafting and narrow-band UV-B. Int J Dermatol. 2006;45:649–55.

[14] Mahajan BB, Garg G, Gupta RR. Evaluation of cosmetic tattoing in localized stable Vitiligo. J Dermatol. 2002;29:726–30.

[15] Porter J, Beuf AH, Lerner A, Nordlund J. Response to cosmetic disfigurement: patients with Vitiligo. Cutis. 1987;39(6):493–4.

[16] Ongenae K, Dierckxsens L, Brochez L, Van Geel N, Naeyaert JM. Quality of life and stigmatization profile in cohort of Vitiligo patients and effect of the use of camouflage. Dermatology. 2005;210(4):279–85.

[17] Picardi A, Pasquini P, Cattaruzza MS, Gaetano P, Melchi CF, Baliva G, Camaioni D, Tiago A, Abeni D, Biondi M. Stressful life events, social support, attachement security and alexithymia in Vitiligo. A case–control study. Psychother Psychosom. 2003;72(3):150–8.

[18] Prćić S, Durović D, Duran V, Vuković D, Gajinov Z. Some psychological characteristics of children and adolescnets with Vitiligo—our results. Med Pregl. 2006;59(5–6):265–9.

[19] Shenefelt PD. Hypnosis in dermatology. Arch Dermatol. 2000;136(3):393–9.

[20] Erin Clements. The clothing has dots and I have dots! ANTM contestant suffering from Michael Jackson's skin disorder scores her first fashion campaign as the face of Desigual; Daily mail.com UK 16 September 2014.

[21] Amer AA, Mchepange UO, Gao XH, Hong Y, Qi R, Wu Y, Cai Y, Zhai J, Chen HD. Hidden victims of childhood Vitiligo: impact on parents' mental health and quality of life. Acta Derm Venereol. 2015;95:322–5.

第14章

多汗症和应激

Vincent M. Hsu, Vidhi V. Shah, Adam S. Aldahan, Stephanie Mlacker, Sahal Samarkandy and Keyvan Nouri

引言

  多汗症是一种令人痛苦的以身体特定部位过度的、不受控制的出汗为特征的皮肤疾病。虽然不会使人身体衰弱，但患者在日常社交场合下经常倍感社会心理应激、缺乏自信，极大地降低了患者的生活质量[1-3]。严重的多汗症甚至影响个人的职业选择、爱好和性活动[8]。该病两性均可发病，通常从青春期起病，可持续终生。迄今为止，尚无自发缓解的病例报道[9]。在美国，诊断为多汗症者估计占人口总数的 2.8%，与之类似，英国的发病率接近 3%[3,8,10]。

分类

  多汗症有两种主要类型：原发性多汗症和继发性多汗症。原发性多汗症有遗传基础，以常染色体显性遗传的方式遗传。原发性多汗症必须满足如下诊断标准：至少 6 个月的局灶性、可见的、无原因的过度出汗，并至少满足下列情况中的两条：双侧的和相对对称的出汗模式；影响日常活动；每周至少 1 次的发作频率；25 岁之前发病；有阳性家族史；睡眠时局灶性出汗可以停止[11]。已发现原发性多汗症具有遗传基础。

48%~65% 的多汗症患者有阳性家族史,其中的 58% 的患者为父母 – 子女共患病例,这在一定程度上支持了该病是通过常染色体显性遗传模式发生的说法 [3]。此外,不同解剖部位的多汗具有不同的特点。如当过度出汗局限于患者的腋窝区域时,诊断为腋部多汗症 [5]。这些患者通常每天需要多次更换衣服以避免外人发现他们的异常。掌跖多汗症患者的手掌、足底出汗过度,一些日常的活动如写字或与人握手时,可能令患者感到难堪 [10]。目前的研究表明,本病是由于下丘脑不平衡导致交感神经系统功能显著失调造成的 [9]。

继发性多汗症通常是肥胖、痛风、更年期、肿瘤、糖尿病、甲亢等疾病的结果,也可能是抗抑郁药等药物引起的并发症 [8,12]。

多汗症的病理生理学

出汗

了解汗液这个汗腺系统的基本成分有助于理解多汗症的生物学机制。汗液由遍布全身的汗腺分泌,主要包含矿物质、乳酸和尿素。汗液可以从皮肤表面蒸发,维持内环境的稳态,并通过从循环系统到皮肤的直接热传导降低机体内部的温度 [2]。在正常情况下,运动或外部热源而引起体温升高,从而导致出汗。焦虑、应激、激素失衡、味觉刺激和其他心理状况也可以引起出汗 [13]。

小汗腺

在人体表面的不同部位分布着 200 万 ~400 万个小汗腺。这些腺体的主要功能是维持体内温度稳定,平衡体内温度的升高(即身体活动时的出汗)或外部热量(即温暖天气下的出汗)。腺体由明细胞和暗细胞两种类型组成,盘绕如球形 [2]。分泌层由肌上皮细胞包裹,当受到交感神经系统释放的乙酰胆碱刺激时,肌上皮细胞会收缩。

大汗腺

大汗腺主要分布于腋窝和肛周区域,与毛囊相连。和小汗腺一样,具有卷曲的结构。受到雄激素刺激及潜在的情感应激后,可以分泌稠厚的、牛奶样液体进入毛囊 [2]。这种脂肪形式的汗液是自然无味的,但在排出后可被局部的细菌分解为有气味的脂肪酸 [14-15]。表 14-1 总结了大汗腺和小汗腺的区别。

表 14-1　大汗腺与小汗腺的差异

	大 汗 腺	小 汗 腺
结构	卷曲的管状结构	卷曲的管状结构
部位	腋窝和肛周区	全身
气味	有	没有
分泌方式	经毛囊导管分泌	直接分泌在皮肤表面
分泌时机	情感压力	体温升高
功能	体温调节，激素平衡	温度调节，保护，分泌

多汗症的心理影响

多汗症发生的确切机制仍不清楚，可能涉及基础的神经疾病，大多数继发于交感神经系统的异常反应。源于边缘系统和大脑皮质的情绪刺激可以触发下丘脑中与出汗相关中枢的激素失衡 [9,13]。因此，心理因素可能导致或加剧多汗症的症状和体征。目前关于多汗症的病理生理学与应激的关系存在几种理论，现解释如下 [16]：

一种理论认为，在身处社会心理应激阶段，下丘脑 – 垂体 – 肾上腺轴受到过度刺激时，自主神经系统的交感神经活动增加 [17]。下丘脑的促肾上腺皮质激素释放激素（CRH）和精氨酸加压素刺激垂体前叶产生促肾上腺皮质激素（ACTH），后者刺激肾上腺皮质分泌应激激素——皮质醇 [17]。量化的皮质醇水平可在一定程度上用于确定应激与多汗症之间的相关性 [17]。此外，日常活动也会导致出汗并加重心理负担 [17-18]。

有研究表明，包括社交焦虑障碍（social anxiety disorder, SAD）、嗅觉牵连综合征（olfactory reference syndrome, ORS）和强迫障碍（obsessive-compulsive disorder, OCD）等精神障碍可以诱发多汗症。SAD 是一种持续的以害怕日常社交活动为特征的社交恐惧症，影响高达 13% 的人口 [19]。患者每天的应激和焦虑水平都有所升高 [18]。对于SAD 和多汗症是否属于共病，仍然存在争议，虽然有些人认为多汗症患者并不比一般人群更容易出现焦虑和精神病理障碍，但 Weber 等发现，在被确诊为难治性多汗症的患者中，SAD 的症状更为常见。他们还注意到强迫障碍和多汗症之间的潜在相关性。多汗症患者的过量出汗可能会加重他们对令人厌恶的体味的妄想和对卫生的偏执，从而增加他们发展成为 ORS 或 OCD 的可能性 [20-21]。

一些研究还调查了抑郁和焦虑对多汗症发病的影响。Braganca 等研究了多汗症患者的焦虑、抑郁和易激惹程度，他们发现所有患者都由同一位医生进行评估，并被要求在一个有空调的私人诊所中完成医院焦虑和抑郁量表（HADS）。结果表明，49.2%的患者存在焦虑症状，约为有抑郁症状（11.2%）患者的 4 倍。而年龄、性别及肤色与

多汗症无显著相关 [22]。在 Ruchinskas 等的研究中，多汗症患者接受明尼苏达多项人格测验 -2（MMPI-2）和状态 – 特质焦虑问卷（state-trait anxiety inventory）调查，目的是通过与已建立的标准进行比较，来确定这些患者的精神病理程度。研究结果的范围大都在正常标准之内，提示多汗症患者的焦虑和抑郁并不显著，不像是多汗症的首要原因。在这项研究中，有 88% 的患者表现出正常的心理特征；12% 的样本的得分高于 MMPI-2 焦虑量表的均值，可能是多汗症患者的特点，但也可能仅反映了一般人群的焦虑上限，而非仅局限于多汗症。

Krogstad 等观察了 20 例原发性手掌多汗症患者和 20 例健康对照者的出汗特点并进行了比较。两组受访者需要连续一周报告自己每天 24 小时的出汗情况，在培训后采用主观评价量表（subjective evaluation scale, SES）给自己的出汗程度打分，分数范围从 0（不出汗）到 10（大汗）。两组的出汗分值有显著性差异。尽管两组受访者在日常应激和锻炼后的得分都有 2~5 分的增长，但多汗症患者的分值比对照组的增长幅度大。自评的 SES 评分随一天中的不同时段也有波动：每天早晚多汗症患者的评分介于 0~2 之间，中午左右上升到 5~6。而同一时段，对照组报告的 SES 评分接近 0。Krogstad 等成功地展示了多汗症患者的出汗模式：不是一成不变，而是在一天中会有波动，特别是在身心受到刺激时 [23]。

治疗

多种方法可用于缓解多汗症的症状。包括多汗症严重程度量表（hyperhidrosis disease severity scale, HDSS）和皮肤病生活质量指数（dermatology life quality index, DLQI）在内的各种标准化量表可以量化临床疗效，评估患者的生活质量。目前，有创手术是彻底治疗原发性腋部多汗症（primary axillary hyperhidrosis, PAH）的唯一方法，其他治疗方案可以短暂缓解症状，一般维持 4~18 个月，为获得最佳疗效，通常需要多次治疗 [2,7]。可用的治疗方案包括外用氯化铝止汗剂，口服抗胆碱药物如格隆溴铵，离子导入，A 型肉毒毒素注射和内镜下胸交感神经切除术 [2-7]。

局部疗法

使用含有氯化铝或锆盐的非处方止汗剂，对于轻度至中度多汗症患者是一种简单的治疗方式。一些止汗剂中的铝盐或锆盐与汗腺导管中的糖胺聚糖结合后沉淀，造成真皮下部的分泌管堵塞，从而阻止液体的分泌，暂时缓解症状 [10]。轻度至中度多汗症患者无须处方即可购买浓度为 10% 的氯化铝止汗剂，而重度多汗症患者则需使用浓度为 20% 的氯化铝乙醇溶液 [24-25]。最初使用应该从晚上睡前开始，此时汗腺不会太活跃。稳定的汗腺分泌状态有助于止汗剂中金属盐的吸收。Haider 等研究了 20% 氯化铝乙醇溶液对手掌和腋下多汗的效果。结果表明，患者的症状在 48 小时内改善明显，但止汗效果只维持了 48 小时。类似的研究显示，局部治疗在 98% 的病例中有效 [26]。局部使用止汗剂也会出现一些如皮肤刺激、皮肤干燥、瘙痒的不良反应，坚持治疗后这些皮肤刺激和瘙痒症状可以减少 [12]。氯化铝和 2%~4% 的水杨酸凝胶联合使用可以帮助减少皮肤刺激，促进药物的渗透 [27]。氢化可的松乳膏是另一种缓解刺激的方法 [24,28]。

口服药物

口服抗胆碱能药物（如格隆溴铵）是另一种可用的治疗方法。Bajaj 等对 9 例泛发性多汗症患者和 15 例局限性多汗症患者进行了回顾性分析，观察每日口服两次格隆溴铵 2mg 的疗效，研究者根据药物止汗的能力适当调整剂量。最初参加研究的 24 名患者中，19 人完成了随访。79%（15/19）的多汗症患者对口服格隆溴铵的反应良好。格隆溴铵的不良反应包括口干、头痛和尿潴留。未发现增加剂量与不良反应发生之间存在相关性 [10,12,29]。

离子导入

离子导入是利用直流电促进离子化物质透过皮肤的方法 [30]。虽然已经提出了几种理论，但对这种治疗的作用机制还知之甚少，适用于局部治疗后症状仍然持续的掌跖多汗症患者 [10]。最初由医生进行操作，经过适当的使用训练，最终患者可以在家里自我实施导入。除了使用方便外，经济上的原因也是患者考虑的重要因素。许多保险公司的保障范围都涵盖了多汗症的医学治疗，并支持局部治疗失败时支付离子导入治疗的费用。一项针对 113 例掌跖多汗症患者的观察性研究，结果显示了 91% 的反应率 [30]。离子导入的不良反应轻微，包括皮肤发红、治疗区域出现水疱、灼烧感和干燥。正确掌握操作程序并采取有效预防措施的情况下，可以避免不良反应的发生。一般情况下，患者应避免接触电极，以防止触电 [10,12,30]。

肉毒毒素

对除皱具有确切美容效果的 A 型肉毒毒素（BTXA）"保妥适"，同样可以用于治疗腋窝和手掌多汗症。多个研究显示：皮内注射 BTXA 的止汗效果达到 80%~90%[3,31]。肉毒毒素可以直接作用于小汗腺腺体，不可逆地阻断节后神经末梢突触前膜释放乙酰胆碱，无汗效果可以维持长达 6 个月[12]。单侧手掌皮内注射剂量为 100 U；单侧腋窝注射剂量为 50~100 U[31]。虽然肉毒毒素不能彻底"根治"多汗症，但因为它的创伤小，不良反应轻微，例如手术过程中的轻度不适及注射后的细微瘀斑，因此仍受到众多患者的欢迎。一些患者反馈冰敷和局部麻醉可以减轻他们注射时的不适[32-33]。该方案明显的短板就是患者必须多次治疗以保持疗效。肉毒毒素治疗原发性腋部多汗症，需要每隔几个月在患侧腋窝至少注射 15 个靶点[12,31,34]。

手术

手术治疗适用于严重的、难治性多汗症，可选择的方法包括：汗腺完全切除术，皮下刮除术和内镜下胸交感神经切除术。完全切除汗腺可显著减少汗液的产生，但存在产生令人不悦的瘢痕、出现感染和手臂活动受限的风险[12]。应该在术前和患者充分沟通手术切除汗腺的利弊。

另一种可供患者选择的为数不多的可以彻底根除的方法是皮下刮除术，该方法术前准备相对较少，因此比完全汗腺切除术简单。首先，用抗菌肥皂清洗腋窝区域，以确保没有污垢和其他细菌。建议在术前剃除腋毛，这样外科医生会有更好的手术视野，但这也不是绝对必需的。建议静脉使用抗生素预防因切口污染而引起的感染。为避免这样一个简单的手术出现不必要的并发症，患者必须停止使用任何抗凝药物，因为这些药物可能导致大量出血[35]。手术前先用碘淀粉试验确定患者的出汗区域，并在患者皮肤上进行明确标记。可采用椭圆切除，去除目标区域的皮下脂肪和真皮深层，真皮下部汗腺的螺旋状结构的去除有助于减少瘢痕。Munro 等观察了 13 名接受这种治疗的患者，其中 10 名取得了非常好的效果[13]。主要的不良反应包括出血、疼痛、血肿、感染和臂丛神经损伤[12]。

肿胀麻醉浅表抽吸联合刮除法是另一种手术方案。注射肿胀液进行局部麻醉后分离皮下组织，使用改进的真空吸管和眼科剪刀进行抽吸和刮除，去除汗腺组织[36]。Tronstad 等比较了肿胀浅表抽吸刮除和单纯刮除两种手术方法的效果。研究共纳入了 22 例患者，双腋分别接受两种不同的治疗。通过皮电反应、重量分析和视觉模拟评分（VAS）来确定疗效（图 14-1）[9]，结果显示，肿胀抽吸刮除术的效果明显好于单纯刮除术。

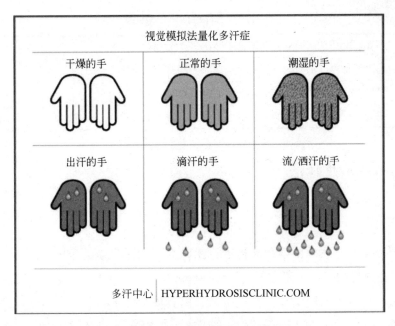

图 14-1　视觉模拟表，用于直观地量化患者多汗症的严重程度（经 Hratch Karamanoukian 博士许可复制的图像，FACS）

内镜下胸交感神经切除术是英国国家健康和保健医学研究所（National Institute for Health and Care Excellence, NIHCE）推荐的手术治疗上肢多汗症（包括手掌和腋窝）的方法，通过术中切断 T3 和 T4 神经节使之去神经化。据称内镜下交感神经切除术的有效率高达 91%，而另一项研究显示，88% 的患者主诉术后出现代偿性多汗。代偿性多汗症是一种不太常见的在其他部位出现局部多汗的表现，发病的原因与手术造成的神经损伤有关。许多选择交感神经切除术治疗手掌多汗的患者反馈，术后在 C3-5 神经支配区域形成代偿性多汗症[10-12]。

点阵微针射频

点阵微针射频（fractionated microneedle radiofrequency, FMR）是通过在皮肤微创基础上将 1MHz 的射频电流传导到真皮深层从而达到治疗目的[12]。Fatemi 等研究了非侵入性 FMR 治疗原发性腋部多汗症的有效性。患者共接受 3 次治疗，每次间隔 3 周，根据多汗症严重程度量表（hyperhidrosis disease severity scale, HDSS）和 VAS 的结果评估疗效。治疗后患者明显好转，大多数患者的 HDSS 评分降低 1~2 分，见表 14-2。治疗后对患者进行的调查显示，80% 的患者表示对结果满意[5]。

多汗症严重程度量表（hyperhidrosis disease severity scale, HDSS）是一项针对多汗症患者的标准化调查，允许患者自我评估病情的严重程度。

表 14-2　多汗症严重程度量表

我的出汗从不明显，从不影响我的日常活动	1 分
我的出汗是可以忍受的，但有时会影响我的日常活动	2 分
我的出汗不太明显，但经常影响我的日常活动	3 分
我的出汗是无法忍受的，总是影响我的日常活动	4 分

未来有潜力的治疗疗法

激光治疗

随着美容领域不断向医学领域拓展，激光在临床医学中的作用不断扩大。为了确定激光治疗多汗症的疗效，研究者使用 1300 nm Nd:YAG 激光对一名手术后症状无缓解的多汗症患者进行了试验治疗。首先机械分离真皮与皮下脂肪，然后使用激光直接照射真皮下部。患者的症状似乎得到了完全缓解，并在 18 个月的随访中保持疗效 [12]。因此未来使用激光治疗多汗症的方法似乎是一个可行的选择。

微波热解

使用 MiraDry 的微波热解治疗是一种相对较新的微创治疗腋部多汗的方法，主要原理是促进频率在 300~300 GHz 的微波条件下实现对汗腺的化学分解 [38-39]。汗腺因为含水量较高，能够优先吸收微波能量。微波能量促使水分子快速旋转，从而导致摩擦热和细胞热解 [39]。Johnson 等首次提出利用微波治疗多汗症。该团队测试了他们发明的一种新设备，并用计算机上的分析程序对猪模型的结果进行了评估。不良反应很小，皮肤未出现水疱。当然，还需要进一步的研究来全面评价该方法，以便确定其作为多汗症的永久解决方案的疗效 [12,38]。

结论

多汗症与情绪紧张有关，常令患者感到非常无助。多汗症的发病多始于青少年时期。虽然其确切的机制尚未阐明，但研究人员一直在不断探索多汗症的心理学基础，希望明确应激与发病的关系。内镜下胸交感神经切除术是目前唯一的永久性治疗方案。不断出现的新的治疗方法，如激光和微波热解等也显示出令人期待的结果。常见的创伤更小的治疗方法，包括从非处方药物到由专业医师注射肉毒毒素，可以暂时缓解症状。多汗症患者必须应对额外的压力和焦虑，这是他们周围的人所无法想象的。治疗多汗症患者的医生应该了解现有的治疗方案来帮助患者减少这种情绪障碍的影响。

程少为 译 张海萍 审校

原著参考文献

[1] Coutinho dos Santos LH, Gomes AM, Giraldi S, Abagge KT, Marinoni LP. Palmar hyperhidrosis: long-term follow-up of nine children and adolescents treated with botulinum toxin type A. Pediatr Dermatol. 2009;26(4):439–44.

[2] Glogau RG. Botulinum A neurotoxin for axillary hyperhidrosis. Dermatol Surg. 1998;24(8):817–9.

[3] Kouris A, Armyra K, Stefanaki C, Christodoulou C, Karimali P, Kontochristopoulos G. Quality of life and social isolation in Greek adolescents with primary focal hyperhidrosis treated with botulinum toxin type A: a case series. Pediatr Dermatol. 2015;32(2):226–30.

[4] Bajaj V, Langtry JA. Use of oral glycopyrronium bromide in hyperhidrosis. Br J Dermatol. 2007;157(1):118–21.

[5] Fatemi Naeini F, Abtahi-Naeini B, Pourazizi M, Nilforoushzadeh MA, Mirmohammadkhani M. Fractionated microneedle radiofrequency for treatment of primary axillary hyperhidrosis: a sham control study. Australas J Dermatol. 2015;56(4):279–84.

[6] Kobayashi K, Omote K, Homma E, Abe T, Iitoyo M. Sympathetic ganglion blockade for the management of hyperhidrosis. J Dermatol. 1994;21(8):575–81.

[7] Rompel R, Scholz S. Subcutaneous curettage vs. injection of botulinum toxin A for treatment of axillary hyperhidrosis. J Eur Acad Dermatol Venereol. 2001;15(3):207–11.

[8] Nordqvist C. What is hyperhidrosis? What caues hyperhidrosis? 2014. Available from: http://www.medicalnewstoday.com/articles/182130.php.

[9] Tronstad C, Helsing P, Tonseth KA, Grimnes S, Krogstad AL. Tumescent suction curettage vs. curettage only for treatment of axillary hyperhidrosis evaluated by subjective and new objective methods. Acta Derm Venereol. 2014;94(2):215–20.

[10] Vary Jr JC. Selected disorders of skin appendages--acne, alopecia, hyperhidrosis. Med Clin North Am. 2015;99(6):1195–211.

[11] Hornberger J, Grimes K, Naumann M, Glaser DA, Lowe NJ, Naver H, et al. Recognition, diagnosis, and treatment of primary focal hyperhidrosis. J Am Acad Dermatol. 2004;51(2):274–86.

[12] Singh S, Davis H, Wilson P. Axillary hyperhidrosis: a review of the extent of the problem and treatment modalities. Surgeon. 2015;13(5):279–85.

[13] Munro DD, Verbov JL, O' Gorman DJ, du Vivier A. Axillary hyperhidrosis. Its quantification and surgical treatment. Br J Dermatol. 1974;90(3):325–9.

[14] Britannica E. Sweat gland Britannica.com: Encyclopaedia Britannica; [Updated 8/19/2014; cited 2016 1/26/16]. Available from: http://www.britannica.com/science/sweat-gland.

[15] Staff MC. Sweating and body odor Mayoclinic.org2014 [Cited 2016 1/26/16]. Available from: http://www.mayoclinic.org/diseases-conditions/sweating-and-body-odor/basics/causes/con-20014438.

[16] Ruchinskas RA, Narayan RK, Meagher RJ, Furukawa S. The relationship of psychopathology and hyperhidrosis. Br J Dermatol. 2002;147(4):733–5.

[17] Gross KM, Schote AB, Schneider KK, Schulz A, Meyer J. Elevated social stress levels and depressive symptoms in primary hyperhidrosis. PLoS One. 2014;9(3):e92412.

[18] Bohaty BR, Hebert AA. Special considerations for children with hyperhidrosis. Dermatol Clin. 2014;32(4):477–84.

[19] Lessa Lda R, Luz FB, De Rezende RM, Duraes SM, Harrison BJ, De Menezes GB, et al. The psychiatric facet of hyperhidrosis: demographics, disability, quality of life, and associated psychopathology. J Psychiatr Pract. 2014;20(4):316–23.

[20] Weber A, Heger S, Sinkgraven R, Heckmann M, Elsner P, Rzany B. Psychosocial aspects of patients with focal hyperhidrosis. Marked reduction of social phobia, anxiety and depression and increased quality of life after treatment with botulinum toxin A. Br J Dermatol. 2005;152(2):342–5.

[21] Ferrao YA, Shavitt RG, Prado H, Fontenelle LF, Malavazzi DM, de Mathis MA, et al. Sensory phenomena associated with repetitive behaviors in obsessive-compulsive disorder: an exploratory study of 1001 patients. Psychiatry Res. 2012;197(3):253–8.

[22] Braganca GM, Lima SO, Pinto Neto AF, Marques LM, Melo EV, Reis FP. Evaluation of anxiety and depression prevalence in patients with primary severe hyperhidrosis. An Bras Dermatol. 2014;89(2):230–5.

[23] Krogstad AL, Mork C, Piechnik SK. Daily pattern of sweating and response to stress and exercise in patients with palmar hyperhidrosis. Br J Dermatol. 2006;154(6):1118–22.

[24] Reisfeld R, Berliner KI. Evidence-based review of the nonsurgical management of hyperhidrosis. Thorac Surg Clin. 2008;18(2):157–66.

[25] Pariser DM, Ballard A. Topical therapies in hyperhidrosis care. Dermatol Clin. 2014;32(4):485–90.

[26] Haider A, Solish N. Focal hyperhidrosis: diagnosis and management. CMAJ. 2005;172(1):69–75.

[27] Hoorens I, Ongenae K. Primary focal hyperhidrosis: current treatment options and a step-by-step approach. J Eur Acad Dermatol Venereol. 2012;26(1):1–8.

[28] Brown AL, Gordon J, Hill S. Hyperhidrosis: review of recent advances and new therapeutic options for primary hyperhidrosis. Curr Opin Pediatr. 2014;26(4):460–5.

[29] Scuderi S, Manoharan P, Lim D, Manoharan S. A survey of patient satisfaction with use of microwave device for axillary hyperhidrosis. Australas J Dermatol. 2016.

[30] Pariser DM, Ballard A. Iontophoresis for palmar and plantar hyperhidrosis. Dermatol Clin. 2014;32(4):491–4.

[31] Weinberg T, Solish N, Murray C. Botulinum neurotoxin treatment of palmar and plantar hyperhidrosis. Dermatol Clin. 2014;32(4):505–15.

[32] Benohanian A. Needle-free anaesthesia prior to botulinum toxin type A injection treatment of palmar and plantar hyperhidrosis. Br J Dermatol. 2007;156(3):593–6.

[33] Smith KC, Comite SL, Storwick GS. Ice minimizes discomfort associated with injection of botulinum toxin type A for the treatment of palmar and plantar hyperhidrosis. Dermatol Surg. 2007;33(1 Spec No.):S88–91.

[34] de Almeida AR, Montagner S. Botulinum toxin for axillary hyperhidrosis. Dermatol Clin. 2014;32(4):495–504.

[35] Karpinski RHS. Surgical treatment of axillary hyperhidrosis treatment & management Medscape2014 [Cited 2016 1/23/16]. Available from: http://emedicine.medscape.com/article/1296530-treatment – d13.

[36] Shi Z, Yan X, Ye X. Modified tumescent superficial suction with curettage treatment for axillary bromidrosis: clinical experience of 280 cases. Aesthetic Plast Surg. 2014;38(1):151–5.

[37] Solish N, Bertucci V, Dansereau A, Hong HC, Lynde C, Lupin M, et al. A comprehensive approach to the recognition, diagnosis, and severity-based treatment of focal hyperhidrosis: recommendations of the Canadian Hyperhidrosis Advisory Committee. Dermatol Surg. 2007;33(8):908–23.

[38] Johnson JE, O' Shaughnessy KF, Kim S. Microwave thermolysis of sweat glands. Lasers Surg Med. 2012;44(1):20–5.

[39] Glaser DA, Galperin TA. Local procedural approaches for axillary hyperhidrosis. Dermatol Clin. 2014;32(4):533–40.

第15章

痤疮和玫瑰痤疮

Tulsie Patel, Shailee Patel, Katlein França and Jonette Keri

引言

寻常痤疮是一种非常常见的，影响患者生活的皮肤疾病，在患者的青春期阶段尤为明显 [1]。研究发现，寻常痤疮可影响 80% 以上的青少年，而与种族及性别无关 [2-3]。由于在一生中很长阶段持续存在，因此最近经常被认为属于慢性疾病 [4-5]。痤疮病程较慢，不仅可以在躯体上形成永久性瘢痕，还对患者的社会心理产生负面作用，从而对患者造成持久的影响 [4,6]。大量研究表明痤疮与社交焦虑及抑郁相关 [4-7]。随着治疗后痤疮的改善，患者的心理也得到显著改善，进一步证明了这种相关性 [4-7]。

目前认为，痤疮的形成与四个进程有关，包括：角化过度导致粉刺形成、皮脂分泌增加、炎症及痤疮丙酸杆菌的定植 [2-4]。针对不同的病因可选择多种治疗方案 [5-6]。大多数治疗的早期都包括联合应用抗生素与局部外用维甲酸 [5-6]。其他疗法还包括激光等光学治疗 [5]。

有些患者在就诊时，大多已经清楚地认识到痤疮和应激的关系 [1,5,9]。如前文所述，应激通常与痤疮患者所经历的躯体变化的结果有关 [4]。反之亦然，机体的应激反应也经常导致痤疮的加重 [9]。故此，本章将探讨痤疮与应激之间的特殊关系。

痤疮与应激

心理应激

有研究显示痤疮的皮损可以引发患者的心理应激[9]。多年来，精神卫生专业人员对这类在痤疮及包括偏头痛、消化性溃疡等多种疾病中都存在的心理、生理状况进行了研究[10]。痤疮引发的应激影响着患者生活的诸多方面，包括着装、社交互动，甚至是学业[1]。

此外还发现潜在的应激源也会加重痤疮皮损[9]。生物反馈放松训练和认知意象技术用于治疗痤疮，也提示痤疮与精神及健康状态之间的关系[10-12]。这些治疗对许多痤疮患者疗效显著[10]，而终止治疗会导致痤疮加重则更进一步证实了这些治疗的有效性。

目前的研究主要集中在确定揭示痤疮与应激关系的分子机制方面[8-9,11-13]。应激通过一系列复杂的过程活化参与痤疮发病机制的细胞[11-13]。应激反应引起下丘脑和垂体释放儿茶酚胺及皮质醇[13]，另外，皮肤自身也可以合成多种神经肽（包括促肾上腺皮质激素释放激素，P物质）[11-13]。研究表明，CRH通过促进皮脂腺的脂质合成增加导致痤疮[9]；应激时产生的神经肽及P物质也可以刺激皮脂腺细胞合成脂质[11-12]；另外，神经肽Y、黑皮质素等其他应激反应时产生的因子也可作用于皮脂腺细胞，这些因素通过促进炎症因子的形成，影响皮脂腺细胞的增殖、脂质生成及雄激素代谢[9,11-12]。

应激与痤疮之间的关系十分复杂[13]。痤疮对患者生活质量的影响是显而易见的[13]。如前文所述，那些因痤疮而产生焦虑、抑郁的患者最终都饱受心理折磨[13]。有研究表明，痤疮患者更容易产生自杀意念[13]，该研究的另一个重要发现是，这些患者的精神状态通常不会随疾病病情的起伏而改变，因而表明了后续随访关注的重要性[13]。但也有其他研究发现痤疮的严重程度减轻后，患者的应激和生活质量得到改善[1]。同时，由于应激与痤疮之间存在因果关系，对临床医生而言，了解应激的病因学作用是成功治愈患者痤疮的一个重要因素[1]。此外，由于应激对伤口愈合本身会产生负面影响，因此更印证了应激对痤疮的作用[11-12]。

氧化应激

最近有学者还研究了氧化应激在痤疮中的作用，以期寻求治疗各类皮肤疾病的新疗法[2,14-15]。氧化应激是痤疮丙酸杆菌定植区域以嗜中性粒细胞为主的机体反应的结果，非常重要[15-16]。中性粒细胞介导吞噬作用和炎症因子的形成，并最终产生活性氧导致组织损伤[15]。人体通常借助超氧化物歧化酶和过氧化氢酶来平衡抗氧化防御与活性氧水平[15,17]。破坏这种平衡（如抗氧化水平较低或活性氧水平升高），会导致氧化应激[14-15]。这种应激反应非常强烈，可能导致炎症部位及其周围健康组织的 DNA 和细胞膜脂质受损[16]。最新研究表明，氧化应激可能是痤疮形成的另一种原因，并且可能是未来治疗的另一靶向通路[14]。

成年女性痤疮

尽管痤疮通常被认为是青春期疾病，但是研究表明，许多成年人尤其是成年女性，也患有痤疮[9,13,18-19]。14%~54% 的成年女性患有痤疮[18]。这种痤疮通常首发于成人期[18]，称为迟发性痤疮[18-19]。从青春期迁延而来的痤疮称为持续性痤疮[18-19]。不同于青春期痤疮，成人痤疮与特定的激素和遗传因素有关[7,18]。因此，成人痤疮与青春期痤疮的发病机制和治疗可能存在差异[18]。

成人在面临日益增加的应激和焦虑时更易发生痤疮[9,18-19]。与青少年相比，成年女性表现出更明显的与痤疮相关的心理和情感困扰[18]。研究发现，对痤疮患者生活质量产生负面影响的主要因素包括年龄、慢性病程和女性性别[19]。虽然成年女性的痤疮病情大多以中度为主，但随着年龄的增长，其对自身疾病的负性认知也会加剧[19]。同样引人注意的是，大量成人痤疮是患者的自我评估而非临床诊断[7,19]。甚至有研究发现，成人痤疮与失业率升高有关[19]。综上所述，成人痤疮的治疗可能相当复杂，必须重视患者所面临的生理、心理、情感及社会的挑战[19]。

玫瑰痤疮与应激

玫瑰痤疮是一种累及面中部的皮肤疾病，最常见于中年女性，表现为潮红和红斑、鼻赘、毛细血管扩张及丘疹和脓疱[9,20]。玫瑰痤疮也与应激有关，并且已发现某些情绪会加剧病情，甚至引起潮红[9,20]。与痤疮的发病机制一样，玫瑰痤疮与应激之间的关系尚不清楚，但已发现与活性氧和炎性细胞因子的生成相关[9]。具体来说，潮红的产生与中枢和自主神经对应激的反应有关[20-21]。因为会引发患者的焦虑或尴尬，所以会对患者的社会交往产生严重影响[20-21]。一项比较应激对健康人和玫瑰痤疮患者影响的研究发现，玫瑰痤疮患者不仅对应激的反应更剧烈，而且应激也对疾病本身产生负面影响[9]。

玫瑰痤疮患者精神疾病的共病率与其疾病严重程度相关[22]。研究发现玫瑰痤疮常与抑郁、社交焦虑、尴尬和精神障碍有关[23-24]。较低的生活质量在男性中尤为明显[23-24]。因此，研究建议对玫瑰痤疮患者的治疗应重视心理疗法与皮肤病治疗相结合[23]。

结论

总之，痤疮及其他皮肤疾病与应激之间的关系仍需更进一步地研究。迄今完成的研究有助于深入了解这种关系。但毫无疑问，今后的工作重点将在于寻求理想的治疗方案，将现有的药物疗法和行为干预相结合，以期达到成功治疗痤疮的目的。由于应激是人生中的一个变量，所以毋庸置疑的是，这些干预措施应适时地根据患者病程中在特定阶段的需求进行恰当的调整（图 15-1）。

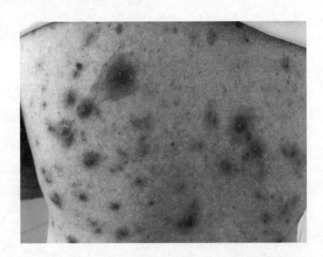

图 15-1　一名 18 岁男性患者，背部患寻常痤疮

柏冰雪　译　张海萍　审校

原著参考文献

[1] Tasoula E, Gregoriou S, Chalikias J, et al. The impact of acne vulgaris on quality of life and psychic health in young adolescents in Greece. Results of a population survey. An Bras Dermatol. 2012;87(6):862–9.

[2] Suh DH, Kwon HH. What's new in the physiopathology of acne? Br J Dermatol. 2015;172 Suppl 1:13–9.

[3] Kircik LH. Advances in the understanding of the pathogenesis of inflammatory acne. J Drugs Dermatol. 2016;15(1):s7–10.

[4] Dawson AL, Dellavalle RP. Acne vulgaris. BMJ. 2013;346:f2634.

[5] Thiboutot D, Gollnick H, Bettoli V, et al. New insights into the management of acne: an update from the Global

Alliance to Improve Outcomes in Acne group. J Am Acad Dermatol. 2009;60(5 Suppl):S1–50.

[6] Hahm BJ, Min SU, Yoon MY, et al. Changes of psychiatric parameters and their relationships by oral isotretinoin in acne patients. J Dermatol. 2009;36(5):255–61.

[7] Lasek RJ, Chren MM. Acne vulgaris and the quality of life of adult dermatology patients. Arch Dermatol. 1998;134(4):454–8.

[8] Eichenfield LF, Del rosso JQ, Mancini AJ, et al. Evolving perspectives on the etiology and pathogenesis of acne vulgaris. J Drugs Dermatol. 2015;14(3):263–72.

[9] Orion E, Wolf R. Psychologic factors in the development of facial dermatoses. Clin Dermatol. 2014;32(6):763–6.

[10] Koo JY, Smith LL. Psychologic aspects of acne. Pediatr Dermatol. 1991;8(3):185–8.

[11] Lee WJ, Jung HD, Lee HJ, Kim BS, Lee SJ, Kim do W. Influence of substance-P on cultured sebocytes. Arch Dermatol Res. 2008;300(6):311–6.

[12] Chiu A, Chon SY, Kimball AB. The response of skin disease to stress: changes in the severity of acne vulgaris as affected by examination stress. Arch Dermatol. 2003;139(7):897–900.

[13] Misery L, Wolkenstein P, Amici JM, et al. Consequences of acne on stress, fatigue, sleep disorders and sexual activity: a population-based study. Acta Derm Venereol. 2015;95(4):485–8.

[14] Sarici G, Cinar S, Armutcu F, Altinyazar C, Koca R, Tekin NS. Oxidative stress in acne vulgaris. J Eur Acad Dermatol Venereol. 2010;24(7):763–7.

[15] Al-shobaili HA. Oxidants and anti-oxidants status in acne vulgaris patients with varying severity. Ann Clin Lab Sci. 2014;44(2):202–7.

[16] Akamatsu H, Horio T, Hattori K. Increased hydrogen peroxide generation by neutrophils from patients with acne inflammation. Int J Dermatol. 2003;42(5):366–9.

[17] Basak PY, Gultekin F, Kilinc I. The role of the antioxidative defense system in papulopustular acne. J Dermatol. 2001;28(3):123–7.

[18] Dréno B. Treatment of adult female acne: a new challenge. J Eur Acad Dermatol Venereol. 2015;29 Suppl 5:14–9.

[19] Holzmann R, Shakery K. Postadolescent acne in females. Skin Pharmacol Physiol. 2014;27 Suppl 1:3–8.

[20] Patel S, Keri J. Rosacea and rhinophyma. In: Jafferany M, Franca K, editors. Geriatric psychodermatology: psychocutaneous disorders in the elderly. Saginaw: Nova Science Publishers, Inc; 2015.

[21] Bär LH, Kuypers BR. Behaviour therapy in dermatological practice. Br J Dermatol. 1973;88(6):591–8.

[22] Egeberg A, Hansen PR, Gislason GH, Thyssen JP. Patients with rosacea have increased risk of depression and anxiety disorders: a Danish nationwide cohort study. Dermatology (Basel). 2016;232(2):208–13.

[23] Böhm D, Schwanitz P, Stock Gissendanner S, Schmid-Ott G, Schulz W. Symptom severity and psychological sequelae in rosacea: results of a survey. Psychol Health Med. 2014;19(5):586–91.

[24] Moustafa F, Lewallen RS, Feldman SR. The psychological impact of rosacea and the influence of current management options. J Am Acad Dermatol. 2014;71(5):973–80.

第16章

应激相关性毛发疾病

Anna Skrok and Lidia Rudnicka

引言

应激可以促进精神疾病的发展并触发应激相关性疾病，这一观点不仅已经被证实，而且已经广为人知。应激会引起各种皮肤和毛发的变化，其发病机制尚未完全阐明。应激是常见的可以引起脱发和其他毛发疾病的原因。已报道的研究显示，应激改变体内研究小鼠模型[1]的毛发生长和循环周期的结论已经在人类毛发疾病的临床观察中得以证实。

以往临床常使用血清、唾液和尿液样本来监测皮质醇水平[2]。用毛发进行皮质醇分析是一种新的非侵入性的方法，可以提供此前处理应激时皮质醇分泌的信息[3-4]。这种创新方法主要用于精神病学领域，它反映了一种慢性应激，这种应激通常会导致毛发疾病，如脱发、灰发、拔毛癖或斑秃。

近年来推测存在"脑–毛囊轴"（brain-hair follicle axis, BHA），由此可以解释在应激刺激下触发的各种皮肤的病理机制。BHA 由一系列应激激素和反馈回路组成，受更高级别的大脑中心控制并决定其整体活动[5]。皮质醇是病理生理应激反应的核心。应激触发相关激素的变化，如皮质醇升高和 CRH 上调，导致毛发异常，该发病机制可以用脑–毛囊轴进行解释。常用的局部外用毛发生长刺激活化剂——米诺地尔通过下调 BHA 来防止应激触发的毛发生长异常[1]。因此，米诺地尔不仅在女性雄激素性脱发中有效，而且在临床上经常观察到它对于许多患有应激导致脱发的患者也有一定效果。

病理生理学

多年来，一直认为应激是脱发的一个可能原因[6]，主要是通过影响毛囊周期发挥作用。

毛发生长周期由三个主要阶段组成：生长期、退行期和休止期。退行期与蛋白质合成和色素产生停止、毛囊退化及细胞外基质的重组有关。毛囊退化先于休止期。休止期毛发比例增加时会出现临床上可见的脱发[7-8]。

影响毛囊周期的因素有很多，其中一个引人关注的是在毛发生长周期中毛发－神经－免疫之间的相互作用和免疫细胞之间的交叉反应。涉及系统性应激反应的许多生长因子、细胞因子、激素和神经肽也可以直接作用于毛发生长周期[9-11]。应激会引起机体激素的级联变化反应，从而影响毛囊间充质－上皮细胞的相互作用并改变其生长时间，影响真皮毛乳头大小和真皮乳头细胞、角质形成细胞及黑色素细胞的活性[12]。毛囊最易受应激攻击的部位是毛囊隆突部位的干细胞，应激变化可以产生广泛的后果。新的研究数据对应激的直接影响和激素导致的毛发周期变化的解释足以表明存在一个"脑－毛囊轴"[1]。已经证明，在皮肤局部可以产生激素，皮肤也存在足够的受体。应激可以上调皮质醇和促肾上腺皮质激素释放激素（CRH）的水平，两者是应激的主要激素，作为 BHA 的一部分直接在皮肤中释放[13]，导致炎症促进作用并激活肥大细胞。在神经递质中，神经肽 P 物质（SP）被认为是一种潜在的介质，应激通过 SP 发挥对毛发生长的抑制作用[14-15]。应激导致的毛囊凋亡也可能是由毛囊周围的活化的巨噬细胞驱动，通过肥大细胞脱颗粒导致强烈的局部炎症反应所致。应激介导的肥大细胞脱颗粒导致毛根破坏[16]。最近证明，暴露于实验性的心理情绪应激源会引起毛发退行期提前，并导致休止期毛发比例增多[13]。毛发生长周期的变化导致脱发。在发病机制上，休止期脱发和斑秃与应激的关系最为密切。各种类型的脱发都会对心理造成影响，从而降低生活质量，并进一步加重应激。

休止期脱发

1961 年，Kligman 首次描述了休止期脱发（telogen effluvium, TE）。TE 是弥漫性脱发最常见的原因。各种各样的潜在触发因素可以引起休止期毛发脱落，应激就是其一。弥漫性休止期脱发通常发生在触发性应激事件后 3~4 个月。当生长期毛发与休止期毛发比例小于 7:3 的变化时，可以诊断休止期脱发[17]。休止期脱发可分为急性休止期脱发（acute telogen effluvium, ATE）和慢性休止期脱发（chronic telogen effluvium, CTE）。急性休止期脱发与应激事件有关，慢性休止期脱发通常伴有慢性疾病。突然发生大量脱落的毛发可能会带来一些恐惧，并加重现有的心理问题。休止期脱发的触发因素众多，包括应激、疾病、代谢变化、激素波动、饮食和营养不良、维生素和矿物质缺乏[18]。不管怎样，脱发的严重程度取决于暴露事件的强度和持续时间，而不是触发因素的类型[19]。还应该注意的是，心理应激事件和慢性炎症性疾病对机体造成的医学应激在毛囊生长周期中引起的激素和 BHA 的变化是相同的。

尽管有诊断流程，但休止期脱发（特别是慢性类型）的触发因素往往无法清楚地确定。此外，某些病例，特别是慢性休止期脱发的临床表现往往不典型，因此休止期脱发在人群中的实际发生率似乎被低估了[20]。最典型的急性休止期脱发群体是分娩后的妇女（30%~50% 的女性有产后休止期脱发）。然而反复研究的数据显示，女性，特别是年龄较大的女性，似乎更容易受到急性休止期脱发的影响[21]。根据 Whiting 的研究，慢性休止期脱发可能只影响女性[22]，最常见的是 30~60 岁的女性。脱发通常突然开始或没有一个可识别的启动因素。事实上，慢性休止期脱发被认为是与女性年龄有关的问题。在毛发镜中可以观察到休止期脱发患者有正常粗细的毛发和特征性的较短的再生毛发，特别是在额叶和颞部。极少数患者可有明显的双颞部毛发后退。毛发拉力测试一般为阳性。尽管如此，休止期脱发通常是排除性诊断，需要除外慢性弥漫性脱发的其他原因[20]。

斑秃

斑秃（alopecia areata, AA）是一种非瘢痕性脱发，可以累及整个头部（全秃）或全身毛发（普秃）。依据皮肤科门诊患者推测，在一般人群中，该病的发病率约为 0.2%，而在皮肤科日间（门诊）中统计其发病率为 2.1%（Rochester 流行病学项目，1990—2009 年）[24]。斑秃通常始于儿童时期，60% 的 AA 患者小于 20 岁[25]。疾病的发生取决于遗传因素、自身免疫和激素变化、心理因素和神经系统紊乱之间的相互作用。心理因素，如急性或慢性应激在 AA 发病过程中的作用尤为重要[26]。66% 的患者通常在疾病的首次发作之前发生过与丧失有关的情感创伤，这种丧失可以是真实的，也可以是有象征意义的，如挚爱的人去世、离婚、失业等[24]。其他可能由应激引起和（或）通常与 AA 共病的是：糖尿病、桥本甲状腺炎、银屑病、特应性皮炎、荨麻疹、血管性水肿。已证明暴露于慢性应激可以导致慢性斑秃，这至少部分解释了应激与下丘脑-垂体-肾上腺轴或免疫和内分泌系统的变化相关。然而，确切的发病机制仍在研究中[28]。

拔毛癖

拔毛癖是一种牵拉性脱发，这是由于习惯性、重复性地去除自己的毛发所致[29-31]。从精神病的角度来看，这个术语包含了整个病理性拉扯毛发综合征。根据美国精神医学学会第四版精神障碍诊断与统计手册（DSM-Ⅳ），拔毛癖的诊断标准是：①反复拔出目己的毛发，导致明显的脱发；②拔毛发前或试图抵抗这种行为时出现的紧张感骤增；③拔出毛发时有愉悦、满足或放松感；④不能用另一种精神障碍更好地解释拔毛发行为；⑤患者有显著的痛苦或影响社交、职业或其他重要方面的功能[32]。拔毛癖的定义描述了一种精神障碍，也许应该称其为拔毛癖综合征更为合适。因此，最近几位作者质疑了 DSM-Ⅳ标准的有效性[32-33]。从皮肤科医生的角度来看，拔毛癖是由于重复拉扯自己的毛发而导致的自我引起的毛发脱落[34-35]。

这种情况在 9~13 岁的儿童中最为常见，女性为主，占其中的 70%~93%[34]。成人拔毛癖可能揭示潜在的精神障碍[34]。临床上，患者出现不规则的长度不等的毛发或斑片状无毛区域。通常头顶受累，特征性地命名为"剃度式拔毛癖"或"僧侣征"。拉力测试为阴性。患者可以在多个部位拔毛发，包括眉毛、睫毛、脸、手臂、腿和阴部区域[34-35]。

目前，通过毛发镜可以很容易地诊断拔毛癖：在视野中出现火焰发、卷曲发和多根断发是拔毛癖最典型的毛发镜征象。

应激和化疗诱导的脱发

化疗引起的脱发（chemotherapy-induced alopecia, CIA）几乎是化疗最常见的不良反应[36]。CIA 的发病率和严重程度因化疗方案而不同，但估计发生在 65%~85% 的化疗患者中。化疗时，脱发与毛发再生受损有关，毛发更短，更细，更脆弱。与脱发相关的发病机制是多重的，取决于化疗药物的类型。通常 CIA 与细胞凋亡相关的毛囊损伤有关[38]。它主要影响毛发，引起广泛的脱发，特别是妇女，影响最大的是额部和枕部的发际线[37,39-40]。在开始治疗后的第一周出现[42]，开始脱掉的是生长期毛发，或很少的休止期毛发。严重程度和确切机制取决于药物，属于典型的可逆性脱发。面对癌症和化疗是一种高度的应激状态。生长期脱发之后延迟出现的休止期脱发通常参与了脱发造成的负担。

CIA 造成的社会心理影响是一个不容忽视问题，特别是对女性来说。化疗引起的脱发患者出现病耻感,并使其与社会隔离。对女性来说,这比失去乳房的创伤更大 [43-44]。在一项对 638 名接受化疗的癌症患者的研究中,86.6% 的女性担心自己的外观变化和脱发 [26]。虽然化疗引起的脱发对女性和男性都是应激源,但现有的研究证实,与男性癌症患者相比,女性患者认为脱发应激的严重程度更高 [24]。47% 的女性癌症患者认为脱发是化疗创伤最大的部分,8% 的人因为预期的脱发而选择退出化疗 [45]。治疗化疗引起的脱发非常必要,但尚无推荐的预防和治疗模式。由于仍然没有被批准的用于 CIA 患者的治疗方案,研究寻求药物,特别是局部外用药物就显得更为迫切。虽然有许多正在进行的研究,但必须开展更多的研究以找到解决这一问题的方法。

瘢痕性脱发

瘢痕性脱发(cicatricial alopecia, CA)是指有瘢痕的脱发。不同的研究显示,瘢痕性脱发占脱发原因的 2%~7%[46],病因可分为原发性瘢痕性毛发(primary cicatricial alopecias, PCA)和继发于各种因素或遗传 / 发育缺陷 [47-48]。瘢痕性脱发也可继发于创伤(烧伤、放射、牵引)、广泛浸润性疾病(硬斑病,硬皮病,结节病,癌)或感染。相反,原发性瘢痕性脱发是一组疾病,其中毛囊是炎症破坏的主要靶点,导致不可逆转的脱发。PCA 是一种不常见的炎症性疾病,可导致头皮永久性毛发脱落。根据应激事件中激素和神经生理的变化,应激可能是触发或加重原发性瘢痕性脱发的因素之一。

灰发(花白头发)是氧化应激的结果

看起来灰白色的毛发是源于无色素的白色和有色素的毛发混合在一起,称其为灰发(花白头发)。

相对数量较少的黑素细胞足以产生毛干持久的色素 [50],黑素细胞这种强大的活性能力在最初的几个毛发生长周期中最大,随着时间的推移而逐渐减小,黑素原生成的停止似乎受遗传控制。在某些情况下,可以观察到由心理应激源触发或导致的代谢应激促使毛发过早或加速变白 [51]。这一现象的根本原因是遗传和激素的变化,伴随年龄和其他可能的共存因素。黑素生成的停止与毛囊隆突部位黑素细胞的酪氨酸酶活性的降低有关,导致临床上的毛干变白 [52]。还有人认为,神经支配和神经肽刺激的变化可能与灰发有关,这可能是指某些代谢紊乱中会过早出现白发 [53-54]。氧化应激导致的灰发中只包括少数高度空泡化有缺陷的黑色素细胞 [50,55]。代谢和营养状况、种族和性别差异、激素、遗传和年龄相关的变化都会影响毛发色素沉着的调节。

应对应激导致的脱发

应激和脱发密切相关。然而，到目前为止，还没有提供具体的医疗干预措施去管理应激引起的脱发；另外，应激性脱发降低了患者的生活质量。因此，寻求帮助的患者越来越需要有效的脱发治疗。

最初的研制米诺地尔（minoxidil, MXL）的目的是治疗高血压。这种 ATP 敏感的钾通道开放剂，后来发现局部使用可以刺激毛发再生，就开始用于治疗雄激素性秃发[56-58]，延长毛发生长期[59]。在这种机制下，MXL 可以防止应激引起的毛囊变化。应用 5% 的MXL 可使 Ki67p 显著增加，Ki67p 是毛囊内毛囊球部，隆突部和毛囊漏斗部细胞增殖的标志。此外，MXL 治疗已被证明可以引起毛发生长期提早启动，缩短伴有毛发缺失的退行期时间[60]。

米诺地尔继之逆转应激引发的毛囊周期的变化和应激导致的脱发（如斑秃或休止期脱发患者），其刺激毛发生长的作用机制尚不清楚，但它似乎不依赖于血管扩张的因素[61]。

应激相关性脱发的心理维度

脱发似乎是一种医学上的良性疾病，但对大多数受累的患者来说，这是一个巨大的社会心理负担。人们注意到，在伴有脱发的患者中精神障碍更为常见，由此导致生活质量下降，引起额外的应激或心境障碍。明显的焦虑和抑郁、自我评价低、较差的生活质量和较差的身体意象几乎是脱发患者的持久性特点[45,62]。这种现象似乎不取决于脱发的年龄或严重程度。它严重改变了患者对生活和自身的满意度，特别是女性。化疗后经历脱发的女性经常会对 CIA 产生四种反应：她们没有准备好，或震惊或尴尬[45,64]。事实上，对于一些女性来说，脱发在心理上造成的影响比乳腺癌患者失去乳房更难承受[64]。

最近，为了评估疾病对患者生活的影响，建立了生活质量（QoL）量表。到目前为止，我们知道的皮肤科特异的问卷很少，如：Skindex[65]、皮肤科生活质量指数（dermatology life quality index, DLQI）[66]、皮肤科生活质量量表（dermatology quality of life scales, DQOLS）[67]、皮肤科特定生活质量（dermatology specific quality of life, DSQL）[68]、意大利皮肤科生活质量表（Qualità di Vita Italiana in Dermatologia, QUVIDEM）、医院焦虑和抑郁量表（HADS）或 UCLA-LS。然而，脱发的真正社会心理影响在使用这些量表

时是不能完全评估的，因此已经提出了一些针对脱发的具体问卷（如 PALSOS-PM）[69]。

应该记住的是，在面对社会心理问题加重的情况下，皮肤科医生仅治疗脱发往往是不够的，因此有毛发疾病的患者是需要额外心理支持的潜在人群[70]。需要强调的是，瘢痕性脱发患者比非瘢痕性脱发患者的生活质量更差[71]，这可能是由于预后更差所致。最近一项对扁平苔藓和前额纤维性脱发患者的研究证实，就像在癌症患者群体中一样，女性比男性易受脱发的影响更大。

施　为　译　谢志强　审校

原著参考文献

[1] Arck PC, Handjiski B, Peters EM, Hagen E, Klapp BF, Paus R. Topical minoxidil counteracts stress-induced hair growth inhibition in mice. Exp Dermatol. 2003;12(5):580–90.

[2] Pruessner JC, Kirschbaum C, Meinlschmid G, Hellhammer DH. Two formulas for computation of the area under the curve represent measures of total hormone concentration versus time-dependent change. Psychoneuroendocrinology. 2003;28(7):916–31.

[3] Gow R, Thomson S, Rieder M, Van Uum S, Koren G. An assessment of cortisol analysis in hair and its clinical applications. Forensic Sci Int. 2010;196(1–3):32–7.

[4] Karlen J, Ludvigsson J, Frostell A, Theodorsson E, Faresjo T. Cortisol in hair measured in young adults – a biomarker of major life stressors? BMC Clin Pathol. 2011;11:12.

[5] Papadopoulos AS, Cleare AJ. Hypothalamic-pituitary-adrenal axis dysfunction in chronic fatigue syndrome. Nat Rev Endocrinol. 2012;8(1):22–32.

[6] Paus R. Stress and the skin. Exp Dermatol. 2001;10(5):367.

[7] Sehgal VN, Srivastava G, Aggarwal AK, Midha R. Hair biology and its comprehensive sequence in female pattern baldness: treatment modalities – part III. Skinmed. 2013;11(5):287–90.

[8] Sehgal VN, Srivastava G, Aggarwal AK, Midha R. Hair biology and its comprehensive sequence in female pattern baldness: diagnosis and treatment modalities – Part I. Skinmed. 2013;11(1):39–45; quiz 45.

[9] Ito T. Hair follicle is a target of stress hormone and autoimmune reactions. J Dermatol Sci. 2010;60(2):67–73.

[10] Ito N, Sugawara K, Bodo E, Takigawa M, van Beek N, Ito T, Paus R. Corticotropin-releasing hormone stimulates the in situ generation of mast cells from precursors in the human hair follicle mesenchyme. J Invest Dermatol. 2010;130(4):995–1004.

[11] Maurer M, Fischer E, Handjiski B, von Stebut E, Algermissen B, Bavandi A, Paus R. Activated skin mast cells are involved in murine hair follicle regression (catagen). Lab Invest. 1997;77(4):319–32.

[12] Goryachkina VL, Ivanova MY, Tsomartova DA, Kartashkina NL, Kuznetsov SL. Regulation of hair follicle cycle. Morfologiia. 2014;146(5):83–7.

[13] Arck PC, Handjiski B, Hagen E, Joachim R, Klapp BF, Paus R. Indications for a 'brain-hair follicle axis (BHA)' : inhibition of keratinocyte proliferation and up-regulation of keratinocyte apoptosis in telogen hair follicles by stress and substance P. FASEB J. 2001;15(13):2536–8.

[14] Liu N, Wang LH, Guo LL, Wang GQ, Zhou XP, Jiang Y, Shang J, Murao K, Chen JW, Fu WQ, Zhang GX. Chronic

restraint stress inhibits hair growth via substance P mediated by reactive oxygen species in mice. PLoS One. 2013;8(4):e61574.

[15] Wang L, Guo LL, Wang LH, Zhang GX, Shang J, Murao K, Chen DF, Fan XH, Fu WQ. Oxidative stress and substance P mediate psychological stress-induced autophagy and delay of hair growth in mice. Arch Dermatol Res. 2015;307(2):171–81.

[16] Kawana S, Liang Z, Nagano M, Suzuki H. Role of substance P in stress-derived degranulation of dermal mast cells in mice. J Dermatol Sci. 2006;42(1):47–54.

[17] McElwee KJ, Sinclair R. Hair physiology and its disorders. Drug Discovery Today: Disease Mechanisms. 2008;5(2):e163–71.

[18] Whiting DA. Chronic telogen effluvium. Dermatol Clin. 1996;14(4):723–31.

[19] Piraccini BM, Iorizzo M, Rech G, Tosti A. Drug-induced hair disorders. Curr Drug Saf. 2006;1(3):301–5.

[20] Harrison S, Sinclair R. Telogen effluvium. Clin Exp Dermatol. 2002;27(5):389–5.

[21] Nnoruka EN, Obiagboso I, Maduechesi C. Hair loss in children in South-East Nigeria: common and uncommon cases. Int J Dermatol. 2007;46 Suppl 1:18–22.

[22] Whiting DA. Chronic telogen effluvium: increased scalp hair shedding in middle-aged women. J Am Acad Dermatol. 1996;35(6):899–906.

[23] Horenstein VD, Williams LE, Brady AR, Abee CR, Horenstein MG. Age-related diffuse chronic telogen effluvium-type alopecia in female squirrel monkeys (Saimiri boliviensis boliviensis). Comp Med. 2005;55(2):169–74.

[24] Mirzoyev SA, Schrum AG, Davis MD, Torgerson RR. Lifetime incidence risk of alopecia areata estimated at 2.1 % by Rochester Epidemiology Project, 1990–2009. J Invest Dermatol. 2014;134(4):1141–2.

[25] Gulec AT, Tanriverdi N, Duru C, Saray Y, Akcali C. The role of psychological factors in alopecia areata and the impact of the disease on the quality of life. Int J Dermatol. 2004;43(5):352–6.

[26] McDonagh AJ, Messenger AG. The aetiology and pathogenesis of alopecia areata. J Dermatol Sci. 1994;7(Suppl):S125–35.

[27] McDonagh AJ, Messenger AG. The pathogenesis of alopecia areata. Dermatol Clin. 1996;14(4):661–70.

[28] de Hollanda TR, Sodre CT, Brasil MA, Ramos ESM. Quality of life in alopecia areata: a case–control study. Int J Trichol. 2014;6(1):8–12.

[29] Witkowski AM, Schwartz RA, Janniger CK. Trichotillomania: an important psychocutaneous disorder. Cutis. 2010;86(1):12–6.

[30] Franklin ME, Zagrabbe K, Benavides KL. Trichotillomania and its treatment: a review and recommendations. Expert Rev Neurother. 2011;11(8):1165–74.

[31] Walther MR, Snorrason I, Flessner CA, Franklin ME, Burkel R, Woods DW. The trichotillomania impact project in young children (TIP-YC): clinical characteristics, comorbidity, functional impairment and treatment utilization. Child Psychiatry Hum Dev. 2014;45(1):24–31.

[32] Lochner C, Stein DJ, Woods D, Pauls DL, Franklin ME, Loerke EH, Keuthen NJ. The validity of DSM-IV-TR criteria B and C of hair-pulling disorder (trichotillomania): evidence from a clinical study. Psychiatry Res. 2011;189(2):276–80.

[33] Stein DJ, Grant JE, Franklin ME, Keuthen N, Lochner C, Singer HS, Woods DW. Trichotillomania (hair pulling disorder), skin picking disorder, and stereotypic movement disorder: toward DSM-V. Depress Anxiety. 2010;27(6):611–26.

[34] Sah DE, Koo J, Price VH. Trichotillomania. Dermatol Ther. 2008;21(1):13–21.

[35] Hautmann G, Hercogova J, Lotti T. Trichotillomania. J Am Acad Dermatol. 2002;46(6):807–21; quiz 22–6.

[36] Cline BW. Prevention of chemotherapy-induced alopecia: a review of the literature. Cancer Nurs. 1984;7(3):221–8.

[37] Trueb RM. Chemotherapy-induced hair loss. Skin Therapy Lett. 2010;15(7):5–7.

[38] Schilli MB, Paus R, Menrad A. Reduction of intrafollicular apoptosis in chemotherapy-induced alopecia by topical calcitriol-analogs. J Invest Dermatol. 1998;111(4):598–604.

[39] Chon SY, Champion RW, Geddes ER, Rashid RM. Chemotherapy-induced alopecia. J Am Acad Dermatol. 2012;67(1):e37–47.

[40] Yeager CE, Olsen EA. Treatment of chemotherapy-induced alopecia. Dermatol Ther. 2011;24(4):432–42.

[41] Yun SJ, Kim SJ. Hair loss pattern due to chemotherapy-induced anagen effluvium: a cross-sectional observation. Dermatology. 2007;215(1):36–40.

[42] Wang J, Lu Z, Au JL. Protection against chemotherapy-induced alopecia. Pharm Res. 2006;23(11):2505–14.

[43] Benjamin B, Ziginskas D, Harman J, Meakin T. Pulsed electrostatic fields (ETG) to reduce hair loss in women undergoing chemotherapy for breast carcinoma: a pilot study. Psychooncology. 2002;11(3):244–8.

[44] Pozo-Kaderman C, Kaderman RA, Toonkel R. The psychosocial aspects of breast cancer. Nurse Pract Forum. 1999;10(3):165–74.

[45] McGarvey EL, Baum LD, Pinkerton RC, Rogers LM. Psychological sequelae and alopecia among women with cancer. Cancer Pract. 2001;9(6):283–9.

[46] Whiting DA. Cicatricial alopecia: clinico-pathological findings and treatment. Clin Dermatol. 2001;19(2):211–25.

[47] Ohyama M. Primary cicatricial alopecia: recent advances in understanding and management. J Dermatol. 2012;39(1):18–26.

[48] Dogra S, Sarangal R. What's new in cicatricial alopecia? Indian J Dermatol Venereol Leprol. 2013;79(5):576–90.

[49] 49. Olsen E, Stenn K, Bergfeld W, Cotsarelis G, Price V, Shapiro J, Sinclair R, Solomon A, Sperling L, Whiting D. Update on cicatricial alopecia. J Invest Dermatol Symp Proc/Soc Invest Dermatol, Inc [and] Eur Soc Dermatol Res. 2003;8(1):18–9.

[50] Van Neste D, Tobin DJ. Hair cycle and hair pigmentation: dynamic interactions and changes associated with aging. Micron. 2004;35(3):193–200.

[51] Keogh EV, Walsh RJ. Rate of greying of human hair. Nature. 1965;207(999):877–8.

[52] Tobin DJ, Paus R. Graying: gerontobiology of the hair follicle pigmentary unit. Exp Gerontol. 2001;36(1):29–54.

[53] Lerner AB. Gray hair and sympathectomy. Report of a case. Arch Dermatol. 1966;93(2):235–6.

[54] Levine N, Sheftel SN, Eytan T, Dorr RT, Hadley ME, Weinrach JC, Ertl GA, Toth K, McGee DL, Hruby VJ. Induction of skin tanning by subcutaneous administration of a potent synthetic melanotropin. JAMA. 1991;266(19):2730–6.

[55] Nordlund JJ. The pigmentary system and inflammation. Pigment Cell Res/sponsored by the Eur Soc Pigment Cell Res Int Pigment Cell Soc. 1992;5(5 Pt 2):362–5.

[56] Meidan VM, Touitou E. Treatments for androgenetic alopecia and alopecia areata: current options and future prospects. Drugs. 2001;61(1):53–69.

[57] Zappacosta AR. Reversal of baldness in patient receiving minoxidil for hypertension. N Engl J Med. 1980;303(25):1480–1.

[58] Sinclair RD. Management of male pattern hair loss. Cutis. 2001;68(1):35–40.

[59] Buhl AE, Waldon DJ, Baker CA, Johnson GA. Minoxidil sulfate is the active metabolite that stimulates hair follicles. J Invest Dermatol. 1990;95(5):553–7.

[60] Kamiya T, Shirai A, Kawashima S, Sato S, Tamaoki T. Hair follicle elongation in organ culture of skin from newborn and adult mice. J Dermatol Sci. 1998;17(1):54–60.

[61] Kubilus J, Kvedar JC, Baden HP. Effect of minoxidil on pre- and postconfluent keratinocytes. J Am Acad Dermatol. 1987;16(3 Pt 2):648–52.

[62] Carpenter JS, Brockopp DY. Evaluation of self-esteem of women with cancer receiving chemotherapy. Oncol Nurs

Forum. 1994;21(4):751–7.

[63] Girman CJ, Hartmaier S, Roberts J, Bergfeld W, Waldstreicher J. Patient-perceived importance of negative effects of androgenetic alopecia in women. J Womens Health Gend Based Med. 1999;8(8):1091–5.

[64] Freedman TG. Social and cultural dimensions of hair loss in women treated for breast cancer. Cancer Nurs. 1994;17(4):334–41.

[65] Dubois M, Baumstarck-Barrau K, Gaudy-Marqueste C, Richard MA, Loundou A, Auquier P, Grob JJ. Quality of life in alopecia areata: a study of 60 cases. J Invest Dermatol. 2010;130(12):2830–3. Epub 2010/08/20. doi: 10.1038/jid.2010.232. PubMed PMID:20720568.

[66] Finlay AY, Khan GK. Dermatology Life Quality Index (DLQI) – a simple practical measure for routine clinical use. Clin Exp Dermatol. 1994;19(3):210–6.

[67] Morgan M, McCreedy R, Simpson J, Hay RJ. Dermatology quality of life scales – a measure of the impact of skin diseases. Br J Dermatol. 1997;136(2):202–6.

[68] Anderson RT, Rajagopalan R. Development and validation of a quality of life instrument for cutaneous diseases. J Am Acad Dermatol. 1997;37(1):41–50.

[69] Fabbrocini G, Panariello L, De Vita V, Vincenzi C, Lauro C, Nappo D, Ayala F, Tosti A. Quality of life in alopecia areata: a disease-specific questionnaire. J Eur Acad Dermatol Venereol. 2013;27(3):e276–81.

[70] Sehgal VN, Kak R, Aggarwal A, Srivastava G, Rajput P. Male pattern androgenetic alopecia in an Indian context: a perspective study. J Eur Acad Dermatol Venereol: JEADV. 2007;21(4):473–9.

[71] Katoulis AC, Christodoulou C, Liakou AI, Kouris A, Korkoliakou P, Kaloudi E, Kanelleas A, Papageorgiou C, Rigopoulos D. Quality of life and psychosocial impact of scarring and non-scarring alopecia in women. J Dtsch Dermatol Ges. 2015;13(2):137–42.

第17章

脂溢性皮炎

Clinton Enos, Tulsie Patel, Shailee Patel and Katlein França

引言

脂溢性皮炎（seborrheic dermatitis, SD）是发生于皮肤的一种慢性复发性炎症过程，最常见的特征为红色斑疹或斑片，上覆白色或黄色片状鳞屑。受累部位通常表现油腻，与该处皮脂腺密度较高有关（如头皮、面部、上胸部和背部）[1-5]。脂溢性皮炎是最为常见的皮肤疾病之一，美国报道的患病率为11.6%[6]。脂溢性皮炎可以发生于任何年龄，但是据报道两个最常见的发病高峰年龄段为婴儿期（<3个月）和30~60岁的成年人期[4-5,7]。脂溢性皮炎的临床表现多种多样，存在个体差异，也取决于所累及的皮肤部位。目前认为，脂溢性皮炎既可以是一种原发性皮肤病，也可能是潜在疾病的一种皮肤表现。发病人群从儿童到成人，也包括免疫功能低下或神经系统疾病的特殊人群，还有一定的医源性，其临床表现不尽相同。

在儿童群体中，婴儿脂溢性皮炎非常常见，可影响近70%的3个月龄以内的婴儿[2,4,6]。当发生于头皮时，常被称为"摇篮帽"，临床表现为头顶覆盖厚而油腻的鳞屑[5,8]。婴儿也可出现褶皱部位受累，表现为明显的尿布疹。患儿可在面中部、耳朵和前额出现脱屑。婴儿脂溢性皮炎的预后往往良好，在起病后数周内会自行缓解[9]。如果进展为泛发性脂溢性皮炎，则可能需要考虑存在免疫缺陷[5]。脱屑性红皮病（leiner's disease）是一种发生于婴儿的以泛发性脂溢性皮炎、腹泻、消瘦为表现的疾病[10]。在儿童中，头部脂溢性皮炎可表现为石棉状糠疹，可见厚鳞屑包绕头发，甚至包绕整个发干[2]，这可导致暂时性或永久性脱发，严重影响自我形象和生活质量[11-12]。

健康成年人脂溢性皮炎的发病率为 1%~3%，最易受累的部位是面部和头皮[7]（图 17-1）。发生于头皮的以鳞屑为主的轻型脂溢性皮炎又称头皮糠疹，即通常所指的头皮屑。患者耳朵、面中部，鼻唇沟和胡须部位可出现脱屑[2,5]。当累及眼睑边缘时（睑缘炎），表现为红斑和片状碎屑，睑缘鳞屑进入眼内可导致结膜刺激或发红[2,13]。褶皱部位经常受累，尤其是耳后、大腿内侧、生殖器和乳房褶皱处[2,5]。脂溢性皮炎的病程包括缓解期和发作期，每年发作 3~8 次不等[7,14]。

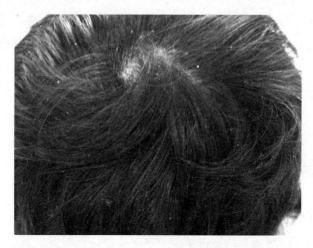

图 17-1　一名 32 岁男性头皮脂溢性皮炎患者

特殊人群，主要是指免疫力低下人群（尤其是 HIV/AIDS 患者）、帕金森病或其他神经系统疾病的患者，脂溢性皮炎的发病率增高[4-5]。根据研究人群的不同，HIV/AIDS 中脂溢性皮炎的发病率可高达 83%[4,15-16]。在 HIV/AIDS 患者中，脂溢性皮炎不仅发病率增加，而且它的分布更广、炎症表现更明显[15,17]。针对脂溢性皮炎的严重程度是否与 HIV-1 感染的严重程度有关的问题，目前仍存在争议[18-20]。尽管如此，脂溢性皮炎与 HIV/AIDS 存在明显的相关性：2010 年在某传染病诊所就诊的 HIV 感染者中，98% 同时存在皮肤病，其中第二个最常见的（31%）就是脂溢性皮炎[21]。最近的一项实验室研究也证实了脂溢性皮炎与帕金森病之间的相关性，研究人员发现帕金森病患者的皮脂排泄率、酵母菌密度及磷酸酶和脂肪酶的活性均有升高[22]。其他文献发现外周血黑素细胞刺激素水平增加、面部运动减少[23-24]。神经系统应激与脂溢性皮炎之间的关系比较有趣，有报道神经损伤后出现单侧脂溢性皮炎[25-26]。脂溢性皮炎还与家族淀粉样变性、多发神经病和 21 三体有关[27-28]。少数病例中，脂溢性皮炎也被描述为一种副肿瘤综合征[29-32]。

脂溢性皮炎可能是补骨脂素联合长波紫外线治疗后的不良反应[33]，本病还与厄洛替尼和索拉非尼的使用有关 [2]。

脂溢性皮炎和应激

脂溢性皮炎的发病原因复杂，有多个影响因素，目前发病机制尚未完全阐明。内源性因素包括脂质、激素水平和宿主的免疫状态，外源性因素包括季节和皮肤菌群，特别是马拉色菌属 [4,34]。脂溢性皮炎的发病因素之一是患者的心理状态，包括压力、焦虑和情绪，其心理状态被认为是触发因素 [7,14,35-38]。现在已普遍接受应激、心理疾病与包括脂溢性皮炎在内的皮肤疾病的加重有关 [35,38-40]。同样，皮肤疾病也会对患者的生活质量产生负面影响 [40-41]。关于脂溢性皮炎与应激之间关系的正式研究很少。一项对2159 名脂溢性皮炎患者发病因素的调查发现，最常见的临床因素为发作前经历压力、抑郁或疲劳史，占 76.4%（$P<0.0001$）[7]。Misery 等对 82 位患者的研究发现，无论是最初发病还是之后复发，压力都是主要的触发因素 [37]。应激相关性发作更多地与焦虑有关，而非抑郁。但根据贝克抑郁评分量表，面部受累的患者抑郁症状态更加严重 [37]。Öztas 等发现脂溢性皮炎患者的皮肤病生活质量指数（DLQI）评分高于健康对照者，并提示脂溢性皮炎可能使患者易患抑郁 [36]。Araya 等最近报道，28.3% 的参与者脂溢性皮炎发作的诱因是情绪应激 [14]。此外，基于使用 DLQI 量表，Araya 等指出，脂溢性皮炎对患者的生活质量有中等程度的影响，但值得注意的是 3.6% 的患者反馈影响巨大；患者抱怨最多的就是尴尬 [14]。

结论

脂溢性皮炎是一种常见的皮肤病，病程长短不一，程度轻重不等。应激既是脂溢性皮炎的一个加重因素，同时也是疾病的后果，在诊治时应仔细考虑到这一点。

同时管理好患者的心理健康和皮肤疾病对预后有潜在的协同作用。应特别注意那些合并可改变生活的疾病的患者，以便预测脂溢性皮炎的发作，帮助患者保持积极现实的人生观。强烈建议告知所有患者脂溢性皮炎可以复发，并且可能需要持续治疗。最后，需要更多设计严谨的大型研究来更好地了解应激和脂溢性皮炎之间的关系，以及同时管理好心理和皮肤对预后产生良好影响的机制。

许庆芳　译　张海萍　审校

原著参考文献

[1] Gary G. Optimizing treatment approaches in seborrheic dermatitis. J Clin Aesthet Dermatol. 2013;6:44–9.

[2] Naldi L, Rebora A. Clinical practice. Seborrheic dermatitis. N Engl J Med. 2009;360:387–96.

[3] Berk T, Scheinfeld N. Seborrheic dermatitis. Pharm Ther. 2010;35:348–52.

[4] Gupta AK, Bluhm R. Seborrheic dermatitis. J Eur Acad Dermatol Venereol JEADV. 2004;18:13–26; quiz 19–20.

[5] Schwartz RA, Janusz CA, Janniger CK. Seborrheic dermatitis: an overview. Am Fam Physician. 2006;74:125–30.

[6] Johnson MT, Roberts J. Skin conditions and related need for medical care among persons 1-74 years. United States, 1971–1974. Vital Health Stat 11. 1978:i–v, 1–72.

[7] Peyrí J, Lleonart M, Grupo español del Estudio SEBDERM. Clinical and therapeutic profile and quality of life of patients with seborrheic dermatitis. Actas Dermosifiliogr. 2007;98:476–82.

[8] Janniger CK. Infantile seborrheic dermatitis: an approach to cradle cap. Cutis. 1993;51:233–5.

[9] Ooi ET, Tidman MJ. Improving the management of seborrhoeic dermatitis. Practitioner. 2014;258:23–6, 3.

[10] Sonea MJ, Moroz BE, Reece ER. Leiner's disease associated with diminished third component of complement. Pediatr Dermatol. 1987;4:105–7.

[11] Sarifakioglu E, Yilmaz AE, Gorpelioglu C, Orun E. Prevalence of scalp disorders and hair loss in children. Cutis. 2012;90:225–9.

[12] Williamson D, Gonzalez M, Finlay AY. The effect of hair loss on quality of life. J Eur Acad Dermatol Venereol JEADV. 2001;15:137–9.

[13] Wolf R, Orion E, Tüzün Y. Periorbital (eyelid) dermatides. Clin Dermatol. 2014;32:131–40.

[14] Araya M, Kulthanan K, Jiamton S. Clinical characteristics and quality of life of seborrheic dermatitis patients in a tropical country. Indian J Dermatol. 2015;60:519.

[15] Mathes BM, Douglass MC. Seborrheic dermatitis in patients with acquired immunodeficiency syndrome. J Am Acad Dermatol. 1985;13:947–51.

[16] Motswaledi MH, Visser W. The spectrum of HIV-associated infective and inflammatory dermatoses in pigmented skin. Dermatol Clin. 2014;32:211–25.

[17] Soeprono FF, Schinella RA, Cockerell CJ, Comite SL. Seborrheic-like dermatitis of acquired immunodeficiency syndrome. A clinicopathologic study. J Am Acad Dermatol. 1986;14:242–8.

[18] Senaldi G, Di Perri G, Di Silverio A, Minoli L. Seborrhoeic dermatitis: an early manifestation in AIDS. Clin Exp Dermatol. 1987;12:72–3.

[19] Vidal C et al. Seborrheic dermatitis and HIV infection. Qualitative analysis of skin surface lipids in men seropositive and seronegative for HIV. J Am Acad Dermatol. 1990;23:1106–10.

[20] Alessi E, Cusini M, Zerboni R. Mucocutaneous manifestations in patients infected with human immunodeficiency virus. J Am Acad Dermatol. 1988;19:290–7.

[21] Blanes M et al. Current prevalence and characteristics of dermatoses associated with human immunodeficiency virus infection. Actas Dermosifiliogr. 2010;101:702–9.

[22] Arsic Arsenijevic VS et al. A laboratory-based study on patients with Parkinson's disease and seborrheic dermatitis: the presence and density of Malassezia yeasts, their different species and enzymes production. BMC Dermatol. 2014;14:5.

[23] Shuster S et al. Melanocyte-stimulating hormone and parkinsonism. Lancet Lond Engl. 1973;1:463–4.

[24] Cowley NC, Farr PM, Shuster S. The permissive effect of sebum in seborrhoeic dermatitis: an explanation of the rash in neurological disorders. Br J Dermatol. 1990;122:71–6.

[25] Bettley FR, Marten RH. Unilateral seborrheic dermatitis following a nerve lesion. AMA Arch Dermatol. 1956;73:110–5.

[26] Chen TM, Fitzpatrick JE. Unilateral seborrheic dermatitis after decompression of Chiari I malformation and syringomyelia. J Am Acad Dermatol. 2006;55:356–7.

[27] Rocha N, Velho G, Horta M, Martins A, Massa A. Cutaneous manifestations of familial amyloidotic polyneuropathy. J Eur Acad Dermatol Venereol JEADV. 2005;19:605–7.

[28] Ercis M, Balci S, Atakan N. Dermatological manifestations of 71 Down syndrome children admitted to a clinical genetics unit. Clin Genet. 1996;50:317–20.

[29] Okada K et al. Refractory seborrheic dermatitis of the head in a patient with malignant lymphoma. Case Rep Dermatol. 2014;6:279–82.

[30] Kokturk A et al. Seborrhoeic dermatitis-like manifestation of lung cancer evolving into erythrodermia. J Eur Acad Dermatol Venereol JEADV. 2004;18:381–2.

[31] Venkateswaran S, Garg BR, Reddy BS, Narasimhan R. Cutaneous lymphoma mimicking seborrhoei dermatitis. Indian J Dermatol Venereol Leprol. 1995;61:45–7.

[32] Bittencourt AL, de Oliveira Mde FP. Cutaneous manifestations associated with HTLV-1 infection. Int J Dermatol. 2010;49:1099–110.

[33] Tegner E. Seborrhoeic dermatitis of the face induced by PUVA treatment. Acta Derm Venereol. 1983;63:335–9.

[34] Weiss SC, Rowell R, Krochmal L. Impact of seasonality on conducting clinical studies in dermatology. Clin Dermatol. 2008;26:565–9.

[35] Picardi A, Abeni D. Stressful life events and skin diseases: disentangling evidence from myth. Psychother Psychosom. 2001;70:118–36.

[36] Oztas P, Calikoglu E, Cetin I. Psychiatric tests in seborrhoeic dermatitis. Acta Derm Venereol. 2005;85:68–9.

[37] Misery L et al. Stress and seborrheic dermatitis. Ann Dermatol Vénéréologie. 2007;134:833–7.

[38] 38. Maietta G, Fornaro P, Rongioletti F, Rebora A. Patients with mood depression have a high prevalence of seborrhoeic dermatitis. Acta Derm Venereol. 1990;70:432–4.

[39] Orion E, Wolf R. Psychologic factors in the development of facial dermatoses. Clin Dermatol. 2014;32:763–6.

[40] Humphreys F, Humphreys MS. Psychiatric morbidity and skin disease: what dermatologists think they see. Br J Dermatol. 1998;139:679–81.

[41] Finlay AY, Khan GK. Dermatology Life Quality Index (DLQI) – a simple practical measure for routine clinical use. Clin Exp Dermatol. 1994;19:210–6.

第18章

应激在荨麻疹综合征中的作用

Kinza N. Tareen and Ruqiya Shama Tareen

引言

应激是一个非常模糊的术语，它可以在不同的上下文中以不同的方式来定义。和疼痛一词类似，应激是一个主观的术语，很难客观地衡量。"应激"一词最早由匈牙利籍的奥地利裔加拿大内分泌学家 Hans Selye 使用，他在 1936 年提出，"应激是身体对所有因变化而产生的需求的非特异性反应。"他指出，不管患者得了什么病，他们都有一系列共同的症状。

应激通常被描述为由于个体经历了不利的环境或挑战产生的一种劳损、压力或紧张的状态。通常，应激这个词在不同的语境中被广泛地使用。应激可以是有益的或有害的，急性的或慢性的，无论是生理的、环境的还是心理的，都具有同等重要的影响。机体的存活取决于其所承受的应激的水平。应激可以激发生存本能，促进或帮助发展适应能力以应对挑战。但是，长期、持续的应激有损健康并使人衰弱（图 18-1）。

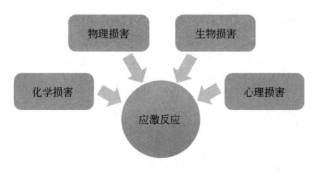

图 18-1　应激反应

荨麻疹——命名与分类

荨麻疹源于两个拉丁词 "urtic" 和 "uere"，意思是荨麻和烧伤。这个名字很好地概括了荨麻疹、皮疹导致的刺痛或灼痛样的痒感。荨麻疹的人群发病率为 0.5%~1.0%，任何年龄组均可受累，但是急性荨麻疹多发于儿童；慢性荨麻疹多见于 20~40 岁的人群，女性多于男性。典型的病变为风团，表现为光滑、隆起、柔软的红色斑块，这是肥大细胞脱颗粒引起皮肤浅层肿胀而导致的。荨麻疹的皮损处瘙痒剧烈，可持续数个小时，皮损消退后不留痕迹。

按发病和复发的情况主要分为急性荨麻疹和慢性荨麻疹两类。

急性荨麻疹

急性荨麻疹是指持续时间少于 6 周的荨麻疹。急性荨麻疹通常是对一种可识别病原的反应，并根据病因类型进一步分类。急性荨麻疹可以在没有任何触发因子的情况下发生，这种情况称为急性自发性荨麻疹。荨麻疹病变有时在接触致病因素的数小时内发作，正因为存在密切的时间关系，所以获得完整的病史有助于发现致病因素。常见的致病原因是食物、化学品、药物和病毒感染。急性荨麻疹通常在几天内消退，即便复发，也可以在 6 周内治愈。

慢性荨麻疹

慢性荨麻疹是指反复发作，持续时间超过 6 周的荨麻疹。2%~3% 的人患有慢性荨麻疹。慢性荨麻疹的病因多种多样，应激导致的慢性荨麻疹比例非常高。应激与荨麻疹之间存在双向作用。众所周知，心理应激是诱发慢性荨麻疹的主要病因之一，也在慢性荨麻疹的病程中发挥重要的作用，而荨麻疹的症状，如反复出现的风团、瘙痒和对患者生活质量产生的影响，可能会进一步促发心理应激。

慢性荨麻疹可分为两类：慢性自发性荨麻疹和慢性诱导性荨麻疹。慢性自发性荨麻疹没有可识别的致病因子，而慢性诱导性荨麻疹是对可识别的致病因子的反应。已知的导致慢性诱导性荨麻疹的常见因素大多是物理性的，如施加压力、锻炼、暴露于热或冷的环境、阳光照射或水浸等。虽然没有单独分类，但心理应激可能是导致慢性荨麻疹持续发作的一个主要因素（图 18-2）。

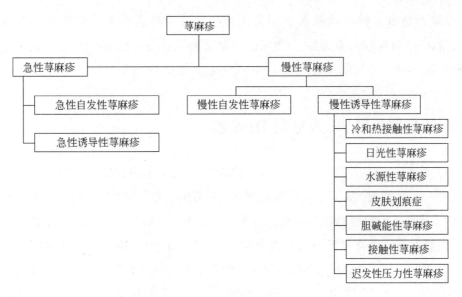

图 18-2　荨麻疹的分类

应激、皮肤和神经内分泌系统

应激事件激活 HPA 轴从释放促肾上腺皮质激素释放激素（corticotrophin-releasing hormone, CRH）开始。作为 HPA 轴激素"交响乐队的指挥"，CRH 的作用非常关键。CRH 在下丘脑室旁核产生，控制垂体前叶释放阿黑皮素原（proopiomelanocortin, POMC）及不同的 POMC 衍生肽，包括促肾上腺皮质激素（adrenocorticotrophin releasing hormone, ACTH）及 α- 黑素细胞刺激素（α-melanocyte-stimulating hormone, α-MSH）。CRH 激活 ACTH，进而刺激肾上腺皮质释放糖皮质激素，而糖皮质激素在应激事件过后和 HPA 轴的激活减弱时回到其基线。ACTH 以昼夜节律的方式释放，早晨分泌水平高，午夜分泌水平低。当 CRH-ACTH 系统受到应激时，这种昼夜节律就会中断。ACTH 通过与黑皮素受体 2 结合，刺激腺苷酸环化酶，产生 cAMP，进而激活下游通路中类固醇合成所需的酶类。糖皮质激素的合成主要发生在肾上腺皮质束状带，负责激活负反馈环路，终止下丘脑前部、下丘脑和垂体的应激反应。

当机体处于慢性应激状态，CRH 连续过度分泌时，HPA 轴持续不间断地激活，身体发生变化并导致疾病的特征和状态，如向心型肥胖、糖尿病、代谢综合征、甲状腺功能亢进、骨质疏松、动脉粥样硬化、慢性免疫抑制，导致感染甚至肿瘤的易感性增加。慢性应激引起的内稳态的改变也导致了许多自主神经系统的症状，如食欲不振、失眠、低能量、慢性疲劳及心理问题，如焦虑障碍、抑郁障碍、神经性厌食症。

应激持续、频繁地刺激 HPA 轴可导致糖皮质激素水平升高。已有研究推测，持续或频繁的高水平糖皮质激素会损害细胞，导致胰岛素抵抗、促炎症细胞因子释放，增加机体对疾病的易感性。CRH 还可激活脑干蓝斑释放精氨酸加压素（arginine vasopressin, AVP）和其他九肽，通过另一个系统调节应激反应。

荨麻疹的病理生理学：皮肤的 HPA 轴

有学者推测，对应于中枢 HPA 轴，皮肤也有自己的 HPA 轴。与大多数其他体细胞不同的是，皮肤细胞，尤其是角质形成细胞、黑素细胞和肥大细胞在应激状态下可以分泌 CRH。皮肤细胞也可以在其表面表达特异性受体，与 ACTH、CRH、尿皮素、α-MSH 和 β-内啡肽等这些在皮肤应对应激中发挥重要作用的分子相结合。CRH 的作用是通过 CRH-1 和 CRH-2 这两种不同的受体所介导的，通过诱导细胞增殖和分化来调控不同的皮肤细胞，同时也可以抑制不同皮肤细胞系的增殖与诱导细胞凋亡。CRH 还可以通过激活肥大细胞引起促炎症反应。

肥大细胞被称为皮肤应激反应的"中央控制面板"，发挥着至关重要的作用。多种因素调控皮肤肥大细胞：可以被应激介质如 CRH、ACTH、神经生长因子（nerve growth factor, NGF）、P 物质和干细胞因子激活；被糖皮质激素和儿茶酚胺抑制。

当位于肥大细胞上的 CRH-1 受体被激活时，肥大细胞脱颗粒并释放组胺。CRH 还能诱导肥大细胞释放 IL-4、IL-6、IL-10 和 IL-13。CRH 和肥大细胞在迟发型超敏反应中发挥重要作用。CRH-糖皮质激素环具有自我调节特性，可以防止如分解代谢和免疫抑制等长时间适应性变化的不良后果，这些最初是为了应对应激的整体反应的变化可能会对身体造成伤害。

应激会导致 HPA 轴负担过重，尤其是当应激延长时，这种情况被称为非稳态负荷。当 HPA 轴因非稳态负荷出现妥协，就无法对新的应激源作出反应，导致从发生炎症到免疫抑制等不同程度的失调。皮肤肥大细胞在维持非稳态平衡中至关重要，其表面表达几种神经肽的受体，参与协调局部的心理–免疫–神经–内分泌轴的反应。除了组胺，皮肤肥大细胞还产生不同的促炎症和具有血管活性的多肽。组胺、缓激肽、白三烯 C4、前列腺素 D_2 的释放可导致血浆外渗，从而产生荨麻疹样的皮损。角质形成细胞产生 IL-8，这是一种在应激状态下发挥作用的促炎症细胞因子。任何可以导致心理应激的应激性事件都很容易导致荨麻疹的发作，使这种慢性的痛苦持续循环下去。持续的瘙痒会导致严重的焦虑和情绪问题。

肥大细胞脱颗粒明显在因温度变化、阳光或暴露于水导致的物理性荨麻疹及胆碱能性荨麻疹或皮肤划痕征引起的荨麻疹中出现。在荨麻疹中，已证实组胺释放性自身抗体通过激活补体系统来激活肥大细胞和嗜碱性粒细胞，从而导致组胺释放。肥大细胞和嗜碱性粒细胞在荨麻疹发作的强度和持续时间中均发挥重要作用。氧化应激可能在慢性自发性荨麻疹中起作用。

荨麻疹的病理生理学：心理应激

应激和荨麻疹之间的关系是众所周知的，但直接的因果关系仍未彻底阐明。有人提出假说，某些幼年的生活事件使人们在成年后容易发展出特定的人格特征，使他们在面对心理应激时具有更高的发生荨麻疹等疾病的几率。研究显示，荨麻疹患者在发病前 6~12 个月发生重大心理应激事件的可能性很高，最可能发生在荨麻疹发病或复发前 1 个月。在不同人群中开展的多项研究均显示，荨麻疹发生前 16%~51% 的患者曾经历过各种应激事件。报告中最有可能的应激源是亲人离世，其次是家庭中的人际冲突、经济压力、家庭成员生病、工作压力、婚外情和与性相关的问题。有趣的是，那些看似是积极的生活事件，如旅游、订婚或结婚等，同样有可能使人们在 1 年内患上荨麻疹。

慢性荨麻疹和精神疾病共病

研究证实慢性荨麻疹会对患者产生深刻的心理影响，导致对人体机能水平显著的负面影响和发生不同的精神疾病。Shoemaker 等在几十年前就提出，患有慢性荨麻疹的患者可能在重演从负面的童年事件中习得的依赖特征。面对心理应激，他们不能利用成熟的自我防御，而倾向更多的情感依赖性需求，当这些需求不能被满足，或者是患者害怕得不到满足时，就为荨麻疹的发作创造了一种情感氛围。

据报道，慢性荨麻疹患者多年后可形成述情障碍、压抑等心理特征，导致发展为长期的精神障碍。慢性荨麻疹患者发生包括创伤后应激障碍在内的焦虑障碍、躯体形式障碍和抑郁等共病的风险增加。研究发现，与未患荨麻疹的同龄人相比，患有非感染性荨麻疹的青少年发展为重性抑郁障碍的风险更高。

Stubach 等研究了 100 例不同精神障碍的患者荨麻疹的关系。用经过验证的量表对患者进行评估，以确定荨麻疹的诊断和严重程度，使用基于《精神障碍诊断与统计手册》第四版（DSM-Ⅳ）的诊断标准制定的简化德文版的国际精神障碍诊断性访谈（diagnostic interview for mental disorders, DIPS），即 Mini-DIPS 及广为验证的量表，包括使用医院焦虑和抑郁量表（hospital anxiety and depression scale, HADS）对焦虑或抑郁的程度进行评估；采用症状自评量表（symptom check list, SCL-90R）评估情绪困扰和躯体形式障碍的程度。全方位评估患者以确定潜在的引发慢性自发性荨麻疹的原因及刺激因素，如食物和其他过敏原、组胺不耐受和任何潜在的自身免疫性疾病、慢性感染及可以造成Ⅰ型过敏原致敏的任何其他疾病。没有确定病因的患者被归类为慢性特发性荨麻疹（chronic idiopathic urticaria, CIU）。该研究显示，所研究的100名患者（69名女性，平均年龄43.8岁）中，48名患者被发现患有一种或多种精神障碍[27]。焦虑障碍最为常见，占30%，其次是抑郁障碍（17%）和躯体形式障碍（17%）[27]。最常见的焦虑障碍是广场恐怖症，其次是社交恐惧和特定恐怖症。重性抑郁障碍复发和恶劣心境在抑郁患者中同样普遍，最后是适应障碍。在躯体形式组中，躯体化障碍和躯体形式的自主神经功能紊乱之后是未分化的躯体形式障碍[27]。在这一人群中发现的其他障碍是酒精和其他物质使用或多重物质依赖，占1%~3%。那些被发现患有精神障碍和CSU共病的患者也被报道有更高水平的情感困扰[27]。

　　另一项研究对89例CIU患者和对照组进行了轴Ⅰ和轴Ⅱ精神障碍患病率的调查[28]。该研究使用经验证的标准化工具《精神障碍诊断和统计手册》第四版的结构化临床访谈（SCID-I）用于轴Ⅰ障碍诊断；DSM第三版修订版的结构化临床访谈用于轴Ⅱ的人格障碍的诊断。结果发现，一半（49.4%）CIU患者有轴Ⅰ或轴Ⅱ障碍，而对照组只有12.5%。在这一人群中最普遍的疾病是强迫症，影响了1/4（25.8%）的患者。抑郁障碍包括重性抑郁障碍，占13.5%；恶劣心境和社交恐惧症，各占9%。在CIU组中，人格障碍也更为常见，占44.9%；最常见的人格障碍是强迫性人格障碍，占30.3%；其次是回避性人格障碍，占18%。患有CIU和轴Ⅰ精神障碍的患者也更有可能患有人格障碍[31]。作者建议在皮肤科门诊对CIU患者进行常规精神障碍筛查，以便在需要时通过精神科转诊优化治疗。

慢性荨麻疹和生活质量

　　许多皮肤病都会显著地影响患者的生活质量，慢性荨麻疹也不例外。虽然复发缓解状态的慢性荨麻疹被证实和其他严重和慢性皮肤病如特应性皮炎、银屑病、痤疮，甚至白癜风等有相似的生活质量受损，但令人惊讶的是，患者自认为慢性荨麻疹对生活质量造成的负担与冠状动脉疾病相差无二[29]。

　　为了评估慢性荨麻疹对患者生活质量影响的不同方面，研究人员设计了一份名为"慢性荨麻疹生活质量调查问卷"（chronic urticaria quality of life questionnaire, CU-Q2oL）。该问卷检查了慢性荨麻疹对躯体、情绪和心理的影响。这个问卷已经得到了很好的验证，并被翻译成多种语言[30]。

Ungz 等使用世界卫生组织生存质量测定简表（World Health Organization QoL Assessment-Brief, WHOWOL-BREF）来评估有或无精神共病（包括轴 I 障碍和轴 II 障碍）的 CIU 患者的生活质量。研究发现，与没有任何精神障碍的 CIU 患者相比，患有任一精神共病的 CIU 患者的生活质量（尤其是关于躯体健康、心理健康和社会关系方面）要低得多 [31]。

荨麻疹的管理

在慢性诱导性荨麻疹（chronic inducible urticaria，CIU）中，识别、避免和消除 CIU 的诱因是控制 CIU 的关键因素。常见的诱因包括食物过敏、药物、感染和炎症、冷或热、暴露于水和阳光照射。这种方法的不足在于消除刺激后出现 CIU 的缓解并不能证明 CIU 是由于刺激所引起的，还是因为 CIU 的自发缓解。只有当受试者在双盲激发试验中激发出阳性反应时，才能确信找出了诱因 [30]。

几十年来，治疗荨麻疹的主流药物仍然是第一代抗组胺药物。然而，根据新的证据，它们正被逐步淘汰。有人对其明显的抗胆碱作用表示担忧，因为这种作用持续的时间比其短暂的止痒作用要长得多 [30]。还有人担心第一代抗组胺药与其他常用药物的潜在相互作用可能导致过度镇静、影响认知和抗胆碱能性精神错乱。最近的指南推荐使用第二代抗组胺药。新型抗组胺药物的优势在于，它们具有更好的止痒和抗过敏效果，同时能避免过度镇静和其他严重不良反应 [30]。

第二代抗组胺药物具有较低的镇静和抗胆碱作用，但并非所有的二代药物都被专门研究过治疗荨麻疹的效果 [30]。只有少数第二代抗组胺药，包括西替利嗪、氯雷他定、非索非那定、地氯雷他定、比拉斯汀、左西替利嗪和 rupatadine 在荨麻疹治疗中得到了研究 [30]。一些研究证实，如果用常规剂量的第二代抗组胺药物初步治疗不成功，可安全有效地使用高剂量的第二代抗组胺药物，最高可达通常推荐剂量的 4 倍。难治性患者，特别是对抗组胺药物的耐受性较差的患者，可从抗 IgE 药物奥玛珠单抗中获益 [30]。它对慢性自发性荨麻疹尤其有效，但也被证明对有症状的皮肤划痕症、日光性荨麻疹、迟发型压力性荨麻疹、冷和热荨麻疹均有效。环孢素对嗜碱性粒细胞和肥大细胞释放组胺有抑制作用，可有效治疗重症顽固性荨麻疹。白三烯受体拮抗剂，如孟鲁司特，已单独使用或联合抗组胺药使用，但疗效较差 [30]。系统使用糖皮质激素可作为三线药物治疗严重的顽固性荨麻疹，因为担心严重的系统性不良反应，所以不推荐长期使用 [30]。

心理应激的心理治疗

擅长治疗这种疾病的医生使用传统药物，而不考虑这种特殊的疾病如何影响患者本身。只关注皮肤病学的管理可能不会成功，因为我们没有解决这些努力维持自己个人生活平衡状态的患者的情绪负担和心理健康问题。

越来越多的证据表明，临床医生需要采用多维的治疗方法来改变只关注现有痛苦的倾向，并以最大限度来提高成功治疗疾病的机会，提高患者的整体生活质量。对于慢性荨麻疹的患者而言，即使没有任何潜在的精神共病，利用整体治疗方法也很重要 [32]。慢性荨麻疹患者常面临病情复发的不确定性 [32]。因为心理应激对疾病活动有显著影响，可能对皮肤病治疗产生反应，如果符合转诊指征，临床医生考虑将患者转诊给心理治疗师是非常重要的。对于一个饱受慢性荨麻疹折磨的患者来说，心理教育和简单的治疗方法，如正念疗法、社会节律疗法和心理教育小组，或慢性荨麻疹患者的团体治疗，可能就是他们所需要的全部，并且他还需要一些技巧来克服可能影响生活质量和疾病预后的心理挑战。慢性荨麻疹患者若同时伴有焦虑、抑郁或人格障碍，可能会受益于必要情况下适当的筛查和及时的转诊。

支持性心理治疗

支持性心理治疗（supportive psychotherapy, ST）是一种可以很容易在大多数临床医生的门诊，甚至在皮肤科所进行的实践。支持疗法非常简单，让患者知道你了解他的心理应激源可能会一直持续，支持患者的情绪挣扎并给他们时间与医生进行讨论。ST 可作为就诊于皮肤科必要的一部分，由社会工作者或临床治疗师等受过训练的临床医生提供，并可涉及更多的探索性和解释性的技巧 [4]。ST 可以帮助患者处理由于皮肤病导致的生活中可能会影响他们的心理健康和生活能力的急剧变化。ST 旨在通过支持患者的自我力量来增强患者的自我意识，帮助他们确定如何更好地应对当前的心理应激，从而能够更好地应对这些挑战 [33]。

人际关系治疗

人际冲突和人际关系问题被认为是荨麻疹发病或复发前的主要的心理应激源，可能在疾病活动中发挥持久的作用。对这样的患者来说，人际关系治疗（interpersonal therapy, IPT）可能是一个良好的治疗方法。IPT 源于以精神动力为导向的模型，但其独特之处在于它是一种有时间限制和结构化的治疗，由 16 个每周 1 次的疗程组成，聚焦于人际关系可导致的精神障碍，尤其是抑郁障碍的 4 个主要领域。IPT 关注的这 4 个领域是悲痛、人际纠纷（角色纠纷）、角色转换和人际敏感性（人际缺陷）。一旦发现患者正面对这些领域中的任何一种困难，治疗师就开始描绘导致抑郁和焦虑的人际因素。若治疗师能够分析相关的人际事件和患者使用的沟通方式，并帮助患者理解他们在面对手头任务时的一些心理困难，IPT 可以有效地治疗很多慢性荨麻疹患者 [31]。

认知行为疗法

认知疗法（CBT）是基于早期的信息处理理论，要求治疗师和患者发挥更积极的作用，通过招募患者进行更积极的自我反思并完成任务来评估和监测进展的一种结构化的方法。CBT 可以有效地帮助患者克服他们对自己、自己的疾病、周围的人及世界本身可能产生的消极模式。CBT 的基础是慢性应激源（尤其是在生命的早期）使人们易于形成不良的应对机制，产生消极行为，最终导致反应降低和正面强化的减少。治疗师的任务是帮助患者识别无意识的消极想法，并帮助他们将这些消极想法所引发的消极情绪联系起来，这些消极的情绪最终会导致他们宣泄情绪或者封闭自己，并且引起功能失调的行为。在认知行为治疗中，患者被要求在自己的治疗中发挥积极作用，并熟练于有意识地努力识别消极思想，将其与适应不良行为之后的不愉快的感觉联系起来。一旦掌握将思想、情感和行为联系起来的方法，患者练习如何从一开始就识别无意识的消极思想，并将其替换为最终导致积极行为的积极思想，就会取得有效的治疗结果 [35]。

精神障碍的精神药理学管理

当单纯的心理治疗无效时，需要抗抑郁药物和抗焦虑药物来控制抑郁障碍的症状和不同的焦虑障碍谱系。最常用的既能抗抑郁也能抗焦虑的药物有三环类抗抑郁药物、选择性 5- 羟色胺再摄取抑制剂（SSRIs）、比 SSRIs 作用更多的如选择性 5- 羟色胺和去甲肾上腺素再摄取抑制剂（SSNRIs）、选择性 5- 羟色胺去甲肾上腺素多巴胺再摄取抑制剂（SSNDRI）。之前的抗抑郁药物单胺氧化酶抑制剂（MAOI）虽然非常有效，但由于其在服药时必须严格限制饮食，所以并不常用。SSRIs 是治疗中到重度抑郁和焦虑障碍（包括强迫症、社交恐惧症、创伤后应激障碍）患者的焦虑和抑郁的一线药物。

三环类抗抑郁药（tricyclic antidepressants, TCAs）是一种较老的抗抑郁药，但由于其不良反应，目前使用较少。在皮肤科的临床实践中，因为它们对多种神经递质的作用，尤其是 H_1 和 H_2 抗组胺和抗胆碱能的特性，TCAs 被广泛用于系统和局部治疗以缓解一些相关的皮肤病症状，如疼痛和瘙痒。部分 TCAs 如多虑平、阿米替林和三甲丙咪嗪比其他 TCAs 含有更强的 H_1 受体和 H_2 受体拮抗剂。阿米替林和地昔帕明除了对抑郁和焦虑有作用外，还有显著的镇痛作用，对某些疾病更有帮助。多虑平对慢性诱导性荨麻疹、特发性寒冷性荨麻疹和其他治疗困难的皮肤病瘙痒有效。外用多虑平已在临床用于治疗顽固性瘙痒[35]。

如何选择 SSRI 取决于多种因素（如是否会导致特殊的不良反应，特别是皮肤不良反应）患者之前使用本药物是否已经取得疗效或是否对其家庭成员有效，是否存在针对特定药物的禁忌证，药物之间可能存在的相互作用，最重要的是药物的成本。同时药物的考虑剂型和剂量，一些患者不能吞咽胶囊，而更喜欢片剂，合适的剂型、一天1 次而不是一天 2~3 次的剂量可以提高患者的依从性[36]。一些 SSRIs 可以有效改善神经症性表皮剥脱和应激相关性荨麻疹的发生频率和强度[37]。由于许多慢性荨麻疹患者会同时使用其他药物治疗，因此需要谨慎地注意涉及细胞色素 P450（CYP）同工酶的药物之间相互作用的可能性。氟西汀、帕罗西汀和舍曲林是 CYP 2D6 同工酶的抑制剂。氟西汀、氟伏沙明和舍曲林是 CYP3 A3/4 同工酶的中度抑制剂，可阻碍或抑制以该同工酶为底物的药物代谢。与慢性荨麻疹患者相关的底物是抗组胺药阿司咪唑，一种可能导致致命的 QT 延长和尖端扭转的 CYP3A3/4 底物[37]。

结论

荨麻疹，特别是慢性荨麻疹，与影响其过程和预后的心理应激、精神障碍的共病有显著联系。对精神痛苦的评估和适当治疗可以改善患者的心理健康和生活质量，并可能改善慢性荨麻疹的预后。

侯耀阳　王寅凯　译　张广中　审校

原著参考文献

[1] Szabo S, Tache Y, Somogyi A. The legacy of Hans Selye and the origins of stress research: a retrospective 75 years after his landmark brief "Letter" to the Editor of Nature. Stress. 2012;15(5):472–8.

[2] Aschbacher K, O'Donovan A, Wolkowitz OM, Dhabhar FS, Su Y, Epel E. Good stress, bad stress and oxidative stress:

insights from anticipatory cortisol reactivity. Psychoneuroendocraniology. 2013;38:1698–708.

[3] Moolani Y, Lynde C, Sussman G. Advances in understanding and managing chronic urticaria.[Internet]. 2016;5(0):1–7. Available from: http://f1000research.com/articles/5-177/v1.

[4] Dilek F, Ozceker D, Ozkaya E, Guler N, Tamay Z, Kesgin S, et al. Oxidative stress in children with chronic spontaneous urticaria. Oxid Med Cell Longev [Internet]. 2016;2016:1–8. Available from: http://www.hindawi.com/journals/omcl/2016/3831071/.

[5] Kyrou I, Tsigos C. Hypothalamic-pituitary-adrenal axis. In: Linos D, Heerden J, editors. Adrenal glands. Berlin: Springer; 2005. p. 19–32.

[6] Ader R, Cohen N, Felten D. Psychoneuroimmunology: interactions between the nervous system and the immune system. Lancet. 1995;345:99–103.

[7] Tareen RS. Psychoneuroimmunology and other interactions between skin and psyche. In: Tareen RS, Greydanus DE, Jafferney M, Patel DR, De Gruyter MJ, editors. Pediatric psychodermatology: a clinical manual of child and adolescent psychocutaneous disorders. Berlin; 2012, p. 67–79.

[8] Warne JP. Shaping the stress response: interplay of palatable food choices, glucocorticoids, insulin and abdominal obesity. Mol Cell Endocrinol. 2009;5:137–46.

[9] Elenkov IJ, Chrousos GP. Stress hormones, Th1/Th2 patterns, pro/anti-inflammatory cytokines and susceptibility to disease. Trends Endocrinol Metab. 1999;10:359–68.

[10] Slominski A, Wortsman J, Pisarchik A, Zbytek B, Linton EA, Mazurkiewicz JE, et al. Cutaneous expression of corticotropin-releasing hormone (CRH), urocortin, and CRH receptors. FASEB J. 2001;15:1678–93.

[11] Pisarchik A, Slominski A. Molecular and functional characterization of novel CRFR1 isoforms from the skin. Eur J Biochem. 2004;271:2821–30.

[12] Slominski A, Wortsman J, Luger T, Paus R, Solomon S. Corticotropin releasing hormone and proopiomelanocortin involvement in the cutaneous response to stress. Physiol Rev. 2000;80:979–1020.

[13] Slominski A, Pisarchik A, Tobin DJ, Mazurkiewicz JE, Wortsman J. Differential expression of a cutaneous corticotropin-releasing hormone system. Endocrinology. 2004;145:941–50.

[14] Paus R, Theoharides TC, Arck PC. Neuroimmunoendocrine circuitry of the "brain-skin connection.". Trends Immunol. 2008;27(1):32–9.

[15] Hide M, Francis DM, Grattan CE, Hakimi J, Kochan JP, Greaves MW. Autoantibodies against the high-affinity IgE receptor as a cause of histamine release in chronic urticaria. N Engl J Med. 1993;328(22):1599–604.

[16] Kim JE, Cho BK, Cho DH, Park HJ. Expression of hypothalamic-pituitary-adrenal axis in common skin diseases: evidence of its association with stress-related disease activity. Acta Derm Venereol. 2013;93(4):387–93.

[17] Suárez AL, Feramisco JD, Koo J, Steinhoff M. Psychoneuroimmunology if psychological stress and atopic dermatitis: pathophysiologic and therapeutic updates. Acta Derm Venereol. 2012;92:7–15.

[18] Gober LM, Saini SS. Allergic urticaria. Clin Basic Immunodermatol. 2008;2:459–77.

[19] Sagdic A, Sener O, Bulucu F, Karadurmus N, Yamanel L, Tasci C, et al. Oxidative stress status in patients with chronic idiopathic urticaria. Allergol Immunopathol (Madr).2011;39(3):150–3.

[20] Malhotra SK, Mehta V. Role of stressful life events in induction or exacerbation of psoriasis and chronic urticaria. Indian J Dermatol Venereol Leprol. 2008;74(6):594–9.

[21] Shoemaker RJ, Shipman WC, Mally MM. Search for the affective determinants of chronic urticaria. Psychosomatics. 1963;4:125–32.

[22] Kuo C-L, Chen C-Y, Huang H-L, Chen W-L, Lee H-C, Chang C-Y, et al. Increased risk of major depression subsequent to a first-attack and non-infection caused urticaria in adolescence: a nationwide population-based study. BMC Pediatr [Internet]. 2014;14(1):181.

[23] Hunkin V, Chung MC. Chronic idiopathic urticaria, psychological co-morbidity and posttraumatic stress: the impact of alexithymia and repression. Psychiatr Q. 2012;83(4):431–47.

[24] Badoux A, Levy D. Psychologic symptoms in asthma and chronic urticaria. Ann Allergy. 1994;72:229–34.

[25] Süheyla Ü, Oguz B, Gülay K, Erdal K. Psychological symptoms in patients with chronic urticaria and allergic rhinitis. Turk Psikiyatri Dergis. 1991;2:289–93.

[26] Gupta MA, Gupta AK. Chronic idiopathic urticaria and post-traumatic stress disorder (PTSD): an under-recognized comorbidity. Clin Dermatol. 2012;30(3):351–4.

[27] Staubach P, Dechene M, Metz M, Magerl M, Siebenhaar F, Weller K, et al. High prevalence of mental disorders and emotional distress in patients with chronic spontaneous urticaria. Acta Derm Venereol. 2011;91(5):557–61.

[28] Uguz F, Engin B, Yilmaz E. Axis I and Axis II diagnoses in patients with chronic idiopathic urticaria. J Psychosom Res. 2008;64(2):225–9.

[29] O' Donnell BF, Lawlor F, Simpson J, Morgan M, Greaves MW. The impact of chronic urticaria on the quality of life. Br J Dermatol. 1997;136:197–201.

[30] Zuberbier T, Aberer W, Asero R, Bindslev-Jensen C, Brzoza Z, Canonica GW, et al. The EAACI/GA2LEN/EDF/WAO guideline for the definition, classification, diagnosis, and management of urticaria: the 2013 revision and update. Allergy Eur J Allergy Clin Immunol. 2014;69(7):868–87.

[31] Uguz F, Engin B, Yilmaz E. Quality of life in patients with chronic idiopathic urticaria: the impact of Axis I and Axis II psychiatric disorders. Gen Hosp Psychiatry. 2008;30(5):453–7.

[32] Lindsay K, Goulding J, Solomon M, Broom B. Treating chronic spontaneous urticaria using a brief "whole person" treatment approach: a proof-of-concept study. BioMed Central. 2015;5:40.

[33] Karel MJ, Hinrichsen G. Treatment of depression in late life: psychotheraputic interventions. Clin Psychol Rev. 2000;20(6):707–29.

[34] Robertson M, Rushton P, Wurm C. Interpersonal psychotherapy: an overview. Psychother Aust. 2008;14(3):46–55.

[35] Dobson KS, editor. Problem- solving therapy. In: Handbook of cognitive-behavioral therapies. 3rd ed. New York: Guilford Press; 2010.

[36] Kamboj MK, Tareen RS. Management of nonpsychiatric medical conditions presenting with psychiatric manifestations. Pediatr Clin North Am. 2011;58:219–41.

[37] Gupta MA, Gupta AK. The use of antidepressant drugs in dermatology. J Eur Acad Dermatology Venereol. 2001;15(6):512–5.

第19章

应激和伤口愈合

Olivia Hughes, Flor MacQuhae, Adele Rakosi,
Ingrid Herskovitz and Robert S. Kirsner

引言

在本章，我们将应激定义为环境负荷超过了机体的适应能力，从而导致机体患病的风险增加的心理和生理上的变化[1]。应激可从性质上分为生理性或心理性，病程可表现为急性、急性发作性或者慢性[2-3]。急性应激是数分钟到数小时的短暂事件，而慢性应激则通常持续数天到数月。值得注意的是，应激可以导致积极影响或消极影响。积极应激是应激有益的一个例证[4-5]，是"正性的压力"，能激励个人达成目标，并与生存进化有关。积极应激的实质可以是心理、生理或生物化学意义上的，通过改变基因表达的途径改善个体健康[6]。痛苦是对健康和生存有害的"负性压力"。可出现在慢性难治性疾病患者身上，并影响正常的愈合过程[7]。其他需要考虑的负性压力包括与生活方式有关的吸烟、饮酒、缺乏运动和睡眠不佳等。这些不良生活习惯可能导致包括诸如葡萄糖、维生素 A、维生素 C、维生素 E、多不饱和脂肪酸、蛋白质和锌等对伤口愈合过程至关重要的营养物质的缺乏。此外，不健康的睡眠习惯会导致生长激素分泌减少，而这正是伤口愈合的关键成分。负性应激可以抑制免疫系统，进而影响伤口愈合，因此不良生活方式与受阻的伤口愈合过程有行为上的因果关系[8]。

应激的程度很难进行量化。相同的外部应激事件或应激源发生于不同的个体、不同的心理资源、不同的应对机制以及不同的人生经历，可以产生不同的影响。目前尚无可以客观测量应激程度的金标准。对于是否应该使用生活质量评估问卷或采用皮质醇水平等作为生物学标志物，学术界一直存在争议[1]。作为应激的结果，压力的感知水平可能是最佳的研究变量[9]。本章集中讨论应激及其对伤口愈合的影响。

伤口是指皮肤、软组织的正常的结构和功能被破坏，引发的原因与机制多种多样，可被进一步分为急性伤口和慢性伤口[10]。急性伤口指烧伤、创伤性损伤及手术等造成可以及时愈合的伤口。伤口经过炎症、增殖和成熟等正常的阶段，在合理的时间范围内正常愈合。而慢性伤口的创面不能有序、及时地经历以上三个愈合阶段。在慢性创面中，部分创面失去了愈合的同步性，处于愈合过程的不同阶段，从而导致伤口愈合延迟[11]。根据不同的病因，慢性创面可以被进一步分类，包括神经性（主要为糖尿病性）、静脉性、压力相关性和缺血性溃疡。由于伤口本身也会导致应激，所以可能会形成一个应激的循环。这些伤口产生的病理机制及引发的应激类型不尽相同。例如，静脉性下肢溃疡通常出现明显的疼痛，患者会因疼痛而产生应激。糖尿病患者常因害怕出现新的溃疡而感到焦虑和痛苦。烧伤患者愈后经常经历创伤后应激障碍（出院时发生率为 7%，随访时可达到 22%）[12]。另外，创伤的护理也会引起应激和疼痛。换药对患者来说经常是痛苦的，预约医生及伤口护理也会耗费大量精力并消耗大量金钱，因此会引起焦虑和应激[13]。

正常伤口愈合分期

正常的伤口愈合是一个按时间规律有序进行的历经三个阶段逐渐过渡的动态过程。细胞因子、免疫细胞、生长因子和细胞外基质在伤口愈合的炎症、增殖和重塑这三个阶段[3,14]中发挥协同作用。当这些细胞和物质之间的相互作用失调时会影响伤口的愈合[15]。

炎症阶段

炎症期始于伤口发生后的最初几秒钟，一般可持续 2~5 天，有时甚至长达 2 周[3,11]。在止血过程开始后（一些人认为止血是愈合的第一个阶段，因此愈合过程变成了四个阶段），机体通过纤维蛋白、血小板、内皮细胞和其他凝血因子的级联反应形成炎症。上述成分不仅参与止血，而且是募集的炎症细胞、成纤维细胞和生长因子的基质。活化的血小板可以增加表面受体、颗粒释放和聚集，这对凝血和伤口愈合非常重要。血小板颗粒含有可以刺激基质生成的蛋白质和包括血小板生长因子（platelet-derived growth factor, PDGF）、转化生长因子 - β（TGF- β）、成纤维细胞生长因子 -2（fibroblast growth factor-2, FGF-2）、血管内皮生长因子（vascular endothelial growth factor, VEGF）、肝细胞生长因子（hepatocyte growth factor, HGF）、胰岛素样生长因子 -1（insulin-like growth factor-1, IGF）和表皮生长因子（epidermal growth factor, EGF）在内的多种生长因子，连同 IL-1 α、IL-1 β、IL-6 和肿瘤坏死因子 - α（TNF- α）等细胞因子，在整个伤口愈合过程中作用于成纤维细胞、角质形成细胞和内皮细胞，对组织修复至关重要 [16,18]。

炎症期的特征是红斑、肿胀、疼痛和发热，这与毛细血管扩张和渗透性增加，血液中的蛋白质和细胞渗出到达损伤部位有关。血管扩张和渗透性增加是神经支配、肥大细胞脱颗粒、组胺释放和激肽产生等协同作用的结果 [17,19-23]。在损伤后的 24 小时内，中性粒细胞和巨噬细胞被招募到损伤部位，负责清除碎片、细菌和受损组织，同时释放促炎细胞因子，激活角质形成细胞，加速伤口愈合 [3]。巨噬细胞通过释放趋化因子、血管生成因子和生长因子，募集细胞（如成纤维细胞），诱导新血管的形成，刺激细胞增殖和细胞外基质的产生 [11,24]。

增殖阶段

经过几天到 3 周的时间，炎症期进展到增殖期，炎症期产生的细胞外基质被肉芽组织取代。肉芽组织的特征是胶原和基质成分中的毛细血管畔，这些基质物质将成为真皮。由于 PDGF 和其他生长因子的作用，形成毛细血管网。成纤维细胞迁移到伤口，产生胶原蛋白和基质的其他成分。胶原蛋白形成张力，促进细胞的运动，对伤口的愈合非常重要 [25]。在健康、完整的皮肤和成熟的瘢痕中，80%~90% 的真皮胶原为 Ⅰ 型胶原，其余 10%~20% 为 Ⅲ 型胶原。Ⅲ 型胶原的产生在伤口愈合的早期阶段开始增加，并在损伤后 5~7 天达到高峰，可占真皮胶原的 30%[11,17,26]。成纤维细胞可释放细胞因子和生长因子，如 IL-1、TNF- α 及 FGF-7，调节角质形成细胞的活性。从伤口边缘到伤口底部的细胞迁移受多个因素调控，通过与细胞黏附蛋白（如整合素）及基质金属蛋白酶（matrix metalloproteinases, MMPs）的相互作用，细胞得以沿基质中的纤维移动 [17,27]。角质形成细胞重建表皮屏障，肌成纤维细胞引起伤口收缩。蛋白聚糖和糖胺聚糖（glycosaminoglycans, GAG）是细胞外基质的重要组成部分，在组织损伤时表达增加，可调节细胞活动，并与血管内皮细胞、细胞因子、酶和细胞外基质中的生长因子一起，参与免疫功能和细胞修复 [28]。真皮中最主要的 GAGs 是透明质酸、硫酸皮肤素、硫酸软骨素及硫酸肝素。伤口修复的最初两周，细胞外基质中含量最多的 GAG 是透明质酸。在随后的修复过程中，硫酸软骨素和硫酸皮肤素占据主导地位。到最后，透明质酸则再次成为皮肤中最常见的 GAG。有趣的是，Gallo 等证实创面的抗菌肽与硫酸肝素蛋白聚糖的表达升高有关，而硫酸肝素对于创面愈合过程中的细胞增殖及迁移都有促进作用，表明免疫系统和组织修复之间相互关联 [17,28-29]。此外，在缺乏硫酸肝素的情况下，FGF-2 不能刺激角质形成细胞及其他细胞，说明 GAGs 在组织修复中有调节细胞活性的作用 [30-31]。表皮再生是在肉芽组织上再次形成完整表皮的过程。对于浅表的创面，无论是机体的哪个部位，表皮再生的过程可持续 24~48 小时，而慢性创面，可能会持续数月到数年。细胞簇通过接触诱导的方式从伤口边缘移行，其中机械、化学和局部解剖等多种因素在协调细胞运动中都发挥着作用，直至伤口边缘逐渐靠拢愈合 [32]。参与表皮再生的细胞的主要除了来自创面边缘附近的角质形成细胞外，还有来自周边毛囊的毛囊隆突区中丰富的角质形成干细胞 [33]。角质形成细胞的迁移受到 FGF-2、FGF-7、FGF-10、NGF、HGF、纤维蛋白、纤溶酶原和 MMPs 的调控。胶原蛋白酶，也被称为 MMP-1，在创面愈合中对角质形成细胞迁移的启动尤为重要。羟化肽是 MMPs 的有效抑制剂，在羟化肽存在的情况下，角质形成细胞的迁移被完全被中断。除了 NGF 和 HGF 外，角质形成细胞的增殖还受到 HB-EGF、生长相关癌基因（growth-related oncogene, GRO）-α/CXCL-1 趋化因子（CXCL-1 chemokine, C-X-C motif）配体、IL-6、粒细胞 – 巨噬细胞集落刺激因子（granulocyte-macrophage colony-stimulating factor, GM-CSF）和一氧化氮的调控 [17]。当创面被表皮覆盖时就完成了表皮的再生，此后，表皮和真皮之间基底膜带的形成需要 7~9 天的时间 [11]。

成熟

成熟、重塑是创面正常愈合的最后阶段，主要发生在受伤后的 3 周到 2 年之间。成纤维细胞、胶原蛋白、MMPs、MMPs 组织抑制因子和血管在创面成熟和重建过程中发挥主要作用。胶原蛋白的合成、分解和重组三者之间存在微妙的动态平衡，主要受 MMP 调控。在此阶段，Ⅲ型胶原蛋白被Ⅰ型胶原蛋白所替代。经过 6 个月，随着胶原纤维的重组，愈合组织的张力恢复到损伤前的 70%~80% [3,11,17]。在 PDGF、TGF-β 和过氧化物酶增殖物激活受体（peroxisome proliferator-activated receptor, PPAR）的作用下，成纤维细胞可转为肌成纤维细胞 [35]，具有收缩特性的肌动蛋白微丝水平升高，与伤口的收缩有关。研究发现，IL-8 升高可抑制伤口收缩和角质形成细胞的复制，因而解释了长期暴露于 IL-8 的炎症期延长的创面，往往愈合延迟且成熟不当 [16,36]。组织重塑在损伤后的前 6 个月最为活跃，在接下来的 6 个月逐渐减少，此后降至最低。该区域血管和成纤维细胞减少导致瘢痕成熟 [17]。

应激与创面愈合之间的关系

以上内容描述了创面愈合的过程，接下来需要了解应激是如何影响组织修复的。Cohen 等学者将应激定义为环境负荷超过了机体的适应能力，从而导致心理和生理上的变化，使机体有患病的风险 [1]。应激的另一种定义是指来自外界（环境、心理或社会状况）或自身（疾病、医疗过程）的生理、心理或情感因素，引起躯体或精神的紧张 [37]。个体如何应对应激取决于不同的因素，包括年龄、健康状况、个人经历、应对机制及防御方式。美国心理学会将应激分为三类：急性、急性发作性和慢性 [2]。总的来说，应激通过激活下丘脑 – 垂体 – 肾上腺轴，慢性应激影响创伤愈合 [38]。

心理神经免疫学研究神经系统与免疫系统之间的相互作用，包括行为反应和内分泌应答。淋巴细胞、巨噬细胞和粒细胞等免疫细胞表达多种神经递质的受体，使应激反应对免疫系统产生调节作用 [39]。Kiecolt-Glaser 等评估了心理应激对人类创面愈合的影响。研究发现，照顾挚爱亲人造成的心理应激会导致使用 3.5mm 环钻造成的创口愈合速度明显延迟，同时脂多糖体外刺激外周血白细胞后，IL-1β 的 mRNA 的表达明显降低 [40]。此外，Malarkey 等评估了老年痴呆照料者的慢性应激对免疫细胞中生长激素（GH）基因表达的影响。与年龄和体重相匹配的对照组相比，长期照顾患病亲人的受试者的外周血单个核细胞中 GH 的 mRNA 表达显著下降（50%）。生长激素水平的下降与应激反应的重要介质——促肾上腺皮质激素和去甲肾上腺素水平的升高相关，反映了应激对免疫功能及创伤愈合的影响 [41]。Richards 等证明局部分布的神经是创面开始愈合的必要条件，他发现失去神经支配的 1cm 创面的愈合率明显低于对照组 [42]。对血小板减少大鼠模型伤口愈合的研究发现，炎症反应和免疫功能发生了改变：与对照组相比，血小板减少大鼠的巨噬细胞和 T 细胞数量增加。该研究未发现血小板减少大鼠的伤口闭合、血管生成和胶原合成方面与对照组存在差异 [43]。细胞免疫功能既有有益的一面（参与细菌、真菌、病毒和癌症免疫），也有有害的一面（导致自身免疫和过敏性皮炎）。一项对大鼠的研究表明，急性和慢性应激对迟发型超敏反应中 T 细胞的活性有不同的影响。急性应激使 T 细胞重新进入皮肤，而慢性应激使 T 细胞远离皮肤。基于这些发现，研究人员得出结论，急性应激会增强免疫反应，而慢性应激会抑制免疫反应 [44]。Sapolsky（1998）和 Dopp 等对此提出质疑，认为应激可以激活固有免疫反应，抑制适应性免疫反应。他们的理由是：固有免疫反应发生更快、影响因素更少，消耗更低的能量，因此固有免疫反应更适合保护机体免受严重的生命威胁 [45]。

Fontoura de Almeida 等进行了一项研究，证明了应激激素在创面愈合中的作用。他们发现，与未处理相比，用糖皮质激素受体拮抗剂——RU486 处理后，应激小鼠伤口全层愈合的情况得以改善：伤口收缩更早；血管生成增多 [38]。血糖升高与免疫功能受损及伤口愈合延迟有关。糖化血红蛋白（HbA1c）是一种通过测量红细胞中的血红蛋白糖基化水平评估 3 个月来平均血糖水平的检测方法。当 HbA1c>12% 时，中性粒细胞趋化性降低、白细胞功能受损，因而影响愈合过程 [46-47]。Graham 等的一项有关前臂皮肤损伤后疼痛程度与皮肤屏障功能恢复所需时间关系的研究发现，疼痛程度越高，皮肤屏障功能恢复越快。该项研究提示，轻微皮肤擦伤后，急性疼痛可能改变免疫功能并且促进伤口愈合 [48]。McGuire 等在女性受试者中评估了 2mm 环钻活检所致的伤口术后的疼痛程度与创面愈合之间的关系。结果显示，术后急性疼痛较剧烈的患者，切口愈合速度较慢，术后持续疼痛程度较轻的患者切口愈合速度较快。两种情况均显示术后疼痛程度更高者切口愈合越慢。有趣的是，手术当天的抑郁症状和吸烟情况并不影响切口愈合，但抑郁症状与出现持续疼痛有直接关系 [49]。

动物模型研究表明，束缚应激与外周循环中较高的皮质类固醇水平有关，并使伤口愈合率降低 27%[50]。糖尿病足溃疡的患者通常对病情感到抑郁、愤怒，对截肢感到悲伤、沮丧和恐惧 [47]。慢性溃疡患者沮丧、易怒，可能与行动能力受限及其对工作、生活方式及自我认知的影响有关 [51]。在生化方面，糖尿病相关的抑郁症可能与外周循环中异常的细胞因子有关。因此对应激和抑郁不能视而不见、置之不理 [52-53]。多项观察性、实验性和干预性的研究都提供了有力的证据：心理和生理应激影响伤口的愈合过程 [54]。

管理

如上所述，心理和行为因素可以影响伤口修复 [55-56]。由于愈合过程可能会受到各种急性和慢性应激源的干扰，心理应激会影响伤口的愈合过程，因此在伤口治疗计划中纳入心理和压力管理非常重要，在每次患者就诊时都需要解决这些心理问题 [54]。慢性腿部溃疡会对患者的生活质量产生深远的影响。测定慢性静脉疾病患者生活质量的一种方法是可以通过慢性下肢静脉功能不全生活质量问卷（chronic venous insufficiency questionnaire, CVIQ）进行评估。在这个问卷中，医疗服务人员可以评估慢性静脉疾病对患者心理、生理和社会关注度等方面的影响 [57]。

干预性研究表明，当心理压力减轻时，切口愈合也会得以改善。术前减轻心理压力的行为压力管理干预措施包括对手术流程的介绍和相关的行为技巧。临床研究的 Meta 分析评估了行为压力管理干预对手术结果的影响，发现术前干预与更好的手术结局相关，包括并发症更少、恢复下床行走更早、镇痛药的使用减少及住院时间缩短 [55-56]。慢性静脉溃疡可导致心理和躯体功能障碍。Jones 等发现疼痛和异味是与慢性静脉溃疡患者抑郁、焦虑相关的两个常见的临床症状 [58]，而与独居、行动不便或皮损渗出无关。有多种方法可以用于治疗疼痛和异味，包括清创、药物治疗、运动、抬高患肢、使用抗生素控制感染和使用特殊的伤口敷料。清创是慢性创面的常规处理，包括清除细菌、坏死组织、脱落的细胞和异物碎片 [59]，清创可以减轻疼痛和臭味。Phillips 等分析了 73 名静脉溃疡的患者，发现伤口护理所耗费的时间与患者愤怒和怨恨的感受存在相关性[60]。68% 的患者报告溃疡让他们的生活产生了负面的情绪，包括出现害怕、社会孤立、愤怒、抑郁的情绪以及消极的自我形象。另一项研究也发现，心理因素与伤口愈合之间在统计学上显著相关。抑郁和焦虑的情绪可导致急性创面伤口愈合减慢[61]。分析原因其可能直接继发于皮质醇水平升高，导致细胞和体液免疫功能受损或间接与抑郁症患者常见的如自我忽视、睡眠障碍和食欲不振等因素有关[62]。Wilson 发现，虽然大量研究评估了腿部溃疡患者的生活质量，但几乎没有证据表明这些问题经讨处置并已经得到解决[63]。例如，下肢静脉溃疡的常规治疗——加压疗法可导致患者社交活动和日常生活的不适与受限[62]。Franks 等证实患者在积极治疗时生活质量得到改善，溃疡愈合的患者明显感觉下肢疼痛减轻、活力增加、焦虑减少，睡眠质量更好[64]。压力管理虽然困难，但却是伤口护理的重要环节。治疗方案包括（但不局限于此）：书面情感表露干预、体育锻炼、社会支持、药物、以放松/正念为基础的减压冥想、催眠及认知行为压力管理。

书面情感表露是一种鼓励表达负性和创伤经历的技术，患者可以借此接纳、表达和管理自己压抑的情绪，进行情绪和认知的处理。据报道，书面情感表露有益于身心健康，表现在可以降低心理困扰、提高自我健康评价、减轻焦虑和抑郁、增强细胞免疫和减少使用医疗保健服务方面[65]。在一项研究中，男性被随机分为书面情感表露组和空白对照组，所有受试者均接受非主力手前臂环钻活检。接下来的 21 天里，采用超声生物显微镜进行 3 次评估，观察愈合情况。与对照组相比，情感表露组受试者的伤口直径在第 14 天和 21 天时更小[66]。

体育锻炼是另一种压力管理技巧。除了可改善心血管功能和降低患心脏病、Ⅱ型糖尿病和肥胖的风险外，体育锻炼还可以减轻心理压力[67]。在一项评估运动对老年人伤口愈合影响的研究中，受试者被随机分为每周 3 天的运动组和非运动对照组。运动内容包括 10 分钟的地板热身和伸展运动，30 分钟的自行车运动，同时将心率保持在指定的训练范围内，15 分钟的快走和（或）慢跑，15 分钟的手臂力量练习和 5 分钟的放松。一个月后，志愿者接受非主力手上臂伸侧 3.5mm 的环钻活检。在接受活检的 28 名老年人中，那些经常运动受检者的伤口平均在 29 天内愈合，而对照组则为 39 天[68]。动物实验研究也发现，随机分配的每天运动 30 分钟，持续 8 天的老龄鼠与久坐不动的对照鼠相比，其环钻活检所致的伤口愈合更快[69]。

压力管理的另一种方法是社会支持。社会支持可以是情感的、有形或无形的，通过信息传递或陪伴的方式实现[70]。社交网络可以改善慢性创伤患者的情绪、自我形象和身体局限感，同时，减少疼痛、疲劳、焦虑和抑郁等情绪困扰。在动物研究中发现，成对（一雌一雄）饲养的老鼠与单独饲养鼠相比，其标准环钻活检所致的伤口的愈合速度更快[71]。成对饲养也减少了束缚应激对伤口愈合的影响。在评估束缚应激对西伯利亚仓鼠的皮肤伤口的影响时发现，独居仓鼠的伤口愈合受损，而成对居住的仓鼠则未见明显的受损特征[72]。已婚人士的发病率和死亡率通常较低，但婚姻压力与水疱伤口愈合延迟有关。情感不合或敌对的夫妻，其伤口中细胞因子水平降低，而外周血中IL-6 和 TNF-α 的水平增加[73]。

药物减压可改善伤口愈合。氟西汀是属于选择性 5- 羟色胺再摄取抑制剂类的抗抑郁药，常用于治疗心境和焦虑障碍[74]。在一项采用交替隔离和拥挤应激的研究中，接受氟西汀治疗的应激 Wistar 大鼠的愈合率与非应激的 Wistar 大鼠相似，比应激的未治疗对照组大鼠痊愈速度快[75]。普萘洛尔是一种 β 肾上腺素受体拮抗剂，用于治疗高血压、心律失常、甲亢、毛细血管瘤、表演型焦虑和特发性震颤。β 肾上腺素受体信号通路参与调节角质形成细胞的迁移，而角质形成细胞迁移是伤口修复的关键一环[76]。Denda 等证明刺激 β_2 肾上腺素受体（beta 2-adrenergic receptor, B2AR）通路会延迟伤口的修复，而阻断该通路则通过加快迁移速度、加快伤口的表皮再生而促进伤口的愈合[77-80]。Pullar 等进一步证明了异丙肾上腺素的作用，他们发现这种合成的 β_2 肾上腺素激动剂可以降低角质形成细胞的迁移速度，减缓体外实验刮伤伤口的愈合，延迟体外伤口人表皮细胞再生[81-82]。体外研究培养的角质形成细胞中 β_2 肾上腺素受体、儿茶酚胺合成酶酪氨酸羟化酶和苯乙醇胺 -N- 甲基转移酶表达水平，发现创伤时 B2AR（beta 2-adrenergic receptor, B2AR）、酪氨酸羟化酶和苯乙醇胺 -N- 甲基转移酶的表达下调，而使用 β 肾上腺素受体拮抗剂噻吗洛尔预先处理的角质形成细胞，这种下调作用出现延迟[76]。急性创伤中的去甲肾上腺素通过激活伤口边缘局部的角质形成细胞的B2AR 延迟创面愈合。创伤后，角质形成细胞的反应包括调节儿茶酚胺的合成，释放应激相关介质去甲肾上腺素，通过激活 B2AR 而干扰角质形成细胞的迁移[76]。β 肾上腺素受体拮抗剂可阻断儿茶酚胺诱导的反应，促进烧伤创面的愈合[79,83]。在一项对非选择性 β 受体阻滞剂——普萘洛尔作用的研究中，研究者从宏观和微观上发现，β 肾上腺素受体通过激活 β_1- 和 β_2- 型受体来参与应激诱导的皮肤创面愈合。普萘洛尔可以抵消应激引起的伤口收缩和表皮细胞再生的延迟，逆转表皮增生的减少，缓解炎症反应的延迟和肉芽组织形成造成的损伤，并降低金属蛋白酶的活性[84]。

放松 / 正念减压冥想可以促进伤口愈合。Broadbent 等通过随机对照试验（randomized controlled trial, RCT）研究表明，简单的放松治疗可以减轻手术后的应激，改善创面的胶原沉积[85]。瑜伽可以缩短术后住院时间，更早地拔除引流管，降低早期可手术乳腺癌患者切口愈合过程中 TNF-α 的水平[86]。接受放松内心意象训练的患者，术后第 1 天的焦虑、红斑和皮质醇水平均明显降低[87]。

已经证实催眠对减压和伤口愈合有益。一项 RCT 试验显示接受定向催眠干预的患者其伤口愈合速度更快[88]。一项单盲研究发现，催眠可诱导烧伤创面愈合过程中的血管舒张。研究中，对双侧对称烧伤的患者在其身体的一侧进行催眠治疗。催眠师和患者知道是哪一侧在接受治疗，但护士和外科手术团队不知道。5 例接受催眠的患者中，四例患者的催眠治疗侧的伤口愈合加速，另外一例患者表现为双侧同时愈合[89]。一项

RCT 试验比较了两种不同应激状态下催眠干预对 CD3⁺ 和 CD4⁺T 淋巴细胞以及 IL-1 生成水平的影响，结果显示：使用催眠可使 CD3⁺ 和 CD4⁺T 淋巴细胞增多。催眠可能对急性应激引起的免疫失调有积极的作用[90]。正如前文所述，疼痛是应激的主要成分，引起患者的痛苦。已证明在清创过程中进行催眠可以减少伤口的疼痛感，因此被用来减少患者的痛苦[91]。

认知 – 行为压力管理（cognitive-behavioral stress management, CBSM）是一种聚焦于思维、感觉和行为之间相互作用的短期治疗方法。最常见的 CBSM 类型旨在改变与消极心理状态（抑郁、愤怒、焦虑）相关的非理性思维，识别内部和外部应激源，学习压力管理技能，并制订适应性行为的应对策略[92]。与未接受干预的对照组相比，接受认知 – 行为压力管理治疗的 I 期和 II 期乳腺癌患者的皮质醇水平降低[93]。CBSM 已被证明可以改善前列腺癌患者的生活质量[94]。长期的应激和焦虑可以通过交感神经系统和下丘脑－垂体－肾上腺轴上调促炎白细胞基因的表达。研究表明，为期 10 周的认知－行为压力管理干预可以逆转这种基因表达的上调[95]。虽然还没有研究证实 CBSM 干预治疗创伤的实用性和有效性，鉴于其已被证明对应激相关性疾病有益，CBSM 仍然可以作为创伤患者的管理方法（表 19-1 和表 19-2）。

表 19-1　急性和慢性应激对创面愈合和免疫功能的影响

应激类型	研究设计	结果	参考文献
急性	评估 2mm 环钻活检术后女性急性疼痛强度和愈合时间的关系	急性术后疼痛程度较高的女性伤口愈合速度较慢，术后持续性疼痛程度较低的女性伤口愈合速度较快；手术当天的抑郁症状不影响伤口愈合，但与存在持续性疼痛直接相关	Mcguire 等[49]
急性	观察血小板减少性大鼠与对照组大鼠，评估血小板减少对大鼠免疫功能和真皮创面愈合的影响	与对照组大鼠相比，血小板减少性大鼠中巨噬细胞和 T 细胞数量增加，炎症反应和免疫功能发生改变；两组间在伤口闭合、血管生成或胶原合成方面无显著差异	Szpaderska 等[43]
急性	评估急性疼痛对健康人前臂皮肤损伤后屏障功能恢复时间的影响	与自身对照和疼痛较轻者相比，志愿者的急性疼痛越强，皮肤擦伤处屏障功能恢复越快	Graham 等[48]
急性和慢性	评估急、慢性应激对大鼠细胞介导的免疫反应的影响	急性应激使 T 细胞重新分布到皮肤，可以增强细胞介导的免疫；慢性应激可致 T 细胞在迟发型超敏反应中远离皮肤，对细胞免疫有抑制作用	Dhabhar 等[44]
慢性	评估照料者的应激对交感肾上腺髓质和 HPA 轴的影响，并与年龄和体重相匹配的对照组相比较	与年龄／体重相匹配的对照组相比，照顾者的慢性应激与外周血单个核细胞中生长激素（GH）mRNA 表达显著降低（50%）相关；GH mRNA 水平与血浆 ACTH 和去甲肾上腺素水平呈负相关	Malarkey 等[41]

应激类型	研究设计	结果	参考文献
慢性	观察 13 名照顾阿尔茨海默病亲属的女性及 13 名年龄 / 家庭收入相匹配对照者，评估 3.5mm 环钻活检所致伤口的愈合情况	与对照组相比，慢性心理应激导致 3.5mm 环钻所致伤口的愈合明显延迟（39.3 vs. 48.7 天），同时脂多糖体外刺激外周血白细胞后，IL-1β 的 mRNA 表达明显降低	Kiecolt-Glaser 等[40]
慢性	评估糖皮质激素受体拮抗剂 RU486 对慢性应激小鼠皮肤伤口愈合的作用	与未治疗的应激小鼠相比，经治疗的应激小鼠其糖皮质激素受体拮抗剂通过较早的伤口收缩和改善血管生成而促进了皮肤伤口愈合	Almeida 等[38]
慢性	评估慢性束缚应激对小鼠 3.5mm 环钻活检所致的皮肤伤口愈合的影响	与对照组小鼠相比，束缚应激小鼠外周血皮质类固醇水平较高，皮肤创面愈合率降低 27%	Padgett 等[50]

表 19-2 　压力管理对伤口愈合的影响

应激类型	干预	研究	结果	参考文献
急性	患者教育：手术前的行为压力管理干预	为患者提供有关外科手术程序和行为指导的信息的临床研究的 Meta 分析	表现出更好的手术结局：更少的医疗并发症，更早恢复下床行走，住院时间缩短和镇痛药的使用减少	Johnston 等[55]
急性	书面情感表露	对随机分为书面情感表露干预组和无干预对照组的男性的非主力手前臂环钻活检所致的伤口的愈合情况进行评估	在 21 天的时间内，3 次使用超声生物显微镜对伤口愈合情况进行评估。与对照组相比，情感表露干预组的受试者的伤口，在第 14 天和第 21 天时愈合得更好	Weinman 等[66]
急性	体育锻炼	将老年人随机分为每周 3 天有氧运动组和对照组，评估其 3.5mm 环钻活检所致的创面的愈合情况。评估随机分配的连续 8 天每天运动 30 分钟的老龄鼠与久坐不动的对照鼠，其环钻活检所致的创面的愈合情况	经常锻炼的人伤口愈合的平均时间为 29 天，而不运动的对照组为 39 天。被随机分配到日常锻炼计划的老龄鼠比久坐的对照组鼠，其环钻活检所致的伤口愈合得更快	Emery 等[67] Keylock 等[69]
慢性	采用慢性下肢静脉功能不全生活质量问卷（CVIQ）评定生活质量	评估 73 名静脉溃疡患者的伤口护理时间与患者的愤懑情绪之间的关系	研究发现，花在溃疡护理上的时间与愤怒和怨恨情绪之间有很强的相关性。68% 的患者报告说，溃疡对他们的生活有负面情绪影响，包括恐惧、社交孤立、愤怒、抑郁和消极的自我形象	Wilson[63] Phillips 等[60]

应激类型	干预	研究	结果	参考文献
慢性	加压疗法	探讨常规创面治疗对小腿溃疡患者与健康相关的生活质量的影响	患者的溃疡愈合后，下肢疼痛减轻、活力增加、焦虑减少，睡眠质量更好	Franks 等 [64]
慢性	创面治疗：清创，局部和系统药物治疗，运动，患肢抬高，抗生素抗感染，特殊伤口敷料	评估 190 例慢性静脉溃疡患者焦虑和抑郁的患病率	证实疼痛和异味是慢性静脉溃疡患者通常与抑郁和焦虑相关的两个症状。独居、行动不便或皮损渗出与抑郁和焦虑无关 局部创面治疗要考虑缓解疼痛和减轻异味	Jones 等 [58] Lebrun 等 [59]
慢性	社会支持和社交网络	评估成对饲养的小鼠及单独饲养的小鼠环钻活检所致的伤口的愈合情况 评估不和谐夫妻伤口中的细胞因子水平和外周血中促炎症细胞因子 IL-6 和 TNF-α 的水平	成对饲养的小鼠比单独饲养的小鼠的环钻活检所致的伤口愈合得更快。成对饲养也减少了束缚应激对伤口愈合的影响 不和谐甚至敌对的夫妻伤口中细胞因子水平降低，血中 IL-6 和 TNF-α 水平增加。这与伤口愈合减慢相关	Glasper 等 [71] Detillion 等 [72] Kiecolt-Glaser 等 [40]
慢性	药物减压	评估氟西汀在 Wistar 大鼠交替隔离和拥挤应激中的作用 评估普萘洛尔对烧伤创面愈合过程的影响 评估异丙肾上腺素对创面愈合过程的影响。 评估噻吗洛尔对 β₂ 肾上腺素能受体（B2AR）、儿茶酚胺合成酶酪氨酸羟化酶和苯乙醇胺 -N- 甲基转移酶表达水平的影响	应激的 Wistar 大鼠接受氟西汀治疗后，其伤口治愈率与无应激刺激的 Wistar 大鼠相似，而比应激但未接受氟西汀治疗的对照组大鼠痊愈快。普萘洛尔可以抵消应激引起的伤口收缩和表皮细胞再生的延迟，逆转表皮细胞增殖的减少，缓解炎症反应的延迟和肉芽组织形成造成的损伤，并降低金属蛋白酶的活性 异丙肾上腺素能降低角质形成细胞的迁移速度，减缓体外实验刮伤伤口的愈合、延迟体外伤口人表皮细胞再生。体外培养的角质形成细胞损伤后 B2AR、酪氨酸羟化酶和苯乙醇胺 -N - 甲基转移酶表达下调，但预先暴露于噻吗洛尔可延迟这一效应	Farahani 等 [75] Denda 等 [77] Pullar 等 [78] Sivamani 等 [79] Pullar 等 [80] Pullar 等 [81] Pullar 等 [78] Sivamani 等 [76] Romana-Souza 等 [83] Sivamani 等 [79]

应激类型	干预	研究	结果	参考文献
急性和慢性	放松/正念减压：冥想，瑜伽	评估放松和正念减压疗法对外科伤口的疗效	简单的放松治疗便可以减少手术应激和改善创面的胶原沉积。瑜伽可以缩短术后住院时间，更早地拔除引流管，降低早期乳腺癌手术患者伤口愈合的 TNF-α 的水平 接受放松内心意象训练的手术患者在术后第 1 天时焦虑、红斑和皮质醇水平降低	Broadbent 等[85] Raghuram 等[86] Holden-lund 等[87]
急性和慢性	催眠疗法	评估催眠对伤口愈合的影响 评估催眠治疗对双侧对称烧伤患者单侧创面愈合的影响 评估催眠疗法对 CD3+ 和 CD4+T 淋巴细胞以及 IL-1 水平的影响 评估催眠和疼痛的关系	发现接受定向催眠的患者伤口愈合速度更快 5 例患者接受催眠治疗后，4 例患者催眠一侧的伤口愈合加速。另外一例患者双侧同时愈合 催眠后 CD3+ 和 CD4+T 淋巴细胞增多。催眠对急性应激引起的免疫失调有积极作用。催眠可以减少清创过程中的疼痛，可被用来减轻患者的痛苦	Ginandes 等[88] Moore and Kaplan[89] Kiecolt-Glaser 等[90] Patterson 等[91]
急性和慢性	认知-行为压力管理（CBSM）	评估认知-行为压力管理（CBSM）治疗 I 期和 II 期乳腺癌患者的效果 评价 CBSM 治疗前列腺癌的疗效 评估接受 10 周 CBSM 治疗的患者促炎细胞基因的表达情况	与对照组相比，接受 CBSM 治疗的 I 期和 II 期乳腺癌患者的皮质醇水平降低 已证实 CBSM 可以改善前列腺癌患者的生活质量 CBSM 可以逆转促炎细胞基因上调的表达	Penedo 等[93] Cruess 等[94] Antoni 等[95]

结论

　　应激会影响免疫系统、手术结局、新陈代谢，以及包括肥胖和心血管疾病在内的多种疾病的患病风险。皮肤是人体最大的器官，对体液平衡、体温调节、维生素 D 的合成，以及防止病原菌和机械损伤都至关重要。当皮肤的解剖结构和生理功能的连续性遭到破坏时就会产生伤口。如前文所述，根据愈合时间，伤口可分为急性或慢性；根据病因，伤口又分为（但不局限于此）：静脉功能不全、动脉疾病、自身免疫性疾病、压力性、糖尿病和神经病变、创伤、外科手术及烧伤；或者根据发生部位（下肢、足部等）分类。保持皮肤的完整性和伤口的及时愈合至关重要。当这一过程被破坏，就会产生慢性创面，给患者带来巨大的生理、心理和经济负担。慢性应激会影响伤口的正常愈合，改变免疫功能，并与手术结果恶化有关，因此，有必要强调将缓解应激作为创伤患者治疗计划的一部分。

朱　里　译　张海萍　审校

原著参考文献

[1] Cohen S., Kessler RC, Underwood LG. Measuring stress: a guide for health and social scientists. New York: Oxford University Press. 1995. Retrieved from: http://www.psy.cmu.edu/~scohen/Cohen,%20S%20et%20al%20(1995).pdf.

[2] Miller LH, Smith AD (n.d.). Retrieved 1 Mar 2016, from http://www.apa.org/helpcenter/stress-kinds.aspx.

[3] Lucas VS. Psychological stress and wound healing in humans: what we know. Wounds. 2011;23(4):76–83.

[4] Dhabhar FS. Acute stress enhances while chronic stress suppresses skin immunity: the role of stress hormones and leukocyte trafficking. Ann N Y Acad Sci. 2000;917(1):876–93.

[5] Korte SM, Koolhaas JM, Wingfield JC, McEwen BS. The Darwinian concept of stress: benefits of allostasis and costs of allostatic load and the trade-offs in health and disease. Neurosci Biobehav Rev. 2005;29(1):3–38.

[6] Sanchis-Gomar F, Garcia-Gimenez JL, Perez-Quilis C, Gomez-Cabrera MC, Pallardo FV,Lippi G. Physical exercise as an epigenetic modulator. J Strength Cond Res. 2012;26(12):3469–72.

[7] Zabora J, BrintzenhofeSzoc K, Curbow B, Hooker C, Piantadosi S. The prevalence of psychological distress by cancer site. Psycho Oncol. 2001;10(1):19–28.

[8] Ebrecht M, Hextall J, Kirtley LG, Taylor A, Dyson M, Weinman J. Perceived stress and cortisol levels predict speed of wound healing in healthy male adults. Psychoneuroendocrinology. 2004;29(6):798–809.

[9] Levenstein S, Prantera C, Varvo V, Scribano ML, Berto E, Luzi C, Andreoli A. Development of the perceived stress questionnaire: a new tool for psychosomatic research. J Psychosom Res. 1993;37(1):19–32.

[10] Atiyeh BS, Ioannovich J, Al-Amm CA, El-Musa KA. Management of acute and chronic open wounds: the importance of moist environment in optimal wound healing. Curr Pharm Biotechnol. 2002;3(3):179–95.

[11] Li J, Chen J, Kirsner R. Pathophysiology of acute wound healing. Clin Dermatol. 2007;25(1):9–18.

[12] Roca RP, Spence RJ, Munster AM. Posttraumatic adaptation and distress among adult burn survivors. Am J Psychiatry. 1992;149(9):1234–8.

[13] Upton D, Solowiej K, Hender C, Woo KY. Stress and pain associated with dressing change in patients with chronic wounds. J Wound Care. 2012;21(2):53–4.

[14] Kirsner RS, Bohn G, Driver VR, Mills JL, Nanney LB, Williams ML, Wu SC. Human acellular dermal wound matrix: evidence and experience. Int Wound J. 2013;12(6):646–54.

[15] Baltzis D, Eleftheriadou I, Veves A. Pathogenesis and treatment of impaired wound healing in diabetes mellitus: new insights. Adv Ther. 2014;31(8):817–36.

[16] Werner S, Grose R. Regulation of wound healing by growth factors and cytokines. Physiol Rev. 2003;83(3):835–70.

[17] Baum CL, Arpey CJ. Normal cutaneous wound healing: clinical correlation with cellular and molecular events. Dermatol Surg. 2006;31(6):674–86.

[18] Shah M, Foreman DM, Ferguson MW. Neutralization of TGF-beta 1 and TGF-beta 2 or exogenous addition of TGF-beta 3 to cutaneous rat wounds reduces scarring. J Cell Sci. 1995;108(Pt 3):985–1002.

[19] Kim LR, Whelpdale K, Zurowski M, Pomeranz B. Sympathetic denervation impairs epidermal healing in cutaneous wounds. Wound Repair Regen. 1998;6(3):194–201.

[20] Cooper CL, Malik KU. Prostaglandin synthesis and renal vasoconstriction elicited by adrenergic stimuli are linked to activation of alpha-1 adrenergic receptors in the isolated rat kidney. J Pharmacol Exp Ther. 1985;233(1):24–31.

[21] Gonzales R, Goldyne ME, Taiwo YO, Levine JD. Production of hyperalgesic prostaglandins by sympathetic postganglionic neurons. J Neurochem. 1989;53(5):1595–8.

[22] Malik K. Interaction of arachidonic acid metabolites and adrenergic nervous system. Am J Med Sci. 1988;295(4):280–6.

[23] Hebda PA, Collins MA, Tharp MD. Mast cell and myofibroblast in wound healing. Dermatol Clin. 1993;11(4):685–96.

[24] Falanga V. Growth factors and wound healing. J Dermatol Surg Oncol. 1993;19(8):711–4.

[25] Broder C, Arnold P, Goff SV, Konerding MA, Bahr K, Muller S, Overallf CM, Bondg JS, Koudelkah T, Tholeyh A, Hulmesc DJS, Moalic C, Becker-Pauly C. Metalloproteases meprin and meprin are C- and N-procollagen proteinases important for collagen assembly and tensile strength. Proc Natl Acad Sci. 2013;110(35):14219–24.

[26] Merkel JR, Dipaolo BR, Hallock GG, Rice DC. Type I and type III collagen content of healing wounds in fetal and adult rats. Exp Biol Med. 1988;187(4):493–7.

[27] Even-Ram S, Yamada KM. Cell migration in 3D matrix. Curr Opin Cell Biol. 2005;17(5):524–32.

[28] Gallo RL. Proteoglycans and cutaneous vascular defense and repair. J Investig Dermatol Symp Proc. 2000;5(1):55–60.

[29] Gallo RL, Ono M, Povsic T, Page C, Eriksson E, Klagsbrun M, Bernfield M. Syndecans, cell surface heparan sulfate proteoglycans, are induced by a proline-rich antimicrobial peptide from wounds. Proc Natl Acad Sci. 1994;91(23):11035–9.

[30] Yayon A, Klagsbrun M, Esko JD, Leder P, Ornitz DM. Cell surface, heparin-like molecules are required for binding of basic fibroblast growth factor to its high affinity receptor. Cell. 1991;64(4):841–8.

[31] Rapraeger A, Krufka A, Olwin B. Requirement of heparan sulfate for bFGF-mediated fibroblast growth and myoblast differentiation. Science. 1991;252(5013):1705–8.

[32] Londono C, Loureiro MJ, Slater B, Lücker PB, Soleas J, Sathananthan S, Aitchison JS, Kabla A, Mcguigan AP. Nonautonomous contact guidance signaling during collective cell migration. Proc Natl Acad Sci U S A. 2014;111(5):1807–12.

[33] Taylor G, Lehrer MS, Jensen PJ, Sun T, Lavker RM. Involvement of follicular stem cells in forming not only the follicle but also the epidermis. Cell. 2000;102(4):451–61.

[34] Pilcher BK, Dumin JA, Sudbeck BD, Krane SM, Welgus HG, Parks WC. The activity of collagenase-1 is required for keratinocyte migration on a type I collagen matrix. J Cell Biol. 1997;137(6):1445–57.

[35] Ham SA, Hwang JS, Yoo T, Lee WJ, Paek KS, Oh JW, Park CK, Kim JH, Do JT, Kim JH, Seo HG. Ligand-activated PPARδ upregulates α-smooth muscle actin expression in human dermal fibroblasts: a potential role for PPARδ in wound healing. J Dermatol Sci. 2015;80(3):186–95.

[36] Iocono JA, Colleran KR, Remick DG, Gillespie BW, Ehrlich HP, Garner WL. Interleukin-8 levels and activity in delayed-healing human thermal wounds. Wound Repair Regen. 2000;8(3):216–25.

[37] Stress (2012, September 20). Retrieved 27 Feb 2016, from http://www.medicinenet.com/script/main/art.asp?articlekey=20104.

[38] Almeida TF, Pires TD, Monte-Alto-Costa A. Blockade of glucocorticoid receptors improves cutaneous wound healing in stressed mice. Exp Biol Med. 2015;241(4):353–8.

[39] Ader R, Nicholas C, Felten D. Psychoneuroimmunology: interactions between the nervous system and the immune system. Lancet. 1995;345:99–103.

[40] Kiecolt-Glaser J, Marucha P, Mercado A, Malarkey W, Glaser R. Slowing of wound healing by psychological stress. Lancet. 1995;346(8984):1194–6. doi:10.1016/s0140-6736(95)92899-5.

[41] Malarkey WB, Wu H, Cacioppo JT, Malarkey KL, Poehlmann KM, Glaser R, Kiecolt-Glaser JK. Chronic stress down-regulates growth hormone gene expression in peripheral blood mononuclear cells of older adults. Endocrine. 1996;5(1):33–9. doi:10.1007/bf02738653.

[42] Richards A, Mitsou J, Floyd D, Terenghi G, Mcgrouther D. Neural innervation and healing. Lancet. 1997;350(9074):339–40.

[43] Szpaderska AM, Egozi EI, Gamelli RL, Dipietro LA. The effect of thrombocytopenia on dermal wound healing. J Invest Dermatol. 2003;120(6):1130–7.

[44] Dhabhar FS, Mcewen BS. Acute stress enhances while chronic stress suppresses cell-mediated immunity in vivo: a potential role for leukocyte trafficking. Brain Behav Immun. 1997;11(4):286–306.

[45] Segerstrom SC, Miller GE. Psychological stress and the human immune system: a meta-analytic study of 30 years of inquiry. Psychol Bull. 2004;130(4):601.

[46] McMurray Jr JF. Wound healing with diabetes mellitus. Better glucose control for better wound healing in diabetes. Surg Clin North Am. 1984;64(4):769–78.

[47] Alavi A, Sibbald RG, Mayer D, Goodman L, Botros M, Armstrong DG, Woo K, Boeni T, Ayello EA, Kirsner RS. Diabetic foot ulcers: part II. Management. J Am Acad Dermatol. 2014;70(1):21. e1–4.

[48] Graham J, Song S, Engeland C. Acute pain speeds skin barrier recovery in healthy men and women. J Psychosom Res. 2012;73:452–8.

[49] Mcguire L, Heffner K, Glaser R, Needleman B, Malarkey W, Dickinson S, Lemeshow S, Cook C, Muscarella P, Melvin WS, Ellison EC, Kiecolt-Glaser JK. Pain and wound healing in surgical patients. Ann Behav Med. 2006;31(2):165–72. doi:10.1207/s15324796abm3102_8.

[50] Padgett DA, Marucha PT, Sheridan JF. Restraint stress slows cutaneous wound healing in mice. Brain Behav Immun. 1998;12(1):64–73. doi:10.1006/brbi.1997.0512.

[51] Livingstone W, Mortel TF, Taylor B. A path of perpetual resilience: exploring the experience of a diabetes-related amputation through grounded theory. Contemp Nurse. 2011;39(1):20–30. doi:10.5172/conu.2011.39.1.20.

[52] Alagiakrishnan K, Sclater A. Psychiatric disorders presenting in the elderly with type 2 diabetes mellitus. Am J Geriatr Psychiatry. 2012;20(8):645–52. doi:10.1097/jgp.0b013e31823038db.

[53] Hood KK, Lawrence JM, Anderson A, Bell R, Dabelea D, Daniels S, Rodriguez B, Dolan LM, Diabetes in Youth Study Group. Metabolic and inflammatory links to depression in youth with diabetes. Diabetes Care. 2012;35(12):2443–6. doi:10.2337/dc11-2329.

[54] Gouin J, Kiecolt-Glaser JK. The impact of psychological stress on wound healing: methods and mechanisms. Immunol Allergy Clin North Am. 2011;31(1):81–93. doi:10.1016/j. iac.2010.09.010.

[55] Johnston M, Vogele C. Benefits of psychological preparation for surgery: a meta-analysis. Ann Behav Med. 1993;15:245–56.

[56] Montgomery GH, David D, Winkel G, Silverstein JH, Bovbjerg DH. The effectiveness of adjunctive hypnosis with surgical patients: a meta-analysis. Anesth Analg. 2002;94(6):1639–45. doi:10.1213/00000539-200206000-00052.

[57] Guex JJ, Myon E, Didier L, Nguyen LC, Taieb C. Chronic venous disease: health status of a population and care impact on this health status through quality of life questionnaires. Int Angiol. 2005;24(3):258–64.

[58] Jone J, Barr W, Robinson J, Carlisle C. Depression in patients with chronic venous ulceration. Br J Nursing. 2006;15(Sup2). doi:10.12968/bjon.2006.15.sup2.21237.

[59] Lebrun E, Tomic-Canic M, Kirsner RS. The role of surgical debridement in healing of diabetic foot ulcers. Wound Repair Regen. 2010;18(5):433–8. doi:10.1111/j.1524-475x.2010.00619.x.

[60] Phillips T, Stanton B, Provan A, Lew R. A study of the impact of leg ulcers on quality of life:financial, social, and psychologic implications. J Am Acad Dermatol. 1994;31(1):49–53. doi:10.1016/s0190-9622(94)70134-2.

[61] Cole-King A, Harding KG. Psychological factors and delayed healing in chronic wounds. Psychosom Med. 2001;63(2):216–20. doi:10.1097/00006842-200103000-00004.

[62] Hareendran A, Bradbury A, Budd J, Geroulakos G, Hobbs R, Kenkre J, Symonds T. Measuring the impact of venous leg ulcers on quality of life. J Wound Care. 2005;14(2):53–7. doi:10.12968/jowc.2005.14.2.26732.

[63] Wilson AB. Quality of life and leg ulceration from the patient's perspective. Br J Nursing. 2001;13(Sup2). doi:10.12968/bjon.2004.13.sup2.13235.

[64] Franks PJ, Moffatt CJ, Doherty DC, Smithdale R, Martin R. Longer-term changes in quality of life in chronic leg ulceration. Wound Repair Regen. 2006;14(5):536–41. doi:10.1111/j.1743-6109.2006.00160.x.

[65] Esterling BA, L' Abate L, Murray EJ, Pennebaker JW. Empirical foundations for writing in prevention and psychotherapy. Clin Psychol Rev. 1999;19(1):79–96. doi:10.1016/s0272-7358(98)00015-4.

[66] Weinman J, Ebrecht M, Scott S, Walburn J, Dyson M. Enhanced wound healing after emotional disclosure intervention. Br J Health Psychol. 2008;13(1):95–102. doi:10.1348/1359107 07x251207.

[67] Emery CF, Blumenthal JA. Effects of physical exercise on psychological and cognitive functioning of older adults. Ann Behav Med. 1991;13:99–107.

[68] Emery CF, Kiecolt-Glaser JK, Glaser R, Malarkey WB, Frid DJ. Exercise accelerates wound healing among healthy older adults: a preliminary investigation. J Gerontol A Biol Sci Med Sci. 2005;60(11):1432–6. doi:10.1093/gerona/60.11.1432.

[69] Keylock KT, Vieira VJ, Wallig MA, Dipietro LA, Schrementi M, Woods JA. Exercise accelerates cutaneous wound healing and decreases wound inflammation in aged mice. Am J Physiol Regul Integr Comp Physiol. 2007;294(1):R179–84. doi:10.1152/ajpregu.00177.2007.

[70] House J, Landis K, Umberson D. Social relationships and health. Science. 1988;241(4865):540–5. doi:10.1126/science.3399889.

[71] Glasper ER, Devries A. Social structure influences effects of pair-housing on wound healing. Brain Behav Immun. 2005;19(1):61–8. doi:10.1016/j.bbi.2004.03.002.

[72] Detillion CE, Craft TK, Glasper ER, Prendergast BJ, Devries A. Social facilitation of wound healing. Psychoneuroendocrinology. 2004;29(8):1004–11. doi:10.1016/j.psyneuen.2003.10.003.

[73] Kiecolt-Glaser JK, Loving TJ, Stowell JR, Malarkey WB, Lemeshow S, Dickinson SL, Glaser R. Hostile marital interactions, proinflammatory cytokine production, and wound healing. Arch Gen Psychiatry. 2005;62(12):1377. doi:10.1001/archpsyc.62.12.1377.

[74] Rossi A, Barraco A, Donda P. Fluoxetine: a review on evidence based medicine. Ann Gen Hosp Psychiatry. 2004;3(1):2.

[75] Farahani RM, Sadr K, Rad JS, Mesgari M. Fluoxetine enhances cutaneous wound healing in chronically stressed Wistar rats. Adv Skin Wound Care. 2007;20(3):157–65. doi:10.1097/01. asw.0000262710.59293.6b.

[76] Sivamani RK, Shi B, Griffiths E, Vu SM, Lev-Tov HA, Dahle S, Chigbrow M, La TD, Mashburn C, Peavy TR, Isseroff RR. Acute wounding alters the beta2-adrenergic signaling and catecholamine synthetic pathways in keratinocytes. J Invest Dermatol. 2014;134(8):2258–66. doi:10.1038/jid.2014.137.

[77] Denda M, Fuziwara S, Inoue K. β2-adrenergic receptor antagonist accelerates skin barrier recovery and reduces epidermal hyperplasia induced by barrier disruption. J Invest Dermatol. 2003;121(1):142–8. doi:10.1046/j.1523-1747.2003.12310.x.

[78] Pullar CE, Rizzo A, Isseroff RR. Beta-adrenergic receptor antagonists accelerate skin wound healing: evidence for a catecholamine synthesis network in the epidermis. J Biol Chem. 2006;281(30):21225–35. doi:10.1074/jbc. m601007200.

[79] Sivamani RK, Pullar CE, Manabat-Hidalgo CG, Rocke DM, Carlsen RC, Greenhalgh DG, Isseroff RR. Stress-mediated increases in systemic and local epinephrine impair skin wound healing: potential new indication for beta blockers. PLoS Med. 2009;6(1):e12. doi:10.1371/journal.pmed.1000012.

[80] Pullar CE, Provost GS, O' leary AP, Evans SE, Baier BS, Isseroff RR. β2AR antagonists and β2AR gene deletion both promote skin wound repair processes. J Invest Dermatol. 2012;132(8):2076–84. doi:10.1038/jid.2012.108.

[81] Pullar CE, Chen J, Isseroff RR. PP2A activation by 2-adrenergic receptor agonists: novel regulatory mechanism of keratinocyte migration. J Biol Chem. 2003;278(25):22555–62. doi:10.1074/jbc.m300205200.

[82] 82. Pullar CE. Beta2-Adrenergic receptor activation delays wound healing. FASEB J. 2006;20(1):76–86. doi:10.1096/fj.05-4188com.

[83] Romana-Souza B, Nascimento AP, Monte-Alto-Costa A. Low-dose propranolol improves cutaneous wound healing of burn-injured rats. Plast Reconstr Surg. 2008;122(6):1690–9. doi:10.1097/prs.0b013e31818cbf67.

[84] Romana-Souza B, Porto LC, Monte-Alto-Costa A. Cutaneous wound healing of chronically stressed mice is improved through catecholamines blockade. Exp Dermatol. 2010;19(9):821–9. doi:10.1111/j.1600-0625.2010.01113.x.

[85] Broadbent E, Kahokehr A, Booth RJ, Thomas J, Windsor JA, Buchanan CM, Wheeler BR, Sammour T, Hill AG. A brief relaxation intervention reduces stress and improves surgical wound healing response: a randomised trial. Brain Behav Immun. 2012;26(2):212–7. doi:10.1016/j.bbi.2011.06.014.

[86] Raghuram N, Vinay C, Chandrashekara S, Gopinath K, Srinath B, Rao R, Nagendra H. Influence of yoga on postoperative outcomes and wound healing in early operable breast cancer patients undergoing surgery. Int J Yoga. 2008;1(1):33. doi:10.4103/0973-6131.36795.

[87] Holden-Lund C. Effects of relaxation with guided imagery on surgical stress and wound healing. Res Nurs Health. 1988;11(4):235–44. doi:10.1002/nur.4770110405.

[88] Ginandes C, Brooks P, Sando W, Jones C, Aker J. Can medical hypnosis accelerate post-surgical wound healing? results of a clinical trial. Am J Clin Hypn. 2003;45(4):333–51. doi:10.1080/00029157.2003.10403546.

[89] Moore LE, Kaplan JZ. Hypnotically accelerated burn wound healing. Am J Clin Hypn. 1983;26(1):16–9. doi:10.1080/00029157.1983.10404132.

[90] Kiecolt-Glaser JK, Marucha PT, Atkinson C, Glaser R. Hypnosis as a modulator of cellularimmune dysregulation during acute stress. J Consult Clin Psychol. 2001;69(4):674–82. doi:10.1037/0022-006x.69.4.674.

[91] Patterson DR, Everett JJ, Burns GL, Marvin JA. Hypnosis for the treatment of burn pain. J Consult Clin Psychol. 1992;60(5):713–7. doi:10.1037/0022-006x.60.5.713.

[92] Crepaz N, Passin WF, Herbst JH, Rama SM, Malow RM, Purcell DW, Wolitski RJ. Meta-analysis of cognitive-behavioral interventions on HIV-positive persons' mental health and immune functioning. Health Psychol. 2008;27(1):4–14. doi:10.1037/0278-6133.27.1.4.

[93] Cruess DG, Antoni MH, Mcgregor BA, Kilbourn KM, Boyers AE, Alferi SM, Carver CS, Kumar M. Cognitive-behavioral stress management reduces serum cortisol by enhancing benefit finding among women being treated for early stage breast cancer. Psychosom Med. 2000;62(3):304–8. doi:10.1097/00006842-200005000-00002.

[94] Penedo FJ, Dahn JR, Molton I, Gonzalez JS, Kinsinger D, Roos BA, Carver CS, Schneiderman N, Antoni MH. Cognitive-behavioral stress management improves stress-management skills and quality of life in men recovering from treatment of prostate carcinoma. Cancer. 2004;100(1):192–200. doi:10.1002/cncr.11894.

[95] Antoni MH, Lutgendorf SK, Blomberg B, Carver CS, Lechner S, Diaz A, Stagl J, Arevalo JM, Cole SW. Cognitive-behavioral stress management reverses anxiety-related leukocyte transcriptional dynamics. Biol Psychiatry. 2012;71(4):366–72. doi:10.1016/j.biopsych.2011.10.007.

第20章

疱疹和应激

Bárbara Roque Ferreira and José Carlos Cardoso

人类疱疹病毒和心身性皮肤病

医学之父希波克拉底是第一个提出心身关系的人[1]。在胚胎期，大脑和皮肤都共同起源于外胚层，自然可以预期到两者间具有的相同的生化基础。1998 年，O' Sullivan 等提出了神经 – 免疫 – 皮肤 – 内分泌模型，进一步准确地阐述了心理和躯体的关系，也就是皮肤、中枢神经系统（CNS）、内分泌系统和免疫系统之间存在联系。该模型旨在解释包括心理压力在内的应激因素触发或加重皮肤疾病的原因[2]。皮肤介于身体内环境与外部环境之间，因此，从物理因素到社会心理应激，一直与某些皮肤病的发生发展过程密切相关。此外，皮肤病对患者健康相关的生活质量影响较大，心理疾病的发病率很高。

人类疱疹病毒（human herpes virus, HHV）是双链 DNA 病毒，包括 8 个不同亚型：单纯疱疹病毒 1 型和 2 型（HSV-1，HSV-2）、水痘 – 带状疱疹病毒（VZV）、EB 病毒（EBV）、巨细胞病毒（CMV）、人类疱疹病毒 6 型（HHV-6）、人类疱疹病毒 7 型（HHV-7）和人类疱疹病毒 8 型（HHV-8）。病毒需依赖宿主细胞复制自身的遗传物质，其发病机制和临床表现与宿主的生物 – 社会 – 心理维度密切相关[3]。疱疹病毒的发病包括原发感染、潜伏期和复发。原发感染后，所有 HHV 可在宿主中长期潜伏，其复发与宿主的免疫反应有关[4]。近年来，多项研究均已提出心理应激参与不同 HHV 导致的皮肤损伤的发展[5]，这些心理神经免疫学证据使心理应激成为心身性皮肤病学中的又一个新兴的研究领域。此外，也如我们在其他皮肤病患者中发现的一样，HHV 的皮肤损害令患者感到羞愧和病耻感，会影响人际关系。因此，对于这些患者，除了药物治疗外，还应该进行心理评估和干预，对可能因皮肤病而加重或导致的心理健康问题予以治疗。本文旨在对这一问题进行认真地分析。

人类疱疹病毒：分类和临床特征

HHV 包括 8 种双链 DNA 病毒，引起 HHV 感染的发病机制遵循原发感染、潜伏期和复发的顺序。

疱疹病毒家族分为三个亚科，分别为 α、β 和 γ 疱疹病毒[6]。单纯疱疹病毒 1 型（HSV-1 或 HHV-1）和 2 型（HSV-2 或 HHV-2）以及水痘 – 带状疱疹病毒（VZV 或 HHV-3）属于 α 疱疹病毒亚科；巨细胞病毒（CMV 或 HHV-5）、人类疱疹病毒 6 型（HHV-6）和人类疱疹病毒 7 型（HHV-7）为 β 疱疹病毒亚科；EB 病毒（EBV 或 HHV-4）和人类疱疹病毒 8 型（HHV-8）为 γ 疱疹病毒亚科。另外，涉及 HHV 分类的依据是在病毒裂解或潜伏感染阶段主要感染细胞的类型[4]。

在裂解感染期，HHV-1、HHV-2、HHV-3 和 HHV-4 主要感染上皮细胞，HHV-4 感染 B 细胞；HHV-5 可感染淋巴细胞、巨噬细胞和内皮细胞；HHV-8 感染淋巴细胞；HHV-6 和 HHV-7 感染 T 细胞。在潜伏感染阶段，HHV-1、HHV-2 和 HHV-3 主要潜伏于神经元中；HHV-4 潜伏于 B 细胞中；HHV-7 潜伏在 T 细胞中；HHV-5 潜伏在淋巴细胞和巨噬细胞中；HHV-6 可潜伏在淋巴细胞和单核细胞中；HHV-8 则在淋巴细胞和内皮细胞中潜伏[4]。一般来说，α 疱疹病毒亚科潜伏在神经元中，β 疱疹病毒亚科潜伏在单核细胞系中，γ 疱疹病毒亚科潜伏于淋巴细胞中[6]。

HHV-1（HSV-1）和 HHV-2（HSV-2）

HSV-1 和 HSV-2 分布于全球范围内。口唇单纯疱疹主要由 HSV-1 引起，而生殖器疱疹通常由 HSV-2 引起，但也有相反的情况，而且近几十年还有增加的趋势[7]。现在发达国家半数的生殖器疱疹新发病例是由 HSV-1 引起的[8]。但是，迄今为止，HSV-2 仍被认为是全球生殖器溃疡的第一病因[9]。

HSV 的传播可发生在感染者的症状期或无症状期的病毒排出阶段。首次感染既可以是原发性的，也可以是非原发性的，临床上可以出现症状也可以无临床症状。当患者第一次接触 HSV 时，它是原发性初次感染；如患者既往经历过 HSV 感染，当第一次接触另一种亚型的 HSV 感染时，则为非原发性初次感染 [4]。感染后，病毒潜伏（非感染状态）在感觉神经节中（口唇单纯疱疹潜伏于三叉神经节，生殖器疱疹潜伏于骶神经节）。当患者受到躯体应激（如发热或创伤）或心理应激等因素的作用后，可以被再度激活 [4,7]，出现无症状病毒排出或相应的临床表现。机体产生的 HSV 特异性的记忆性 CD8+T 细胞，对控制感染和预防症状复发至关重要 [4]。

如前所述，HSV-1 一般通过直接接触唾液或其他感染者的分泌物传播，而 HSV-2 通过性接触传播 [3]。无症状感染非常常见，临床特征各不相同。患者发生原发感染时，通常在暴露后 3~7 天出现早期症状。在发生皮肤黏膜损害之前，一般会出现发热和全身不适等前驱症状，有时还会出现局部感觉异常。随后出现初发皮损，特征是红斑基础上出现簇集性小水疱。水疱可呈脐凹型改变并发展为脓疱、糜烂和（或）溃疡 [4]，通常在 2~3 周内痊愈 [3]。当出现 HSV 重新激活时，临床表现与原发感染相似，但症状相对较轻，持续时间更短 [4]。

口腔的 HSV 感染，儿童可表现为疱疹性龈口炎，年轻人则表现为咽炎。但病毒被再此激活时，皮损通常出现在唇红边缘，但也可出现在面颊、鼻黏膜或硬腭等处。原发性的生殖器 HSV 可引起疼痛性的龟头炎、外阴炎或阴道炎，复发的临床症状多不明显。除了以上所述外，HSV 感染还可有其他皮肤和皮肤外的表现，如疱疹性湿疹、疱疹性瘭疽、外伤性疱疹、眼部和新生儿 HSV 感染及脑炎 [3]。

HSV 感染的诊断通常依据临床表现。其他方法包括 Tzanck 刮片（简便易行，几分钟即可得到结果）、PCR、直接荧光抗体（direct fluorescent antibody, DFA）、病毒培养及皮肤活检组织 HE 染色。蛋白印迹法适用于流行病学研究和了解血清状态 [4]。

HHV-3（水痘 - 带状疱疹病毒）

HHV-3 或 VZV 是引起水痘和带状疱疹的人类疱疹病毒。VZV 广泛分布于全球，98% 的人口血清反应可能为阳性。水痘的发病高峰年龄在 10~14 岁，而带状疱疹的发病率及严重程度在整个成年期随年龄呈增加趋势，提示 VZV 潜伏感染的重新激活。据估计，约 20% 的健康成年人和 50% 的免疫缺陷患者会出现带状疱疹 [4]。发病的危险因素仍在研究中，其中包括心理和躯体应激（如创伤、发热或放疗）、免疫抑制、细胞免疫功能障碍以及带状疱疹的家族史 [3-4]。

水痘主要通过呼吸道（空气飞沫）传播，但接触疱液也可被感染。潜伏期长达 15 天，感染者从皮疹出现的前 2 天到所有水疱消失期间都具有传染性 [3]。VZV 可以在肝脏、脾脏中复制，也可以侵入表皮，平时则在背根神经节细胞中长期潜伏。当发生（带状疱疹）

再次激活时，病毒在受累的背根神经节中复制，引起神经炎症和神经痛[4]。

潜伏期过后，原发感染（水痘）在临床上可出现发热和肌痛等前驱症状，前驱症状在成人中比儿童中常见。之后，从头皮和面部开始出现红色的瘙痒性斑疹和丘疹，并发展到躯干和四肢（下肢较少出现皮疹）。数小时后皮疹变为周围绕以红晕的水疱[3]，1~2 周后皮损演变为脓疱、结痂，口腔黏膜也可受累。总之，上述在不同阶段出现的皮疹是水痘的特征。该病有自限性，通常为良性，但也会出现并发症。青少年和成人罹患水痘的症状往往比儿童严重，并发症的风险也更高，主要是肺炎。免疫功能正常的患者，最常见的并发症是皮肤继发细菌感染，偶尔也会出现其他并发症，如血小板减少、肝炎、肾小球肾炎、心肌炎或血管炎及罕见中枢神经系统并发症，如 Reye 综合征和脑炎则相对罕见。对于免疫功能受损者，常出现中枢神经系统的并发症和其他器官受累。此外，免疫功能受损者的皮损特征也不典型[4]。

在临床上，带状疱疹开始时有前驱症状，即受累皮节区域皮肤出现剧痛或感觉异常。随后，沿着皮节区域的皮肤出现红斑的基础上的疼痛性的簇集性水疱，多见于躯干。有些患者也可不出现皮肤损害。对于免疫功能正常的年轻患者，该病通常是良性的过程；老年人和免疫缺陷者，带状疱疹表现严重。后遗神经痛（皮损消退后持续存在感觉障碍）是带状疱疹最常见的并发症，其患病率与年龄直接相关，影响 50% 的 60 岁以上的老年患者[10]。免疫功能正常者的并发症包括肺炎、眼部带状疱疹或 Ramsay-Hunt 综合征；免疫抑制者常出现不典型的临床特征、播散性皮损和更严重的内脏损害。

一般根据典型的临床特征即可诊断水痘和带状疱疹。此外，与 HSV 感染相似，Tzanck 涂片、DFA 或 PCR 也有助于诊断。DFA 和 PCR 还可区分 HSV 和 VZV，血清学仅在回顾性研究时具有价值[4]。

HHV-4（EB 病毒）

EB 病毒是传染性单核细胞增多症的病原体，也是第一个从肿瘤疾病中分离出来的人类病毒[11]。EB 病毒的重新激活与种痘样水疱病、淋巴细胞增生性疾病和鼻咽癌等疾病有关。由 EB 病毒引起的传染性单核细胞增多症，潜伏期为 30~50 天，通常见于15~25 岁人群。发病率峰值在 1~6 岁和 14~20 岁。主要通过有传染性的唾液传播，因此原发感染部位在口咽部上皮。原发感染消退后，可在 B 细胞中维持潜伏感染。传染性单核细胞增多症在发病前患者会有疲劳和头痛等前驱症状。之后，多数患者出现咽炎、发热和颈淋巴结肿大，有的会出现渗出性扁桃体炎症状。半数患者有脾肿大，最终肝肿大。皮疹在发病后 5 天出现，是一种非特异性皮疹，始发于躯干和四肢近端，渐及面部和前臂。极少患者出现生殖器溃疡、丘疹性肢端皮炎（gianotti-crosti syndrome）和其他皮肤病。严重的并发症如脾破裂、气道狭窄和中枢神经系统并发症（如脑炎）较少出现，更常见的是肝炎或血小板减少症。一些患者在使用青霉素或头孢菌素后，全身可出现广泛性皮疹。传染性单核细胞增多症患者还会出现肝酶水平中度升高、血小板减少和伴异性型淋巴细胞的淋巴细胞增多症。依据高滴度的异嗜性抗体（>1：40）可作出诊断，但大多数幼儿不出现高滴度抗体，因此需要有特异性的血清学试验。不同的抗体有助于区分原发感染、潜伏性感染和复发。依据 EB 病毒编码小 RNA（EBER）的 PCR 和原位杂交也可进行诊断。原发性 EB 病毒感染没有特异性的组织病理学改变[4]。

HHV-5（巨细胞病毒）

在全球范围内，60%~95% 的成年人都感染过巨细胞病毒，多发生于儿童期和育龄期。在成年人群体中，除输血、哺乳、器官移植和造血干细胞移植外，性接触是更重要的传播途径。CMV 也可经胎盘传播，特别是孕妇的原发感染可导致严重的临床问题，胎儿可出现先天性耳聋和精神发育迟滞[12]。CMV 的潜伏期为 4~8 周。免疫功能正常者，原发感染通常没有症状，有时也可出现单核细胞增多症样综合征，类似于 EB 病毒感染，会有肝脾肿大，但是没有渗出性扁桃体炎症状。儿童感染一般都有临床症状，病程通常有自限性，也会出现中枢神经系统后遗症和心肌炎等并发症。免疫功能不全者，可出现单核细胞增多综合征，但不典型的皮肤表现更为常见。AIDS 患者还可以出现脉络膜视网膜炎和其他系统性并发症。接受器官移植的患者会有严重的全身性并发症。原发感染以后，病毒保持潜伏状态。当宿主免疫功能正常时很少出现复发，复发的临床症状也类似于原发感染。病毒培养、血清学或 PCR 等实验室检查有助于诊断巨细胞病毒感染。在组织学上，由内皮细胞感染形成的"鹰眼征"（"owl's eye"）被认为是 CMV 感染的特征[4]。

HHV-6

HHV-6 感染通常发生在 2 岁前，主要通过唾液传播，但也有器官移植等其他方式传播的报道。感染后，HHV-6 在 CD4$^+$T 细胞内保持潜伏状态。临床表现包括幼儿急疹（也称"婴儿玫瑰疹"或"第六病"，好发于春季）、发热综合征和单核细胞增多症样综合征。"第六病"的特点：潜伏期为 1~2 周，随后高热，持续 4 天左右发热消退，皮疹出现。皮疹为红色斑疹和丘疹，位于躯干和四肢近端，持续 1~2 天消退。软腭常有

"永山斑"（Nagayama's spots）。后期可出现眶周水肿，有时"第六病"还会并发癫痫发作。对于免疫缺陷的患者，再激活则更为常见，引起发热、皮疹可以累及多个器官（肝炎、肺炎、脑炎等）。HHV-6 可能也与玫瑰糠疹发病有关。HHV-6 感染的诊断一般依据临床表现，血清学、PCR 和病毒培养对诊断也有帮助，但组织病理没有特异性 [4]。

HHV-7

与 HHV-6 相似，HHV-7 感染的高峰在 2 岁以前，主要通过被感染的唾液传播。有关该病毒感染的发病机制知之不多。除了有些幼儿急疹与 HHV-7 感染有关外，大多原发感染为亚临床感染。有学说认为玫瑰糠疹可能与 HHV-7 再激活有关。实验室诊断包括血清学、PCR、病毒培养和免疫组化 [4]。

HHV-8

HHV-8 是卡波西肉瘤的病原体，目前尚未完全阐明其致病机制和传播途径，性传播和非性传播（通过唾液）方式都有报道。HHV-8 除了地方性流行（如非洲国家）外，有研究显示 HHV-8 抗体在男男性行为人群中比较普遍。HHV-8 的存在并非发生卡波西肉瘤的必要条件，其他合并因素可能作用更大，如免疫抑制 [13]。免疫功能不全的宿主，尤其是合并感染 HIV-1 者，病毒更容易复制（和重新激活）。原发感染无特异性表现，如儿童可能有麻疹样皮疹，成人可能出现腹泻或淋巴结肿大。HIV 感染和其他免疫功能低下者还可出现更严重的疾病，如全血细胞减少症。再激活可有多种不同的表现，如卡波西肉瘤、多中心 Castleman 病或原发性渗出性淋巴瘤，机制尚不完全清楚。根据患者所在的地区、年龄，以及是否存在 HIV 感染或器官移植等因素，卡波西肉瘤分为四个亚型，临床特征各不相同，可以通过皮肤组织病理和免疫组化确诊 [4]。

疱疹与心理应激

上文已提到，HHV 感染的皮肤损害既可对患者产生心理影响和导致心理健康问题，心理应激也会引起或加剧 HHV 感染的皮肤病。和其他心身性皮肤病一样，疱疹和应激之间的联系需在生物学和临床层面两个角度进行分析：由皮肤病引起的心理健康问题和由心理健康问题（心理应激）引发的皮肤损害。

皮肤病引起的心理健康问题

与其他皮肤病一样，有些 HHV 感染后引起皮肤表现的患者报告，因皮肤病导致他们出现了心理健康问题。在此方面，病耻感所起的作用非常重要。例如 Hamil 和 Goldmeier 指出：生殖器疱疹，一个最常见的性传播感染，常伴有病耻感及继发的性心理障碍、低自尊和抑郁症状[14-15]。女性患者的心理健康问题似乎比男性更严重[15]。因此，一些学者认为，社会支持和认知应对策略可能在预防这些患者的心理健康问题中发挥关键作用[15-16]。

其他的疱疹疾病可能导致患者出现社会心理问题，尤其是在可见区域的疾病，引起病耻感，而像发生于颜面部位的疱疹，更可能损坏容貌。先前的研究也表明，带状疱疹和带状疱疹后神经痛与焦虑、抑郁和失眠正相关。Chen 等的一项研究，在对人口学数据和共病进行调整后发现，带状疱疹是抑郁（包括重性抑郁）的独立危险因素[17]。另外，带状疱疹后神经痛使患者的生活质量受到了很大的影响，导致他们不能正常工作，家庭也不稳定，反过来又会加重焦虑和抑郁的症状。据报道，50% 的带状疱疹后神经痛患者有自杀意念。因此谨记，严重的心理健康问题会影响到这些患者，给予他们评估和治疗非常重要[18]。

心理应激和心理健康问题引发 / 恶化皮肤疾病

过去的几十年，科学家们已经证实应激是调节中枢神经系统、内分泌系统和免疫系统的一个重要因素，在许多疾病的发病机制中意义重大。来自心理或躯体上的应激源都可以影响中枢神经系统，引起情绪和分子水平的变化。中枢神经系统、内分泌系统和免疫系统之间通过神经递质、激素和细胞因子进行交流。应激源可以导致这些分子的浓度和效力发生变化，进而影响所有的系统。例如，应激可以增加促肾上腺皮质激素释放因子和促肾上腺皮质激素的水平，ACTH 刺激下丘脑 – 垂体 – 肾上腺轴抑制 T 细胞，然后，免疫系统发生变化，机体更容易遭受感染[19]。

决定不同 HHV 感染严重程度的因素尚未完全明确。例如，对带状疱疹的危险因素已有多项研究，但彼此的结果并不一致。尽管如此，不同的研究基本公认社会心理因素和心理应激是带状疱疹和带状疱疹后神经痛的危险因素[5,20-22]。带状疱疹后神经痛的发病机制复杂，涉及中枢神经系统和周围神经系统，可以通过"易感性 – 体质 – 压力模型"来理解。在这个模型中，易感性包括社会心理因素（如精神病理）和神经生物学因素（如年龄）；体质包括急性感染期未得到抗病毒治疗或急性感染及神经元损害的严重程度等；压力包括心理和社会两个维度，心理压力和缺乏社会支持可增加带状疱疹后神经痛的风险并加剧疼痛。大脑边缘系统中的压力信息和皮质对疼痛的认知，使患者难以应对疼痛[18]。

有证据表明，细胞免疫在控制、限定带状疱疹的临床症状中起关键作用。此外观察到，重性抑郁者水痘-带状疱疹病毒的特异性细胞免疫能力显著下降，其水平相当于 60 岁以上的正常人群，通常后者的带状疱疹发病率较高[23]。同样，社会心理应激后疱疹病毒抗体滴度升高，提示机体对 HSV、EBV 和 CMV 等潜伏的疱疹病毒的免疫监视能力在应激后下降[23-24]。

较高等级的临床证据显示：社会心理应激与 HSV（口、生殖器）的临床复发有关[25-26]。至于心理应激与 HSV-2 感染的关系，一项前瞻性纵向研究发现，心理应激与 HSV-2 损害的发生存在时间上的相关性（发病前 5 天和发病后 3 天的高水平焦虑、抑郁）[27]。在生化层面，Elftman 等的研究表明，在 HSV 感染开始时经历的心理应激会削弱 HSV 感染小鼠树突状细胞诱导 $CD8^+T$ 细胞增殖的能力。随后，依赖于树突状细胞信号的 HSV 特异性 $CD8^+T$ 细胞功能受到干扰，从而导致疾病明显进展：发病时间更早，皮损消退延迟[28]。其他研究也显示，由于心理应激导致的 $CD8^+T$ 细胞水平降低，从而失去对潜伏单纯疱疹病毒的控制能力[29]。由于黏膜组织是临床上 HSV 感染的主要部位，其他作者研究了其在心理应激下的反应。结果发现，心理应激可抑制先天性及获得性免疫反应，从而导致黏膜（鼻腔和阴道）抵抗 HSV 感染的能力下降[30-31]。

此外，慢性应激会改变下丘脑-垂体-肾上腺（HPA）轴、交感-肾上腺髓质（sympathetic-adrenal-medullary, SAM）系统和免疫介导的通路，损害宿主的细胞免疫反应，触发 HSV 重新活化。确切地说，应激诱导的细胞信号分子，如儿茶酚胺、环磷酸腺苷（cAMP）、促炎因子（如 IL-6）、糖皮质激素和前列腺素等在 HSV 的重新激活过程中可能起着至关重要的作用。心理应激后由内分泌系统释放儿茶酚胺，可以与病毒所潜伏的神经元细胞膜上的肾上腺素能受体结合。之后，刺激 cAMP 的产生，引发级联反应，导致潜伏期相关转录体（latency-associated transcript, LAT）——HSV 潜伏期唯一转录的基因开始转录，HSV 被再次激活。心理应激后糖皮质激素水平升高，抑制免疫功能并激活 cAMP 肾上腺素能受体[19]。

同样，EB 病毒的再激活也与心理应激和高水平的应激激素（尿肾上腺素和去甲肾上腺素）有关[32]。和其他 HHV 感染类似，心理应激可以影响对潜伏的 EB 病毒的细胞免疫反应[33]。有趣的是，最近发现，高依恋焦虑水平者 EBV 的 IgG 抗体滴度升高，提示这些患者应对潜伏 EBV 的细胞免疫功能紊乱[34]。

最近的一项研究中也发现，高滴度的 CMV-IgG 抗体与焦虑或抑郁症状加重有关，从而提示与心理应激之间的因果关系 [35-36]。

最后，在心理应激下与循环皮质醇水平相关的免疫系统紊乱也可导致潜伏 HHV-6 的重新激活，并伴随抗体效价的升高 [37]。

医学治疗

表 20-1 列出了一些最具共识的治疗药物，该表还列出了一些正在讨论和研究的主题。

表 20-1　HHV 感染的治疗方案

病　毒	治 疗 方 案	
单纯疱疹病毒	局部治疗：阿昔洛韦乳膏（5%）外用，每天 5 次（每次间隔 3~4 小时），连续 4 天 [7]	
	系统治疗 [3-4]：	原发性口唇疱疹和生殖器疱疹：伐昔洛韦 1g，口服，bid 连续 10 天
		复发性口唇疱疹：伐昔洛韦 2g，口服，bid 连续 1 天 [7]
		复发生殖器疱疹：伐昔洛韦 1g，口服，qd5 天或 500mg，口服 bid 连续 3 天
		免疫缺陷患者：伐昔洛韦 1g，口服 bid，直至所有病灶消退
		疱疹样湿疹：伐昔洛韦 1g，口服，bid
		严重病例使用阿昔洛韦：12 岁以上者静脉给药 5mg/kg；不足 12 岁者 10mg/kg，每 8 小时静脉给药；至少 10 天，直至所有病灶消退
		新生儿：阿昔洛韦 20mg/kg，每 8 小时静脉给药，连续 14~21 天
		耐药 HSV 及免疫缺陷患者：膦甲酸 40mg/kg，每 8~12 小时静脉给药，连续 2~3 周，直到所有皮损消退
	没有预防或根治的疫苗或药物 [9]	
水痘 - 带状疱疹病毒	治疗 VZV 的金标准是阿昔洛韦和伐昔洛韦 [38]。治疗方案有 [3-4]：	免疫功能正常的水痘：伐昔洛韦 20mg/kg（最大剂量 1g），口服，q8h，5 天
		免疫功能正常的带状疱疹：伐昔洛韦 1g，口服，q8h，连续 7d
		免疫缺陷的（水痘和带状疱疹）严重病例：阿昔洛韦 10mg/kg，每 8 小时静脉给药，连续 7~10 天，直到皮损消退
		轻型病例：伐昔洛韦 1g，口服 q8h 连续 7~10 天
		耐药病例：膦甲酸 40mg/kg，每 8 小时静脉给药，直到完全消退
	水痘疫苗有效，世界各地有不同的推荐 [39]。带状疱疹疫苗也被认为安全、有效，可以减轻老年人的疾病负担和严重程度，对于 >60 岁免疫功能正常的人群，具有成本效益优势 [10]	
	带状疱疹后神经痛，提倡多学科治疗：预防包括注射疫苗，皮疹出现 72 小时内的抗病毒治疗和控制疼痛。此外，抗惊厥药、抗抑郁药、局部利多卡因、辣椒素、阿片类药物均可联合使用 [40]	

续表

病　毒	治 疗 方 案
EB 病毒	医疗支持
	皮质类固醇激素用于严重血小板减少症等相关的复杂病例 [4]
	对于淋巴细胞增生性疾病患者，预防性使用抗病毒药物可预防 EB 病毒的再激活，可减少器官移植后 EB 病毒引起淋巴细胞增生性疾病的发生。针对 EB 病毒的细胞治疗尚在研究中 [11]
CMV	免疫功能正常人群 CMV 诱发的单核细胞增多症患者需提供医疗支持
	CMV - 血清阴性者的供体提供给血清阴性接受者
	免疫缺陷患者 CMV 感染的治疗和预防，一线选择：更昔洛韦静脉注射和伐昔洛韦口服，14~28 天 [41]。耐药病例：膦甲酸、西多福韦、西罗莫司，抗 CMV 免疫球蛋白 [41-43]
	尚无 CMV 疫苗
	获得性免疫，特别是 T 细胞和自然杀伤细胞（NK）的细胞免疫疗法还在研究中
HHV-6	医疗支持
	一些研究提出用膦甲酸和更昔洛韦治疗免疫缺陷患者的并发症，但使用剂量未有共识 [45]
	自体 T 细胞免疫疗法预防移植后病毒再活化的研究正在进行中
HHV-7	医疗支持
	没有达成共识的治疗策略
HHV-8	供选择的治疗方法：冷冻、放疗，外用阿利维 A 酸（alitretinoin），皮损内注射 IFN-α，长春碱皮内注射和全身使用。艾滋病患者行 ART 必要时使用蒽环霉素脂质体等 [46]

心理干预

一些研究报道，心理干预可调控与皮肤病（包括 HHV 引起的皮肤病）有关的心理指标，引起相应的免疫改变，从而达到治疗效果。细胞免疫在 HHV 感染中起着关键作用，对抑郁症状严重程度的评估和针对抑郁的治疗，可以促进 NK 细胞的活性及淋巴细胞的增殖向正常化转变，免疫功能因此得到改善 [23]。

尽管对 HHV 引起的皮肤疾病的心理干预研究仍然很少，但已有文献证据证明认知行为疗法（CBT）和催眠治疗对 HHV 引起的皮肤病患者有益，且两种治疗均被推荐可有效治疗一些皮肤疾病 [47]。

CBT 是以问题为焦点的心理治疗，关注想法、情绪、躯体症状和行为之间的联系。皮肤病可能造成损容，导致患者出现病耻感，因此产生消极的观念和处于抑郁、焦虑的状态，进而出现无助的感觉和行为。此外，多种 CBT 的派生类型已被成功应用。为此，最初的心理评估极为重要，对于低、中水平困扰 / 抑郁的人，即使给予简单的

CBT，在临床上也已证明是有益的[48]。应用 CBT 疗法，可中断心身性皮肤病患者常见的恶性循环：对疾病的消极想法引发负面的情绪，导致躯体在生物学功能上的变化（如睡眠改变），以及随后的无益行为。一些研究发现了临床获益背后的生物学机制的证据。Lutgendorf 等进行的一项病例对照研究表明，CBT 可改善有疱疹症状的 HIV 阳性男性患者的心境障碍和焦虑症状，并且与较低的 HSV-2 抗体滴度相关[49]。随后 Cruess 等在类似的病例对照研究中发现，接受 CBT 治疗后，HSV-2 抗体滴度下降，并与皮质醇 /硫酸脱氢表雄酮（dehydroepiandrosterone sulfate, DHEA-S）的比值降低有关，再次增强了对 O′Sullivan 等提出的"神经 – 免疫 – 皮肤 – 内分泌"模型的认识[2,50]。

另外，催眠是一种探索内在专注和集中注意力的心理干预方法。神经生理学研究表明，催眠可以调整自我意识和环境意识，涉及大脑的内部和外部网络[51]。在 Fox 等进行的一项研究中，研究人员测量了一组复发性生殖器疱疹患者在催眠治疗前后的心理和免疫方面的参数，他们发现催眠后生殖器疱疹复发的次数显著减少，$CD3^+T$ 和 $CD8^+T$ 淋巴细胞数量增加，此外，患者的自然杀伤（NK）细胞计数和 HSV 特异性淋巴因子激活的杀伤细胞（lymphokine activated killer, LAK）的活性均显著上升，且这些发现与较低的焦虑评分之间存在相关性[52]。最近，Pfitzer 等通过对复发性颜面部单纯疱疹的病例对照研究得出结论，催眠可以显著减轻疾病的严重程度，对于复发性颜面单纯疱疹的患者，仅针对躯体症状的疱疹治疗是不够的。深入分析患者的心理感觉（如个人的感官感受）和成功治疗之间存在重要关联[53]，强调了仔细探寻患者心身性皮肤病生活史的重要意义，心身性皮肤病学之父之一——Herman Musaph[54] 提出了这个贯穿于所有心理干预措施的重要观点。

总而言之，对罹患 HHV 皮肤病的患者，一个真正的生物心理社会治疗方法应该探索患者的社会心理因素和精神病理问题。如前文所述，带状疱疹后神经痛具有多维发病机制，存在疼痛感觉和情感因素。心理干预可以影响皮质醇的释放，皮质醇又影响慢性疼痛的过程。有证据支持 CBT 用于治疗包括带状疱疹后神经痛在内的慢性疼痛，可以帮助患者控制焦虑、抑郁和无助感，提供对疼痛的管理策略。患者学习如何应对压力，有助于放松和控制疼痛。通过 CBT，患者的疼痛 – 紧张 – 焦虑的循环停止，与之相关的生化指标改善[18]。

至于其他皮肤疾病，临床实践中应包括心理测试。这将有助于临床医生选择最好的心理干预（循证）来治疗与皮肤病有关的心理健康问题。皮肤科医生要采集患者社会心理方面的病史、确定焦虑或抑郁的程度以及皮肤病对患者生活质量的影响程度，并开始参与心理治疗的过程。表 20-2 提供了 HHV 相关皮肤病患者的心身性皮肤病治疗流程。一些心理干预可以在皮肤科进行（如简单的 CBT），而其他的则要转介给精神科医生或心理科医生进行诊疗[48]。

表 20-2　HHV 相关性皮肤病患者的心身性皮肤病干预路径

皮肤科医生进行初步评估
确定焦虑和抑郁的分值，多种量表可供选择，如"医院焦虑抑郁量表"[55]
如果正常，不需要心理干预（仅需药物治疗）
如有轻、中、重度焦虑或抑郁，应考虑心理干预
轻度焦虑、抑郁的患者，可以由皮肤科医生进行心身性皮肤病的干预
中度和重度焦虑、抑郁的患者，需要心身性皮肤病团队（皮肤科医生、精神病医生、心理学工作者和护士）合作

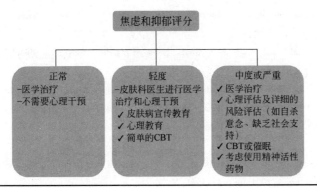

张　娟　译　董天祥　审校

原著参考文献

[1] Hunter H, Griffiths C, Kleyn C. Does psychosocial stress play a role in the exacerbation of psoriasis? Br J Dermatol. 2013;169(5):965–74.

[2] O' Sullivan R, Lipper G, Lerner E. The neuro-immuno-cutaneous-endocrine network: relationshipof mind and skin. Arch Dermatol. 1998;134(11):1431–5.

[3] Goldsmith L, Katz S, Gilchrest B, Paller A, Leffell D, Wolff K. Fitzpatrick's dermatology in general medicine. 8th ed. New York: McGraw-Hill Professional; 2012.

[4] Bolognia J, Jorizzo J, Schaffer J. Dermatology. 3rd ed. Philadelphia: Elsevier; 2012.

[5] Brănişteanu DE, Stoleriu G, Oanţă A, Dorobăţ CM, Petrariu FD, Anchidin DM, Ciubotaru FM, Brănişteanu DC. Clinical-epidemiological trends of herpes zoster: a 5-year study. Rev Med Chir Soc Med Nat Iasi. 2014;118(3):817–22.

[6] Arvin A, Campadelli-Fiume G, Mocarski E, et al., editors. Human herpesviruses: biology, therapy, and immunoprophylaxis. Cambridge: Cambridge University Press; 2007.

[7] Cunningham A, Griffiths P, Leone P, Mindel A, Patel R, Stanberry L, Whitley R. Current management and recommendations for access to antiviral therapy of herpes labialis. J Clin Virol. 2012;53(1):6–11.

[8] Gupta R, Warren T, Wald A. Genital herpes. Lancet. 2007;370(9605):2127–37.

[9] Suazo PA, Tognarelli EI, Kalergis AM, González PA. Herpes simplex virus 2 infection: molecular association with HIV and novel microbicides to prevent disease. Med Microbiol Immunol. 2015;204(2):161–76.

[10] Shapiro M, Kvern B, Watson P, Guenther L, McElhaney J, McGeer A. Update on herpes zoster vaccination: a family

practitioner's guide. Can Fam Physician. 2011;57(10):1127–31.

[11] Tse E, Kwong YL. Epstein Barr virus-associated lymphoproliferative diseases: the virus as a therapeutic target. Exp Mol Med. 2015;47:e136.

[12] Wu SJ, Villarreal DO, Shedlock DJ, Weiner DB. Synthetic DNA approach to cytomegalovirus vaccine/immune therapy. Adv Exp Med Biol. 2015;848:131–48.

[13] Rohner E, Wyss N, Trelle S, Mbulaiteye SM, Egger M, Novak U, Zwahlen M, Bohlius J. HHV-8 seroprevalence: a global view. Syst Rev. 2014;3:11.

[14] Hamill M, Goldmeier D. Patients support innovative models of care in recurrent genital herpes clinics: results from a patient satisfaction study. Int J STD AIDS. 2005;16(9):615–7.

[15] Mindel A. Psychological and psychosexual implications of herpes simplex virus infections. Scand J Infect Dis Suppl. 1996;100:27–32.

[16] Fraley S. Psychosocial outcomes in individuals living with genital herpes. J Obstet Gynecol Neonatal Nurs. 2002;31(5):508–13.

[17] Chen M, Wei H, Su T. Risk of depressive disorder among patients with herpes zoster: a nationwide population-based prospective study. Psychosom Med. 2014;76(4):285–91.

[18] Livengood JM. The role of stress in the development of herpes zoster and postherpetic neuralgia. Curr Rev Pain. 2000;4(1):7–11.

[19] Sainz B, Loutsch JM, Marquart ME, Hill JM. Stress-associated immunomodulation and herpes simplex virus infections. Med Hypotheses. 2001;56(3):348–56.

[20] Lasserre A, Blaizeau F, Gorwood P, Bloch K, Chauvin P, Liard F, Blanchon T, Hanslik T. Herpes zoster: family history and psychological stress-case-control study. J Clin Virol. 2012;55(2):153–7.

[21] Katz J, McDermott MP, Cooper EM, Walther RR, Sweeney EW, Dworkin RH. Psychosocial risk factors for postherpetic neuralgia: a prospective study of patients with herpes zoster. J Pain. 2005;6(12):782–90.

[22] Schmader K, Studenski S, MacMillan J, Grufferman S, Cohen HJ. Are stressful life events risk factors for herpes zoster? J Am Geriatr Soc. 1990;38(11):1188–94.

[23] Irwin M, Costlow C, Williams H, Artin KH, Chan CY, Stinson DL, Levin MJ, Hayward AR, Oxman MN. Cellular immunity to varicella-zoster virus in patients with major depression. J Infect Dis. 1998;178 Suppl 1:S104–8.

[24] Kiecolt-Glaser JK, Glaser R. Psychoneuroimmunology and health consequences: data and shared mechanisms. Psychosom Med. 1995;57:269–74.

[25] Chida Y, Mao X. Does psychosocial stress predict symptomatic herpes simplex virus recurrence? A meta-analytic investigation on prospective studies. Brain Behav Immun. 2009;23(7):917–25.

[26] Pereira DB, Antoni MH, Danielson A, Simon T, Efantis-Potter J, Carver CS, Durán RE, Ironson G, Klimas N, Fletcher MA, O' Sullivan MJ. Stress as a predictor of symptomatic genital herpes virus recurrence in women with human immunodeficiency virus. J Psychosom Res. 2003;54(3):237–44.

[27] Strachan E, Saracino M, Selke S, Magaret A, Buchwald D, Wald A. The effects of daily distress and personality on genital HSV shedding and lesions in a randomized, double-blind, placebo-controlled, crossover trial of acyclovir in HSV-2 seropositive women. Brain Behav Immun. 2011;25(7):1475–81.

[28] Elftman MD, Hunzeker JT, Mellinger JC, Bonneau RH, Norbury CC, Truckenmiller ME. Stress-induced glucocorticoids at the earliest stages of herpes simplex virus-1 infection suppress subsequent antiviral immunity, implicating impaired dendritic cell function. J Immunol. 2010;184(4):1867–75.

[29] Freeman ML, Sheridan BS, Bonneau RH, Hendricks RL. Psychological stress compromises CD8+ T cell control of latent herpes simplex virus type 1 infections. J Immunol. 2007;179(1):322–8.

[30] Ashcraft KA, Bonneau RH. Psychological stress exacerbates primary vaginal herpes simplex virus type 1 (HSV-1)

infection by impairing both innate and adaptive immune responses. Brain Behav Immun. 2008;22(8):1231–40.

[31] 31. Wonnacott KM, Bonneau RH. The effects of stress on memory cytotoxic T lymphocyte-mediated protection against herpes simplex virus infection at mucosal sites. Brain Behav Immun. 2002;16(2):104–17.

[32] Stowe RP, Pierson DL, Barrett AD. Elevated stress hormone levels relate to Epstein-Barr virus reactivation in astronauts. Psychosom Med. 2001;63(6):891–5.

[33] Glaser R, Pearson GR, Bonneau RH, Esterling BA, Atkinson C, Kiecolt-Glaser JK. Stress and the memory T-cell response to the Epstein-Barr virus in healthy medical students. Health Psychol. 1993;12(6):435–42.

[34] Fagundes CP, Jaremka LM, Glaser R, Alfano CM, Povoski SP, Lipari AM, Agnese DM, Yee LD, Carson 3rd WE, Farrar WB, Malarkey WB, Chen M, Kiecolt-Glaser JK. Attachment anxiety is related to Epstein-Barr virus latency. Brain Behav Immun. 2014;41:232–8.

[35] Rector JL, Dowd JB, Loerbroks A, Burns VE, Moss PA, Jarczok MN, Stalder T, Hoffman K, Fischer JE, Bosch JA. Consistent associations between measures of psychological stress and CMV antibody levels in a large occupational sample. Brain Behav Immun. 2014;38:133–41.

[36] Sarid O, Anson O, Yaari A, Margalith M. Human cytomegalovirus salivary antibodies as related to stress. Clin Lab. 2002;48(5–6):297–305.

[37] Vivoli R, Rovesti S, Borella P, Cermelli C. Relation between psychoneuroendocrine profile in stressful conditions and antibodies to herpesvirus 6 and 7. J Biol Regul Homeost Agents. 2008;22(4):239–45.

[38] Andrei G, Snoeck R. Advances in the treatment of varicella-zoster virus infections. Adv Pharmacol. 2013;67:107–68.

[39] Carrillo-Santisteve P, Lopalco PL. Varicella vaccination: a laboured take-off. Clin Microbiol Infect. 2014;20 Suppl 5:86–91.

[40] Philip A, Thakur R. Post herpetic neuralgia. J Palliat Med. 2011;14(6):765–73.

[41] Kotton CN. CMV: prevention, diagnosis and therapy. Am J Transplant. 2013;13 Suppl 3:24–40.

[42] Requião-Moura LR, deMatos AC, Pacheco-Silva A. Cytomegalovirus infection in renal transplantation: clinical aspects, management and the perspectives. Einstein (Sao Paulo). 2015;13(1):142–8.

[43] Ohlin M, Söderberg-Nauclér C. Human antibody technology and the development of antibodies against cytomegalovirus. Mol Immunol. 2015;67(2 Pt A):153–70.

[44] Boeckh M, Murphy WJ, Peggs KS. Recent advances in cytomegalovirus: an update on pharmacologic and cellular therapies. Biol Blood Marrow Transplant. 2015;21(1):24–9.

[45] Becerra A, Gibson L, Stern LJ, Calvo-Calle JM. Immune response to HHV-6 and implications for immunotherapy. Curr Opin Virol. 2014;9:154–61.

[46] Robey RC, Bower M. Facing up to the ongoing challenge of Kaposi's sarcoma. Curr Opin Infect Dis. 2015;28(1):31–40.

[47] Shenefelt PD. Biofeedback, cognitive-behavioral methods, and hypnosis in dermatology: is it all in your mind? Dermatol Ther. 2003;16(2):114–22.

[48] Williams C, Garland A. A cognitive–behavioral therapy assessment model for use in everyday clinical practice. Adv Psychiatr Treat. 2002;8(3):172–9.

[49] Lutgendorf S, Antoni M, Ironson G, et al. Cognitive-behavioral stress management decreases dysphoric mood and herpes simplex virus-type 2 antibody titers in symptomatic HIV-seropositive gay men. J Consult Clin Psychol. 1997;65(1):31–43.

[50] Cruess S, Antoni M, Cruess D, et al. Reductions in herpes simplex virus type 2 antibody titers after cognitive behavioral stress management and relationships with neuroendocrine function, relaxation skills, and social support in HIV-positive men. Psychosom Med. 2000;62(6): 828–37.

[51] Vanhaudenhuyse A, Laureys S, Faymonville M. Neurophysiology of hypnosis. Neurophysiol Clin. 2014;44(4):343–53.

[52] Fox P, Henderson D, Barton S, et al. Immunological markers of frequently recurrent genital herpes simplex virus and their response to hypnotherapy: a pilot study. Int J STD AIDS. 1999;10(11):730–4.

[53] Pfitzer B, Clark K, Revenstorf D. Medical hypnosis in cases of herpes labialis improves resistance for recurrence. A pilot study. Hautarzt. 2005;56(6):562–8.

[54] Musaph H. Itching and scratching. Philadelphia: F.A. Davis Company; 1964.

[55] Zigmond AP, Snaith RP. The hospital anxiety and depression scale. Acta Psychiatr Scand. 1983;67:361–70.

第 21 章

银 屑 病

Katlein França and Mohammad Jafferany

引言

银屑病是一种慢性炎症性多器官疾病，影响 1%~3% 的普通人群[1]。该病属于 T 细胞介导的自身免疫性炎症性皮肤病，以角化过度、角化异常、表皮增生和血管生成、皮肤炎症为特征[2]。5%~40% 的银屑病患者患有关节炎。银屑病的传统治疗包括局部外用药，如维生素 D、卡泊三醇、糖皮质激素、地蒽酚、维 A 酸类药物，系统治疗包括甲氨蝶呤、维 A 酸类药物、环孢素及 UV-B 光疗、补骨脂加紫外线治疗、准分子激光。这些疗法疗效有限，不一定能完全清除皮损[2]。最新的治疗包括生物制剂、酶抑制剂和小分子抑制剂[3]。因为价格昂贵及部分较新治疗方法的不可获得性，发展中国家更倾向于传统的治疗方法。银屑病具有不同的特点、临床表现和病理特征，但对于本病的临床谱既无明确的诊断标准，也没有统一的分类[4]。本病最常见的临床表现为慢性、对称性的红斑，鳞屑性丘疹和斑块。在肤色较深的人身上，红斑可能更难被发现。皮损颜色可能呈深棕色或紫色，而不是在浅肤色患者中所观察到的红色[5]（图 21-1 和图 21-2）。

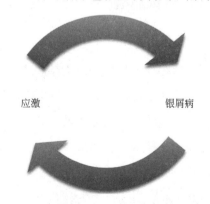

应激　　　　　　　　银屑病

图 21-1　恶性循环：应激导致银屑病的发作和恶化，银屑病引起心理压力

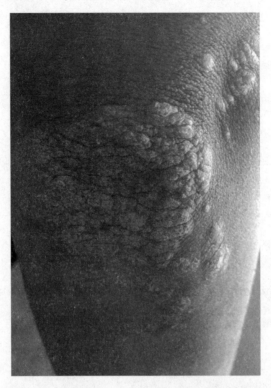

图 21-2　银屑病患者肘部的红色、暗红色鳞屑性斑块

　　银屑病患者可能会表现不同的症状，包括瘙痒、刺激、灼烧和刺痛、皮肤敏感、疼痛和出血[6]。银屑病是一种涉及遗传和环境影响的多因素疾病，其病因尚不完全清楚。应激被认为是导致银屑病发病和恶化的重要因素[7]。而心理应激也可能是银屑病的后果。本病对女性、年轻人和少数族裔的社会心理影响最大[8-9]（图 21-1）。

应激与银屑病

　　文献报道，应激是包括痤疮、荨麻疹、特应性皮炎等在内的多种皮肤病的诱因[10-12]。患有这些疾病的患者通常报告说，压力性事件和皮肤病病情的加重之间紧密相关。像许多其他皮肤病一样，银屑病的病情也会随着应激而恶化[7]。

　　北欧的一项大样本的研究调查了银屑病患者感知到的应激对发病和疾病严重程度的影响，在银屑病相关性压力、疾病严重程度、银屑病家族史和社会人口学因素方面比较对应激反应状况的差异。71% 来自北欧银屑病协会（5795 例）的患者，以及 66% 招募于北欧皮肤科诊所或大学医院的患者（702 例）报告其银屑病因应激而加重，两组患者中均有 35% 的患者报告其银屑病发生于压力较大的人生阶段。压力程度越高的患者疾病的严重程度越高，银屑病相关性压力越大，疾病相关的生活质量越差。有趣的是，这些患者还报告说他们更频繁地使用抗抑郁药、镇静剂和烟草。他们更有可能有银屑病家族史[13]。Verhoeven 等和 Evers 等进行的两项前瞻性研究表明，更高程度的压力经历参与调节患者的病程。日常的应激源与银屑病面积和严重指数（psoriasis area and severity index, PASI）得分增加及更严重的瘙痒主诉相关[14-15]。Malhotra 等[16] 对 50 例寻常型银屑病患者和 50 例慢性荨麻疹患者发病前 1 年内的应激性生活事件与皮损的加重状况进行了分析，记录受试者临床状况后采用 Gurmeet Singh 的推定压力生活事件量表评估。研究人员发现，26% 的寻常型银屑病患者和 16% 的慢性荨麻疹患者在皮肤病发病或加重前 1 年内经历压力性生活事件。银屑病患者最常见的生活应激事件是经济损失或相关问题（8%），其次是近亲离世（4%）、性问题（4%）、家庭冲突（2%）、重大个人疾病或伤害（2%）、转移或改变工作条件（2%）、考试失利（2%）、家庭成员失业（2%）、家人生病（2%）、结婚或订婚（2%）和其他（2%）。应激事件的经历是主观的，具有个体差异。像结婚或订婚这样的事情对一些人来说是积极的，但对另一些人来说却会造成很大的压力。

免疫调节在银屑病的发病过程中起着重要的作用。早期研究集中在银屑病作为 T 淋巴细胞介导的自身免疫性疾病及其产生的细胞因子，如辅助性 T 细胞 1（Th1）、IFN-γ 和 TNF-α[17]。最近的研究集中在银屑病发生的中心环节 Th17 细胞因子网络，包括白细胞介素 -17（interleukin, IL-17）和 IL-23[18]。Maese 解释说，在具有遗传素质的个体，包括生物力学压力或免疫失调在内的内部或外部因素可增加 IL-23 的表达，刺激 Th17 的分化和激活，诱导生成 IL-22，从而调节角质形成细胞的增殖和分化。激活的 Th17 细胞导致 IL-17 水平升高，可吸引中性粒细胞到达组织部位[17,19-20]。下丘脑 – 垂体 – 肾上腺轴（hypothalamic-pituitary-adrenal axis, HPAA）是应激和银屑病之间的潜在调节器，在这些患者中可能存在功能失调[21]。Loite 等进行了基因表达分析的研究，发现与正常皮肤样本相比，银屑病皮损和非皮损样本中 HPAA 介质的表达增加[21-22]。Richards 等对 40 名患者进行了一项研究，发现对应激敏感的患者对急性社会应激的 HPAA 反应发生了改变[23]。Karanikas 等研究促肾上腺皮质激素释放激素刺激下丘脑 – 垂体 – 肾上腺轴后 40 例银屑病患者的神经内分泌状况的变化，并与 40 例患者进行比较，与以前的研究结论相反，该研究未发现 HPAA 反映特殊的神经内分泌特征[24]。尚需更多的研究来阐明 HPPA 在应激与银屑病之间的确切作用。

氧化应激

近年来，有研究认为银屑病的发病机制与抗氧化系统功能受损和活性氧生成增加有关。Kadam 等对 90 例银屑病患者进行了研究，并与 30 例健康对照组进行了比较。

研究人员调查了血清丙二醛（脂质过氧化物）、一氧化氮终产物水平以及红细胞－超氧化物歧化酶、过氧化氢酶等抗氧化酶的活性和总抗氧化状态。他们发现银屑病患者血清丙二醛、一氧化氮终产物升高，红细胞－超氧化物歧化酶活性、过氧化氢酶活性和总抗氧化状态降低。本研究表明银屑病可能与活性氧产生的增加和抗氧化能力的降低有关[25]。

　　Attwa 等研究了吸烟引起的氧化应激与银屑病临床严重程度的关系[26]。结果发现，吸烟引起的活性氧产物增加和抗氧化机制能力不足而导致的氧化损伤可能参与了银屑病的发病。多项研究利用尿中 biopyrrin 的水平作为银屑病患者氧化应激的标志。2016 年发表的一项研究包括 85 名受试者，其中 55 名患者为慢性斑块型银屑病，30 例正常对照组的年龄、性别和体重指数与病例组匹配，采用酶免疫分析法测定尿中 biopyrrin 的水平。研究发现，银屑病患者体内的尿 biopyrrin 水平升高，并与疾病的严重程度相关。这一发现还需要进一步的研究来证实，同时也需要探索抗氧化剂对银屑病患者的临床作用[27]。

银屑病引起的心理应激

　　由于与应激相关并且对患者生活造成强烈的社会心理影响，因此银屑病可能是研究最广泛的心身性皮肤病。银屑病与精神疾病的相关性高于其他皮肤病。尽管银屑病患者精神疾病发病率明显较高，但是大多数银屑病治疗指南中并不包括焦虑、抑郁和其他社会心理学指标的筛查。许多工具可用于评估银屑病患者的精神共病。Skindex-29（尤其是它的情绪和功能量表）、一般健康问卷和皮肤病健康相关的生活质量（health related quality of life, HRQoL）是最常用的工具，用于评估银屑病和许多其他心身性皮肤病的社会心理损害。

　　来自社会的污名化及家人和朋友的排斥在银屑病患者中非常常见，对患者的自信心、自我形象及幸福感都有显著的影响。Sampogna 等[28]对 936 例银屑病患者进行了一项研究，以评估银屑病患者的社会心理功能。作者总结说，银屑病最常见的社会心理问题是病耻感、愤怒、担心及日常活动和社会生活中的困难。银屑病患者经常出现抑郁状况，据估计比例高达 30%[29]。各种研究表明，银屑病患者有明显的抑郁、焦虑和自杀意念。英国对银屑病患者的队列研究显示，明确诊断的抑郁、焦虑和自杀意念的发生率逐年增加；他们估计，每年超过 7% 的抑郁、5% 的焦虑和 0.3% 的自杀倾向可归因于银屑病[30]。近期丹麦的一项研究结果表明：有限的证据显示银屑病患者自残和非致死性自杀企图增加[31]。

通常银屑病患者的精神共病与疾病的严重程度是平行的，但许多研究表明，即使通过多种治疗方法可以清除银屑病的皮损，患者的焦虑、抑郁和持续的担忧却仍然保持原水平，或者仅在一定程度上有所减轻，并不能完全消除。Kimball 等解释了心理影响和疾病的严重程度之间缺乏相关性的原因[32]，他们认为，在一些患者中这种相关性的缺乏可能与银屑病对生活的累积影响有关[33]。一些研究者认为，患者持续的痛苦源于其适应不良的应对反应和模式。另外，漫长的病程与较低痛苦水平的报告，提示心理学上的接受或者长期患病后的适应[34]。Kleyn 等[35] 进行了一项功能磁共振成像研究，发现银屑病患者对厌恶表情的信号反应比对照组要低。作者推测银屑病患者可能发展了一种应对机制，通过阻断大脑对面部厌恶表情的处理来保护自己免受应激情绪反应的影响。最近一项对新加坡患者进行的前瞻性横断面研究显示，银屑病患者存在显著的精神共病[36]，作者报告 17% 的患者有焦虑障碍，15% 的患者有抑郁障碍。

除了污名化、社会孤立和排斥外，银屑病患者的人际关系也存在困难。Eghlileb 等对银屑病患者的家庭成员进行了访谈，57% 的家庭成员报告存在心理困扰，55% 的家庭成员报告有社交障碍，44% 的家庭成员报告休闲活动受限，37% 的家庭成员报告亲密关系恶化[37]。许多横断面调查研究了银屑病患者的性功能。Gupta 等[38] 对 120 名住院患者进行了横断面调查，40% 的人报告发病后性活动减少。在另一项由 Sampogna 等[39] 进行的研究中，报道了约 35% 的银屑病患者证实了继发于银屑病的性生活受损。一项 92 例患者的研究中报告，患者勃起功能障碍的发生率增加；作者报告了 58% 的银屑病患者存在勃起功能障碍，而其他皮肤病患者中这一比例为 49%[40]。药物滥用相当普遍，会损害患者社会生活并影响治疗，但在银屑病患者中报告不足。Mills 等[41] 报告，银屑病患者吸烟的人数是对照组的两倍。另一项研究发现[42]，酒精会加重银屑病的严重程度和瘙痒，并削弱治疗反应。

结论

银屑病患者的精神共病在文献中有详尽的记载。强烈建议对每一个银屑病患者的社会心理影响进行彻底地评估。治疗指南中应该包括针对焦虑、抑郁和其他社会心理功能的筛查工具。应建议银屑病患者在疾病开始和以后均要进行定期的精神科咨询，以利于提高治疗的依从性，使患者更好地康复。

庞晓文　译　张海萍　审校

原著参考文献

[1] Weger W. Current status and new developments in the treatment of psoriasis and psoriatic arthritis with biological agents. Br J Pharmacol. 2010;160(4):810–20.

[2] Rahman M, Alam K, Ahmad MZ, Gupta G, Afzal M, Akhter S, Kazmi I, Jyoti, Ahmad FJ, Anwar F. Classical to current approach for treatment of psoriasis: a review. Endocr Metab Immune Disord Drug Targets. 2012;12(3):287–302.

[3] Ritchlin CT, Krueger JG. New therapies for psoriasis and psoriatic arthritis. Curr Opin Rheumatol. 2016;28(3):204–10.

[4] Raychaudhuri SK, Maverakis E, Raychaudhuri SP. Diagnosis and classification of psoriasis. Autoimmun Rev. 2014;13(4–5):490–5. doi:10.1016/j.autrev.2014.01.008. Epub 2014 Jan 13.

[5] Alexis AF, Blackcloud P. Psoriasis in skin of color: epidemiology, genetics, clinical presentation, and treatment nuances. Desai SR, Alexis A, eds. J Clin Aesthet Dermatol. 2014;7(11):16–24.

[6] Sampogna F, Gisondi P, Melchi CF, Amerio P, Girolomoni G, Abeni D. Prevalence of symptoms experienced by patients with different clinical types of psoriasis. Br J Dermatol. 2004;151(3):594–9.

[7] Heller MM, Lee ES, Koo JY. Stress as an influencing factor in psoriasis. Skin Therapy Lett. 2011;16(5):1–4.

[8] Sathyanarayana Rao TS, Basavaraj KH, Das K. Psychosomatic paradigms in psoriasis: psoriasis, stress and mental health. Indian J Psychiatry. 2013;55(4):313–5.

[9] Gupta MA, Gupta AK, Ellis CN, Voorhees JJ. Some psychosomatic aspects of psoriasis. Adv Dermatol. 1990;5:21–30.

[10] Yosipovitch G, Tang M, Dawn AG, Chen M, Goh CL, Huak Y, Seng LF. Study of psychological stress, sebum production and acne vulgaris in adolescents. Acta Derm Venereol. 2007;87(2):135–9.

[11] Arndt J, Smith N, Tausk F. Stress and atopic dermatitis. Curr Allergy Asthma Rep. 2008;8(4):312–7.

[12] Chung MC, Symons C, Gilliam J, Kaminski ER. Stress, psychiatric co-morbidity and coping in patients with chronic idiopathic urticaria. Psychol Health. 2010;25(4):477–90.

[13] Zachariae R, Zachariae H, Blomqvist K, Davidsson S, Molin L, Mørk C, Sigurgeirsson B. Self-reported stress reactivity and psoriasis-related stress of Nordic psoriasis sufferers. J Eur Acad Dermatol Venereol. 2004;18(1):27–36.

[14] Verhoeven EW, Kraaimaat FW, Jong EM, Schalkwijk J, van de Kerkhof PC, Evers AW. Effect of daily stressors on psoriasis: a prospective study. J Invest Dermatol. 2009;129:2075–7.

[15] Evers AW, Verhoeven EW, Kraaimaat FW, de Jong EM, de Brouwer SJ, Schalkwijk J, et al. How stress gets under the skin: cortisol and stress reactivity in psoriasis. Br J Dermatol.2010;163(5):986–91.

[16] Malhotra SK, Mehta V. Role of stressful life events in induction or exacerbation of psoriasis and chronic urticaria. Indian J Dermatol Venereol Leprol. 2008;74:594–9.

[17] Moynihan J, Rieder E, Tausk F. Psychoneuroimmunology: the example of psoriasis. Giornale italiano di dermatologia e venereologia : organo ufficiale, Societa italiana di dermatologia e sifilografia. 2010;145(2):221–8.

[18] Elloso MM, Gomez-Angelats M, Fourie AM. Targeting the Th17 pathway in psoriasis. J Leukoc Biol. 2012;92(6):1187–97. doi:10.1189/jlb.0212101. Epub 2012 Sep 7.

[19] Mease PJ. Inhibition of interleukin-17, interleukin-23 and the TH17 cell pathway in the treatment of psoriatic arthritis and psoriasis. Curr Opin Rheumatol. 2015;27(2):127–33.

[20] Zheng Y, Danilenko DM, Valdez P, Kasman I, Eastham-Anderson J, Wu J, Ouyang W. Interleukin-22, a T(H)17 cytokine, mediates IL-23-induced dermal inflammation and acanthosis. Nature. 2007;445(7128):648–51.

[21] Brunoni AR, Santos IS, Sabbag C, Lotufo PA, Benseñor IM. Psoriasis severity and hypothalamic-pituitary-adrenal axis function: results from the CALIPSO study. Braz J Med Biol Res. 2014;47(12):1102–6.

[22] Loite U, Kingo K, Reimann E, Reemann P, Vasar E, Silm H, Kõks S. Gene expression analysis of the corticotrophin-

releasing hormone-proopiomelanocortin system in psoriasis skin biopsies. Acta Derm Venereol. 2013;93(4):400–5.

[23] Richards HL, Ray DW, Kirby B, Mason D, Plant D, Main CJ, Fortune DG, Griffiths CE. Response of the hypothalamic-pituitary-adrenal axis to psychological stress in patients with psoriasis. Br J Dermatol. 2005;153(6):1114–20.

[24] Karanikas E, Harsoulis F, Giouzepas I, Griveas I. Stimulation of the hypothalamic-pituitary-adrenal axis with corticotropin releasing hormone in patients with psoriasis. Hormones(Athens). 2007;6(4):314–20.

[25] Kadam DP, Suryakar AN, Ankush RD, Kadam CY, Deshpande KH. Role of oxidative stress in various stages of psoriasis. Indian J Clin Biochem. 2010;25(4):388–92.

[26] Attwa E, Swelam E. Relationship between smoking-induced oxidative stress and the clinical severity of psoriasis. J Eur Acad Dermatol Venereol. 2011;25(7):782–7.

[27] Bakry OA, El Hefnawy S, Mariee AH, El Gendy Y. Urinary biopyrrins: a new marker of oxidative stress in psoriasis. Indian J Dermatol. 2016;61(2):169–73.

[28] Sampogna F, Tabolli S, Abeni D. Living with psoriasis prevalence of shame, anger, worry and problems in daily activities and social life. Acta Derm Venereol. 2012;92:299–303.

[29] Weiss SC, Kimball AB, Liewehr DJ, et al. Quantifying the harmful effects of psoriasis on health-related quality of life. J Am Acad Dermatol. 2002;47:512–8.

[30] Kurd SK, Troxel AB, Critis-Christoph P, et al. The risk of depression, anxiety and suicidality in patients with psoriasis: a population based cohort study. Arch Dermatol. 2010;146:891–5.

[31] Egeberg A, Hansen PR, Gislason GH, et al. Risk of self-harm and non-fatal suicide attempts, and completed suicide in patients with psoriasis – a population-based cohort study. Br J Dermatol. 2016. doi: 10.1111/bjd.14633 [Epub ahead of Print].

[32] Kimball AB, Gieler U, Linder D, et al. Psoriasis: Is the impairment to a patient's life cumulative? J Eur Acad Dermatol Venereol. 2010;24:989–1004.

[33] Mizara A, Papadoupolos I, McBride SR. Core beliefs and psychological distress in patients with psoriasis and atopic eczema attending secondary care: the role of schemas in chronic skin disease. Br J Dermatol. 2012;166:986–93.

[34] Devrimici-Ozguven H, Kundakci TN, Kumbasar H, et al. The depression, anxiety, life satisfaction and affective expression levels in psoriasis patients. J Eur Acad Dermatol Venereol. 2000;14:267–71.

[35] Kleyn CE, McKie S, Ross R, et al. Diminished neural and cognitive responses to facial expressions of disgust in patients with psoriasis: a functional magnetic resonance imaging study. J Invest Dermatol. 2009;129:2613–9.

[36] Tee SI, Lim ZV, Theng CT, et al. A prospective cross sectional study of anxiety and depression in patients with psoriasis in Singapore. J Eur Acad Dermatol Venereol. 2016;30(7):1159–64. doi:10.1111/jdv13615.

[37] Eghlileb AM, Davies EEG, Finlay AY. Psoriasis has a major secondary impact on the lives of family members and partners. Br J Dermatol. 2007;156:1245–50.

[38] Gupta MA, Gupta AK. Psoriasis and sex: a study of moderately to severly affected patients. Int J Dermatol. 1997;36:259–62.

[39] Sampogna F, Gisondi P, Tabolli S, et al. Impairment of sexual life in patients with psoriasis. Dermatology. 2007;214:144–50.

[40] Goulding JM, Price CL, Defty CL, et al. Erectyl dysfunction in patients with psoriasis: increased prevalence, an unmet need, and a chance to intervene. Br J Dermatol. 2011;164:103–9.

[41] Mills CM, Srivastava ED, Harvey IM. Smoking habits in psoriasis: a case controlled study. Br J Dermatol. 1992;127:18–21.

[42] Gupta MA, Schork NJ, Gupta AK, et al. Alcohol intake and treatment responsiveness of psoriasis: a prospective study. J Am Acad Dermatol. 1993;28:730–2.

第22章

"压力性"皮肤病患者的压力管理技术

Philip D. Shenefelt

引言

从工程的角度来看,压力是施加在材料上的力,而紧张是压力施加后产生的结果。当压力超过材料的承受能力时,材料就会因紧张过度发生变形或断裂。对人们来说,压力可以是外在的,也可以是内在的,长期或过度的紧张也会导致躯体、情绪、心理或精神的扭曲或崩溃。躯体、情绪、心理或精神层面上的过度压力和紧张会影响患者对许多皮肤病治疗的应答。胚胎时期,皮肤和神经系统在外胚层中互相毗邻而形成,并且在一生的生理和生化的各个方面,相互关联、相互作用。皮肤 – 神经系统的相互作用对许多皮肤病都产生了显著的心身或行为学的影响。压力和紧张的非药物干预疗法的不良反应极小,皮肤病患者通常可以从中获益。对于包括特应性皮炎、银屑病和荨麻疹在内的常见皮肤病,心理神经免疫学阐明了大脑和神经是如何改变其免疫应答的生物学基础[1]。这些相互作用和影响使非药物干预对多种皮肤病产生了积极影响,其机制主要是减轻压力和紧张。与之相伴的变化通常是从交感到副交感的多层迷走神经自主状态的情绪的转变,同时伴随体内的化学变化,从交感神经的战逃状态转变为背侧迷走神经支配的复杂的休息、消化、修复、愈合和腹侧迷走神经支配的情绪感知与社会参与的表达[2]。这种情绪和自主状态的转变通常是促进皮肤生理愈合所必需的。可以根据患者的年龄和文化适当地调整干预措施,制订个性化的治疗方案。增加年龄和文化方面的恰当的趣味元素和通过讲故事的方式通常能激发患者的合作。精神层面的转变促进皮肤病的生理愈合内容在本书的其他部分已有详尽的讨论[3]。

非药物的干预措施包括针灸和按摩、芳香疗法，自律训练、生物反馈、呼吸频率减慢术、简易精神动力疗法、认知行为疗法、能量穴位按摩技术如情绪释放技术（emotional freedom techniques, EFT）、眼动脱敏与再加工（eye movement desensitizing and reprocessing, EMDR）、引导意象、催眠术、冥想、音乐、安慰剂、萨满鼓和暗示。穴位按摩和芳香疗法适用于任何年龄。自律训练需要语言技巧。生物反馈通常可以结合采用适龄的视频或音频游戏的方法来吸引患者。CBT 也必须适龄开展，大约从 8 岁开始，既可以讲故事，也可以直接交谈。EFT 可用于婴幼儿和学龄前儿童，直至小学、青春期、成人或者更大年龄。EMDR 还可教给小学年龄和青少年患者及成年人和老年人。催眠术，如摇摆可以用于婴幼儿。年龄较大的学龄前儿童和上小学的患者通常很容易进入想象的恍惚，催眠状态在 8~12 岁达到高峰。青少年和成年人可能更难进入恍惚，这取决于他们先天的遗传能力和以往的生活经历。小学生、青少年和成人患者也可以学习自我催眠。对于低度可被催眠者，分散注意力可能是最重要的因素，而对于中等可被催眠者，感觉或时间扭曲更有用，而对于高度可被催眠者，分离或幻想将占主导地位。冥想可以帮助年长的孩子和成年人放松和平静。音乐可以缓解孩子和成年人的焦虑。在年龄和伦理允许的情况下可以使用安慰剂，但避免使用反安慰剂也同样重要。部分患者从萨满鼓中得到放松。措辞恰当的暗示可以使学龄前儿童、小学生、青少年和成年患者受益。

缓解压力的非药物疗法

针灸和穴位按压

中国的文献报道：用针在特定部位局部刺激皮肤神经有助于减轻压力[4]。治疗部位是人体的十二经脉和位于中线的任脉、督脉上的穴位。传统的中医理论描述了一个复杂的系统，将经脉与特定的脏腑器官联系起来。非无菌的针具存在感染血液传播病原体的风险。某些患者拒绝针刺，限制了其广泛应用。非针灸方法包括艾灸、拔罐、穴位按压及最近的激光针灸。按摩印堂（两眉之间，GV24）、安眠（胸锁乳突肌下，EX-HN21）、合谷（拇指与食指间掌骨中部，LI4）、神门（腕横纹尺侧，HT7）、内关（前臂屈侧腕横纹上 2.5 手指宽，PC6）等穴位能够减压，让患者放松、镇定，可以自己施行，方法是在每个穴位上给予适当的压力并保持大约 3 分钟[5]。点穴治疗将在情绪释放技术的标题下讨论。

芳香疗法

　　通过将精油与基础油按比例稀释后涂抹在皮肤上进行直接接触按摩的芳香疗法是一种成功的减压舒缓放松的方式。除了外用药的直接药理作用外，嗅觉刺激激活的神经与毗邻的大脑边缘系统直接相连。据报告，佛手柑精油（注意：具有光敏性）被认为有抗菌和抗抑郁的成分；天竺葵精油有抗菌和抗抑郁成分；茉莉精油有抗抑郁、镇定和放松的特性；薰衣草精油有镇痛、抗菌、杀菌、消炎和镇定的效果；香蜂草是一种天然的抗抑郁剂；据报告檀香油也是抗菌和抗抑郁剂。常用的其他精油还有安息香、洋甘菊、乳香、没药、甜马郁兰和百里香等。鳄梨油、椰子油、月见草油、甜杏仁油和小麦胚芽油等基质油也可能具有某些局部的药理活性[6]。这些信息主要来源病例报告和（或）病例系列[7]。一系列病例显示，单独使用基础油，无论添加精油与否，这样的按摩都可以显著改善对其他治疗无效的特应性皮炎患者的病情[8]。而直接接触芳香物质的不良反应，是可能出现变应性接触性皮炎。

　　非接触芳香治疗联合放松技术可以建立某种特殊香气与放松反应的反射。接下来，此香气可以用作刺激条件诱导放松反应。一项以 6~12 岁儿童为对象的研究中，儿童嗅触生姜、薰衣草、柠檬、胡椒薄荷、绿薄荷、甜橙等精油气味后记录对心情和能量的影响。当被问询想将哪种精油带回家时，非拉丁裔白人男孩子的偏爱顺序为：柠檬、甜橙、胡椒薄荷、绿薄荷、薰衣草、生姜，与非拉丁裔白人女孩的偏好顺序相同。拉丁裔男孩的偏好顺序为：绿薄荷、甜橙、柠檬、薰衣草。拉丁裔女孩的偏好顺序为：甜橙、绿薄荷、柠檬。有些气味唤起了一些参与者的某些记忆[9]。每个受试者均有令自己感到放松的气味，个人之间的偏好存在差异。

自律训练

　　自律训练是由德国人 Johann Heinrich Schultz 研发的一种特殊的催眠形式，他先后受训于皮肤科和神经科，后来热衷于催眠并发展出一套在精神恍惚条件下放松的流程，被称为自律训练[10]。进行自律训练时可采用仰卧或坐姿，闭眼，寻找舒适的体位，并让自己专注于当下身体的变化。首先将精力集中在手臂和双腿，同时默念六次"我的手臂和双腿非常沉重"（肌肉放松）。接下来集中于双手和双脚，默念 6 次"我的手脚非常暖和"（血管舒张）。然后默念"我的心跳平稳有力"（调节并放缓心跳）。接下来默念 6 次"它让我呼吸"（从胸式呼吸转变为腹式呼吸）。然后默念 6 次"我的腹部充满温暖"（平缓胃肠等内脏活动）。最后默念 6 次"我的额头很凉爽"（精神放松）。研究显示，自律训练有助于缓解焦虑，且对特应性皮炎的治疗效果优于常规皮肤治疗[11]。

生物反馈

生物反馈使用的仪器，可以及时对可量化的生理指标提供实时的视觉或听觉的反馈信号。放松过程通常伴随出汗的减少和手指温度的升高。生物反馈训练有监控自主神经系统的功能，可以帮助放松训练，例如，反馈出汗时的皮肤电阻（galvanic skin resistance, GSR）及皮肤温度[12]。7~16 岁的儿童格外适合对皮肤温度的生物反馈[13]。在生物反馈中加入游戏或娱乐的成分可以帮助维持兴趣和动机。生物反馈带来的放松可以部分缓解特应性皮炎患者的病情[14]。催眠可增加生物反馈的效果[15-16]。诸如emWave 个人压力缓解器或 Stress Eraser 等手持电子设备属于心率变量的生物反馈，有助于放松，改善因压力而加重的皮肤状况。一种便宜、简单的温度敏感的变色卡，可以测量手指温度的生物反馈设备，发明者 Barrios 用它来帮助学龄儿童进行放松[17]。这是一张信用卡大小的卡片，内置热感应变色生物反馈温度计，外设显示的颜色从冷到暖分别为黑、红、绿，最温暖的温度显示为蓝色。变色卡的功能与大家所熟知的"情绪变色戒指"相似。这个戒指可以测量手指温度的范围，给出与自主活动相关的血管收缩或舒张的生物反馈。在正常室温的环境下，较低的手指温度反映了交感神经系统活动导致的血管收缩，代表压力。较高的手指温度与放松状态相关。放松对于包括特应性皮炎和银屑病在内的大多数炎症性皮肤病具有缓解作用。

减慢呼吸技巧

将呼吸从焦虑状态的 20 次 / 分钟的表浅的胸腔呼吸放缓至正常的 12 次 / 分钟，再减慢至 6 次 / 分钟的腹式呼吸，可将紧张、焦虑的患者的从以交感神经兴奋为主导的战逃反应、冻结反应状态转换为副交感兴奋主导的休息、消化、愈合模式。参见表 22-1。以 Breathe 2 Relax 为例的手机软件可以帮助患者自动计时完成这个呼吸过程。看着手表秒针呼气、吸气各 5 秒并重复此过程，也可以达到每分钟 6 次的呼吸。与呼吸相关的活动，如唱歌、吟诵或吹乐器也可以放缓呼吸。在中医和瑜伽传统中，呼吸也是疗愈过程中的重要部分[18]。

表 22-1　呼吸频率与放松、焦虑之间的关系

每分钟呼吸次数	血液 PCO_2 浓度	血液 pH	自主神经系统	主导脑波 /Hz	精神状态
4				θ（4~8）	恍惚
6	较高	较低	副交感神经（放松，愈合，消化）		
8				α（8~12）	放松
10					

续表

每分钟呼吸次数	血液 PCO₂ 浓度	血液 pH	自主神经系统	主导脑波 /Hz	精神状态
12	中等	中的	混合	β（12~18）	警觉
14					
16					
18					
20					
22	较低	较高	交感神经（战斗、逃跑）	高 β（18~38）	过度警觉，焦虑
24					

短程动力学心理治疗

在随机对照实验中发现，就算针对五岁的儿童，短程动力疗法（brief dynamic psychotherapy, BDT）的减压的作用也可以明显改善特应性皮炎患儿的症状[19]。6 个月中接受 11~18 次治疗，可以帮助处于应激下的皮肤病患者，尤其是那些心身性皮肤病患者症状得以改善。

认知行为治疗

帮助改变功能障碍的思维模式（认知）或行为方式（行为）的认知行为治疗（CBT）同样可以缓解压力[20]，这些方法包括习惯逆转治疗。在认知行为疗法中增加催眠可以促进虚拟厌恶疗法，并加强脱敏和其他 CBT 治疗手段的效果[16]。一项旨在减轻特应性皮炎患者抓挠频率和压力的随机对照实验采用了 CBT[11]，受试者坚持写搔抓日记，并接受习惯逆转训练、放松训练、注意力分散训练、积极自我暗示，以及冰敷瘙痒部位。1 年后研究人员在评估时发现，与标准的皮肤科治疗方法或健康教育组相比，CBT 实验组的特应性皮炎的严重程度得到明显的改善，局部糖皮质激素的使用也明显减少[11]。

情绪释放技术

情绪释放技术与穴位按压有关[21]。首先，选择一个充满负面情绪的回忆或问题，把全部精力集中在这个想法、回忆或场景，按压锁骨下的酸痛点，坚定地重复："尽管我在 _____ 上遇到了问题，我深深地，完全地接受我自己"，同时用食指和中指顺序按压位于头部、胸部和手上的 14 个穴位。对于婴儿，孩童和学龄前儿童，可由他人协助完成此过程，可直接按压或选择其他替代位置，年龄较大的儿童、青少年和成年人可以在训练后自己完成。EFT 可以抵消充满消极情绪的回忆和症结，减少焦虑、紧张，并可以提升表现[21]。www.EFTuniverse.com 网站的个案报告中提到可被 EFT 缓解的皮肤问题包括痤疮、过敏性接触性皮炎、特应性皮炎、红斑狼疮、针头恐惧、手术焦虑、银屑病和病毒疣。一项情绪释放与眼动脱敏与再加工（见下文）的对照研究纳入了青少年和成人，结果显示，两种方法对于创伤后应激障碍均有明显的治疗效果[22]。确实有人在遭遇一些生活事件后（有时甚至可能只是住院或接受医学治疗）会发生创伤后应激障碍，这些事件对于患者本人来说过于重大。情绪痛苦的缓解经常可以直接改善包括痤疮、特应性皮炎和银屑病在内的炎症性皮肤病的症状。

眼动脱敏与再加工

眼动脱敏与再加工同样也要选择一个充满负面情绪的回忆或症结，聚焦精力在其上，然后交替做双向活动，如目光盯住一根手指并随之左右摇晃[23]，通过耳机听左右交替的声音，感受手持手柄交替发生的左右震动或者交替敲击左右大腿远端或上臂。与 EFT 相比，EMDR 对创伤后应激障碍的作用稍好一些[22]。研究人员已通过荟萃分析对 EMDR 的疗效进行了评估，发现治疗后效果为中等到显著[24]。当与 EFT 联合使用时，称为 EMDR 和 EFT 的整合疗法（wholistic hybrid derived from EMDR and EFT，WHEE），可以降低焦虑与压力，提高表现力[25]。有研究报告 EMDR 对特应性皮炎和银屑病有效[26]。

引导意象

引导意象通过渐进式放松、深入、引导意象、重新唤醒等步骤引导进入恍惚状态，是催眠的一种形式。治疗师通常在深入阶段对感官体验的画面进行栩栩如生的描绘，再描述一段旅程、故事或其他治疗脚本。尽管已经被广泛用于放松引导和压力缓解，且引导脚本和资料非常多样，但目前尚无科学研究数据证明其对皮肤疾病的治疗效果。

催眠

催眠的过程包括引导患者缩小意识、注意力集中、选择性觉醒、暗示感受性增强的恍惚状态，以达到放松、缓解疼痛和瘙痒或改变习惯的目的。自律训练和引导意象也属于催眠的形式。自律训练已在前文进行了讨论。引导意象有意诱导恍惚状态，而讲述故事通常诱导自发性恍惚（spontaneous trance）。冥想和催眠非常相似，两者都与恍惚现象有关。催眠是西方的概念，侧重于解决问题，而冥想是东方的概念，更注重的是集中和平衡。两者都可以减轻愈合过程的心理障碍。客观数据显示，与日常的清醒状态相比，催眠恍惚状态下的大脑局部的血流和脑电图存在明显的差异 [27-28]。催眠可以改善甚至治疗多种皮肤疾病，如剥脱性痤疮、斑秃、特应性皮炎、先天性鱼鳞病样红皮病、出汗不良性湿疹、红斑肢痛症、疖、舌痛症、单纯疱疹、多汗症、寻常性鱼鳞病、扁平苔癣、神经性皮炎、钱币状湿疹、疱疹后神经痛、瘙痒、银屑病、玫瑰痤疮、拔毛癣、荨麻疹、寻常疣和白癜风 [29-30]。4 岁以上的大多数儿童都可以接受催眠，8~12 岁是接受催眠能力的最佳时期 [31]。在此之后，接受催眠能力将会在成年期有轻微的下降。随机对照试验显示，相比于对照组，催眠对病毒疣有明显的治疗作用 [32]。针对银屑病的一个样本量较小的随机对照研究显示：催眠接受能力高的银屑病患者皮损的改善效果明显更好 [33]。同样，一项非随机对照试验的结果显示，与对照组相比，接受催眠治疗的特应性皮炎患者的病情明显改善，6 周内外用皮质类固醇的总量明显更少，且这一结果可维持两年 [34]。催眠对于暗示感受性强的人群最有效，且应避免用于患有精神分裂症或其他有精神问题的人群。催眠产生的放松可减轻与皮肤病治疗相关的焦虑和疼痛 [35]。心身性催眠分析可成功改善结节性红斑、单纯疱疹复发、神经性皮炎、神经症性表皮剥脱、玫瑰痤疮、荨麻疹和病毒疣患者的病情 [36-37]。对连续入组的 41 名对之前催眠治疗无效的病毒疣患者进行催眠分析，其中包括 11 名青春期前儿童和 5 名青少年，结果 31 名患者的病情得以缓解 [38]。心身性催眠分析似乎消除了疾病康复过程中的心理障碍。

冥想

从古至今，有各种各样的冥想方式。冥想是一种高效的减压方式，可以被大致分为两类：静坐冥想和正念冥想。静坐冥想是将注意力集中于一件具体的事物上，如一只蜡烛的火苗、一个曼荼罗、一个图像、一个声音、一个词汇或咒语；而正念冥想的重点则是情绪不停留固着，广泛感知周围环境中的物体、声音、其他感觉或者想法。静坐冥想聚焦于单一的事物，正念冥想接受所有的刺激，两种冥想都会让人进入恍惚状态。前者的恍惚强调减少对外界的感知，后者的恍惚在感知外界的状态下保持内心的平衡。静坐冥想聚焦于内的催眠状态与正念冥想了然于外的恍惚迷离有相似之处。

正念冥想也被广泛用于减压。最初起源于佛教，特别是禅宗，后为医学所应用。Jon Kabat-Zinn 曾是这种方法的重要倡导者 [39-40]，他运用了正念冥想与哈他瑜伽拉伸。他开发了基于冥想的减压项目。在为期 8 周的项目中，每周包括两小时呼吸技巧、躯体感觉的意识、瑜伽拉伸和半天的冥想课程以及每天 45 分钟冥想录音或 30 分钟自主冥想作为家庭作业，帮助学员产生无评判的当下意识、监测感知和接纳。他还对正在接受 UVB 或 PUVA 光疗的银屑病患者进行了随机试验研究 [41]：将患者分为两组，一组收听正念冥想录音，另一组为对照组。正念冥想组达到治疗中点和痊愈的时间均明显少于对照组。

音乐

据报道，慢速平缓的音乐，如每分钟 60~70 拍的古典音乐，对急诊等候室中的儿童有缓解焦虑的效果 [42]。这一技术也可用于帮助皮肤手术前的儿童和成人进行放松。缓慢的节奏通过使患者放松，帮助患者从交感神经主导状态转换至副交感神经主导状态。另一方法是在儿科急诊科出借 mp3 播放器（iPod Nano），并将 mp3 播放器按颜色分类，提供针对婴幼儿、学龄前儿童、学龄儿童和青少年等不同年龄人群的音乐组合 [43]。这种方法成本较高，但可以提供适合年龄的音乐。一项对儿童音乐治疗的随机对照试验的系统综述罗列并评估了多项研究及其主要结果 [44]。一个随机对照研究的结果显示，音乐显著降低了莫氏手术过程中成年患者的焦虑 [45]。

安慰剂

乐观的期望和积极的医患关系可以影响儿童的治疗体验，减少疼痛，并可能影响治疗结局。悲观的预期会产生消极的结果 [46]。一定要注意选择对患者有积极影响而不是消极影响的语言。对安慰剂作用的研究表明，个人的自然康复能力可以得到增强和培养 [47]。对于一些常见的皮肤病，如痤疮和荨麻疹，安慰剂效应约为 30% [48]。Griesemer 指数根据病因中情绪所占比例的大小，将皮肤病按 100% 到 0 进行排序 [49]。那些 Griesemer 指数较高的疾病更有可能产生显著的安慰剂效应。年幼的孩子往往容易受到影响，而青少年可能会抵制医生和父母的影响，成年人的反应各不相同。伦理方面的考虑往往限制了安慰剂在临床实践中的应用。

渐进式放松

Edmund Jacobson 发明了渐进式肌肉放松法 [50]，他还开发了生物反馈仪，并发现许多心身疾病患者都存在肌肉紧张过度。有意识地绷紧然后放松肌肉可以减少情绪压力，随之而来的平静和放松可以缓解心身症状。基本的方法是坐着或平躺，从手、头或脚趾开始，有意识地绷紧肌肉，紧接着放松。然后，身体邻近部位的肌肉再绷紧和放松，继而是再邻近部位，直至全身肌肉都完成这个过程。渐进式肌肉放松本身可用于预防和治疗心身性皮肤病。它可诱导出冥想的入定状态，是一种常用的催眠诱导方法。放松应该持续 5~25 分钟以达到最佳效果。如果患者在渐进式肌肉放松后想要重回清醒，建议采用坐姿；如果患者想要小憩或准备入睡时，则可以采取卧位。

由 Herbert Benson 发明的放松反应是常规静坐冥想的一种形式 [51]。具体步骤包括：坐在一个安静的地方，闭上眼睛，从脚开始向上让全身肌肉松弛放松（逐渐放松肌肉，诱导恍惚），用鼻子均匀地呼吸，开始意识到呼吸（放松呼吸，诱导恍惚）。每次呼气时，对自己说"一"（静坐咒语冥想，诱导恍惚）。始终保持被动的态度，像天空中的白云一样，忽略所有分散注意力的想法或感觉。维持静坐冥想 10~15 分钟。完成后，继续安静地坐几分钟，先闭上眼睛，再睁开眼睛。放松反应有益于健康，广泛的心血管等领域的研究已经证实了其产生的积极效果。

萨满鼓

萨满是最早的灵性 – 宗教的实践者。除其他活动外，萨满参与对心、身、灵包括情绪及皮肤病等在内的疾病的疗愈。时至今日，对常规治疗无效的皮肤病，萨满技术在促进恢复方面仍有其现实意义。许多不同文化的萨满巫师都通过有意地转换到变异的意识状态（altered states of consciousness, ASC），以击鼓的方式调动听觉，击鼓频率为每分钟 180~420 次，最常见的是每分钟 205~220 次，但不同的文化、不同的个体间也存有差异 [52]。每秒 7 个周期的第一泛音后的每秒 3.5 个周期的频率，可诱导大脑出现 θ 波频段同步，促进转换进入 ASC 状态。有时，萨满的听觉效果可以使用木棒或摇铃替代 [52]。反复地念诵、歌唱也有助于诱导萨满和仪式中的其他人进入变异的意识状态。有些文化中使用致幻剂或可以改变思维的植物帮助萨满进入 ASC。其他方法包括跳舞和斋戒。经过特殊训练和具有特殊经验的萨满巫师出于特定的目的，在特定的文化背景和特定内容的期待下进入 ASC。作者将该模式称为萨满的意识和内涵状态（shamanic state of consciousness and content, SSCC），与 Rock 和 Krippner 所称的萨满的现象属性模式相对应 [53]。同样地，个体处于几种可能变化的萨满意识状态中的一种，这一点在每次提及 SSCC 的时候都应该牢记于心。萨满的意识和内涵状态是两个结合在一起的独立的方面，必要内容包括心理的视觉图像或如听觉、运动觉等其他感觉系统的等效物，该图像的外观必须与萨满的宇宙观一致，图像本身必须符合萨满之旅的目的，并且视觉功能必须与视觉保持一致 [53]。对于萨满来说，在 SSCC 中遇到的虚拟世界可能和物质世界一样真实[53]。萨满是最早的心理治疗师、医师、魔术师、表演艺术家、说书人和天气预报员[53]。一些萨满还可以定位狩猎动物、敌人的位置或丢失的物品。典型的萨满教精神治疗元素包括暗示和意象、发现病因、去除或释放病因，然后是潜意识的重建。当需要时，这些方法可以直接用于皮肤病的治疗，曾有报道萨满鼓治疗方式对特应性皮炎和银屑病有效。

暗示

在正常的警觉状态下，暗示可用于改变主观感觉，减轻疼痛，并可能影响结果。多项研究结果均显示：暗示治疗寻常疣有效，只是程度上有所差异[54]。低龄儿童充满想象的玩耍过程就是可被催眠的意识状态，容易接受暗示。有时，对叛逆期的幼儿可以按相反的方向给出指引，以达到想要的效果。而叛逆的青少年则很难接受暗示，除非通过同伴传递信息。成年人对暗示的反应各不相同。

结论

皮肤病可以对心理产生重大影响，而心理可以通过神经－免疫－内分泌－心理学和行为学机制对皮肤病产生显著影响。由于应激会触发或加重许多炎症性皮肤病，因此重要的是教导患者采用非药物疗法练习安全面对压力。针灸、芳香疗法、自律训练、生物反馈、减慢呼吸速率技术、短程动力学心理疗法、认知行为疗法、EFT、EMDR、引导意象、催眠、冥想、音乐、安慰剂、萨满鼓或暗示等心身医学的非药物治疗方法，可以安全地改善心身性皮肤病患者的状况。需要进一步通过强有力的研究来重新评估和阐明其中一些技术在减轻患者压力和改善皮肤病方面的作用。

李娟娟　周田田　译　张海萍　审校

原著参考文献

[1] Tausk F, Elenkov I, Moynihan J. Psychoneuroimmunology. Dermatol Ther. 2008;21:22–31.

[2] Porges SW. The polyvagal theory: neurophysiological foundations of emotions, attachment, communication, and self-regulation. New York: Norton; 2011.

[3] Shenefelt PD, Shenefelt DA. Spiritual and religious aspects of skin and skin disorders. Psychol Res Behav Manag. 2014;7:201–12.

[4] Chen CJ. Acupuncture, electrostimulation, and reflex therapy in dermatology. Dermatol Ther. 2003;16(2):87–92.

[5] Muenke M, Draeger-Muenke R. Acupressure and hypnosis: healer, heal thyself (and thy patients). Contemp Hypn Integ Ther. 2011;28(3):224–34.

[6] Walsh D. Using aromatherapy in the management of psoriasis. Nurs Stand. 1996;11:53–6.

[7] Anderson C, Lis-Balchin M, Kirk-Smith M. Evaluation of massage with essential oils on childhood atopic eczema. Phytother Res. 2000;14:452–5.

[8] Weiss RR, James WD. Allergic contact dermatitis from aromatherapy. Am J Contact Dermat. 1997;8:250–1.

[9] Fitzgerald M, Culbert T, Finkelstein M, Green M, Johnson A, Chen S. The effect of gender and ethnicity on children's attitudes and preferences for essential oils, a pilot study. Explore (NY). 2007;3:378–85.

[10] Linden W. Autogenic training: a clinical guide. New York: Guilford Press; 1990.

[11] Ehlers A, Stangier U, Gieler U. Treatment of atopic dermatitis: a comparison of psychological and dermatological approaches to relapse prevention. J Consult Clin Psychol. 1995;63:624–35.

[12] Sarti MG. Biofeedback in dermatology. Clin Dermatol. 1998;16:711–4.

[13] Delaney DC, Olson K, Labbe EE. Skin temperature biofeedback: evaluation of non-clinical children's responses. J Behav Ther Exp Psychiatry. 1992;23:37–42.

[14] Haynes SN, Wilson CC, Jaffe PG, Britton BT. Biofeedback treatment of atopic dermatitis: controlled case studies of eight cases. Biofeedback Self Regul. 1979;4:195–209.

[15] Dikel W, Olness K. Self-hypnosis, biofeedback, and voluntary peripheral temperature control in children. Pediatrics. 1980;66:335–40.

[16] Shenefelt PD. Biofeedback, cognitive-behavioral methods, and hypnosis in dermatology: is it all in your mind? Dermatol Ther. 2003;16:114–22.

[17] Barrios AA. Towards greater freedom and happiness. Los Angeles: SPC Press; 1985.

[18] Draeger-Muenke R, Muenke M. The healing energy of breath in traditional Chinese medicine and other eastern traditions. In: Anbar RD, editor. Functional respiratory disorders: when respiratory symptoms do not respond to pulmonary treatment. New York: Humana Press/Springer; 2012. p. 301–23.

[19] Linnet J, Jemec GBE. Anxiety level and severity of skin condition predicts outcome of psychotherapy in atopic dermatitis patients. Int J Dermatol. 2001;40:632–6.

[20] Levenson H, Persons JB, Pope KS. Behavior therapy & cognitive therapy. In: Goldman HH, editor. Review of general psychiatry. 5th ed. New York: McGraw-Hill; 2000. p. 472.

[21] Craig G. The EFT manual. Santa Rosa: Energy Psychology Press; 2008.

[22] Karatzias T, Power K, Brown K, McGoldrick T, Begum M, Young J, Loughran P, Chouliara Z, Adams S. A controlled comparison of the effectiveness and efficiency of two psychological therapies for posttraumatic stress disorder: eye movement desensitization and reprocessing vs. emotional freedom techniques. J Nerv Ment Dis. 2011;199:372–8.

[23] Shapiro F. Eye movement desensitization and reprocessing (EMDR): basic principles, protocols, and procedures. 2nd ed. New York: Guilford Press; 2001.

[24] Rodenburg R, Benjamin A, de Roos C, Meijer AM, Starns GJ. Efficacy of EMDR in children: a meta-analysis. Clin Psychol Rev. 2009;29:599–606.

[25] Benor DJ, Ledger K, Toussaint L, Hett G, Zaccaro D. Pilot study of emotional freedom techniques, wholistic hybrid derived from eye movement desensitization and reprocessing and emotional freedom technique, and cognitive behavioral therapy for treatment of test anxiety in university students. Explore (NY). 2009;5:338–40.

[26] Gupta MA, Gupta AK. Use of eye movement desensitization and reprocessing (EMDR) in the treatment of dermatologic disorders. J Cutan Med Surg. 2002;6:415–21.

[27] Rainville P, Hofbauer RK, Bushnell MC, et al. Hypnosis modulates activity in brain structures involved in the regulation of consciousness. J Cogn Neurosci. 2002;14(6):887–901.

[28] Freeman R, Barabasz A, Barabasz M, Warner D. Hypnosis and distraction differ in their effects on cold pressor pain. Am J Clin Hypn. 2000;43:137–48.

[29] Shertzer CL, Lookingbill DP. Effects of relaxation therapy and hypnotizability in chronic urticaria. Arch Dermatol. 1987;123(7):913–6.

[30] Shenefelt PD. Hypnosis in dermatology. Arch Dermatol. 2000;136:393–9.

[31] Morgan AH, Hilgard ER. Age differences in susceptibility to hypnosis. Int J Clin Exp Hypn. 1973;21:78–85.

[32] Spanos NP, Stenstrom RJ, Johnston JC. Hypnosis, placebo, and suggestion in the treatment of warts. Psychosom Med. 1988;50:245–60.

[33] Tausk F, Whitmore SE. A pilot study of hypnosis in the treatment of patients with psoriasis. Psychother Psychosom. 1999;495:1–9.

[34] Stewart AC, Thomas SE. Hypnotherapy as a treatment for atopic dermatitis in adults and children. Br J Dermatol. 1995;132:778–83.

[35] Shenefelt PD. Anxiety reduction using hypnotic induction and self-guided imagery for relaxation during dermatologic procedures. Int J Clin Exp Hypn. 2013;61(3):305–18.

[36] Shenefelt PD. Psychocutaneous hypnoanalysis: detection and deactivation of emotional and mental root factors in psychosomatic skin disorders. Am J Clin Hypn. 2007;50:131–6.

[37] Shenefelt PD. Hypnoanalysis for dermatologic disorders. J Altern Med Res. 2010;2(4):439–45.

[38] Ewin DM. Hypnotherapy for warts (verruca vulgaris): 41 consecutive cases with 33 cures. Am J Clin Hypn. 1992;35:1–10.

[39] Kabat-Zinn J. Full catastrophe living: using the wisdom of your body and mind to face stress, pain and illness. New York: Delacorte; 1990.

[40] Kabat-Zinn J. Wherever you go, there you are: mindfulness meditation in everyday life. New York: Hyperion; 1994.

[41] Kabat-Zinn J. Influence of a mindfulness meditation-based stress reduction intervention on rates of skin clearing in patients with moderate to severe psoriasis undergoing phototherapy (UVB) and photochemotherapy (PUVA). Psychosom Med. 1998;60:625–32.

[42] Holm L, Fitzmaurice L. Emergency department waiting room stress: can music or aromatherapy improve anxiety scores? Pediatr Emerg Care. 2008;24(12):836–8.

[43] Young T, Griffin E, Phillips E, Stanley E. Music as distraction in a pediatric emergency department. J Emerg Nurs. 2010;33:472–3.

[44] Mrazova M, Celec P. A systemic review of randomized control trials using music therapy for children. J Altern Complement Med. 2010;16:1089–95.

[45] Vachiramon V, Sobanko JF, Rattanaumpawan P, Miller CJ. Music reduces patient anxiety during Mohs surgery: an open-label randomized controlled trial. Dermatol Surg. 2013;39(2):298–305.

[46] Spiegel D. Placebos in practice (editorial). BMJ. 2004;329:927–8.

[47] Di Blasi Z, Reilly D. Placebos in medicine: medical paradoxes need disentangling. (Letter). BMJ. 2005;330:45.

[48] Gupta MA, Gupta AK. Psychodermatology: an update. J Am Acad Dermatol. 1996;34:1030–46.

[49] Griesemer RD. Emotionally triggered disease in a dermatological practice. Psychiatr Ann. 1978;8:49–56.

[50] Jacobson E. Progressive relaxation. Chicago: University of Chicago Press; 1929.

[51] Benson H. The relaxation response. New York: Morrow; 1975.

[52] Harner M. Cave and cosmos: shamanic encounters with another reality. Berkeley: North Atlantic Books; 2013.

[53] Rock AJ, Krippner S. Demystifying shamans and their world: an interdisciplinary study. Charlottesville: Imprint Academic; 2011.

[54] Ullman M. On the psyche and warts: I. Suggestion and warts: a review and comment. Psychosom Med. 1959;21:473–88.

名词缩写

ACTH：促肾上腺皮质激素（adrenocorticotropic hormone）

ACTH：促肾上腺皮质激素（Adrenocorticotropin hormone）

AIDS：获得性免疫缺乏综合征（艾滋病）（Acquired immune deficiency syndrome）

BTXA：A 型肉毒毒素（botulinum toxin type A）

cAMP：环磷酸腺苷（Cyclic adenosine monophosphate）

CBT：认知行为疗法（Cognitive behavior therapy）

CD3：CD3 细胞亚群（Cluster of differentiation 3 CD3）

CD8：CD8 细胞亚群（Cluster of differentiation 8 CD8）

CMV：巨细胞病毒（Cytomegalovirus）

CNS：中枢神经系统（Central nervous system）

CRF：促肾上腺皮质激素释放因子（Corticotropin releasing factor）

CRH：促肾上腺皮质激素释放激素（corticotrophin-releasing hormone）

DFA：直接荧光抗体（Direct fluorescent antibody）

DHEA-S：硫酸脱氢表雄酮（Dehydroepiandrosterone sulfate）

DLQI：皮肤病生活质量指数（dermatology life quality index）

DNA：脱氧核糖核酸（Deoxyribonucleic acid）

EBER：病毒编码的小 RNA（EBV-encoded small RNA EB）

EBV：病毒（Epstein-Barr virus EB）

HADS：医院焦虑抑郁量表（hospital anxiety and depression scale）

HDSS：多汗症严重程度量表（hyperhidrosis disease severity scale）

HHV：人类疱疹病毒（Human herpesviruses）

HIV：人类免疫缺陷病毒（Human immunodeficiency virus）

HPA：下丘脑 – 垂体 – 肾上腺（hypothalamic-pituitary-adrenal）

HPA axis：下丘脑 – 垂体 – 肾上腺轴（Hypothalamic-pituitary-adrenal axis）

HSV：单纯疱疹病毒（Herpes simplex virus）

IL-6：白细胞介素 6（Interleukin 6）

LAK cell：淋巴因子激活杀伤细胞（Lymphokine activated killer cell）

LAT：潜伏期相关转录（Latency-associated transcript）

MMPI-2：明尼苏达多相人格测验 -2（minnesota multiphasic personality inventory-2）

NK cell：自然杀伤细胞（Natural Killer cell）

OCD：强迫障碍（obsessive-compulsive disorder）

ORS：嗅觉牵连障碍（olfactory reference syndrome）

PAH：原发性腋部多汗症（primary axillary hyperhidrosis）

PCR：聚合酶链反应（Polymerase chain reaction）

SAM axis：交感肾上腺髓质轴（Sympathetic-adrenal-medullary axis）

SES：主观评价量表（subjective evaluation scale）

VAS：视觉模拟量表（visual analogue scale）

VZV：水痘 – 带状疱疹病毒（Varicella-zoster virus）